眼科レジデントのための ベーシック手術

第2版

編著 谷戸正樹
島根大学医学部眼科学講座 教授

謹 告

本書に記載されている事項に関しては，発行時点における最新の情報に基づき，正確を期するよう，著者・出版社は最善の努力を払っております．しかし，医学・医療は日進月歩であり，記載された内容が正確かつ完全であると保証するものではありません．したがって，実際，診断・治療等を行うにあたっては，読者ご自身で細心の注意を払われるようお願いいたします．
本書に記載されている事項が，その後の医学・医療の進歩により本書発行後に変更された場合，その診断法・治療法・医薬品・検査法・疾患への適応等による不測の事故に対して，著者ならびに出版社は，その責を負いかねますのでご了承下さい．

第2版 序文

　眼科手術の発展は目覚ましく，その技術は患者さんのQOLの向上や維持に大きく貢献しています。特に，超高齢社会の現代において，視力を守る我々眼科医の役割は一層重要となっています。手術を行う医師はもちろんのこと，手術を直接行わない医師も，適切な手術適応の判断や術後の経過観察を行うためには，眼科手術の基本的な知識に精通していることが求められます。

　本書『眼科レジデントのためのベーシック手術 第2版』は，これから眼科手術を学び始める研修医や，学び始めて間もない眼科研修医のために，多数ある眼科手術の中から，実際にレジデントが行う機会が多い術式や，手術件数が多く，助手や主治医として携わる可能性が高い術式を厳選して取り上げています。術式の選定に際しては，眼科研修医ガイドラインおよび眼科専門医認定試験の出題基準を参考にしました。

　初版は多くの読者から高い評価をいただきましたが，第2版でも基本的な構成は維持しつつ，新しい術式の追加や，最新の手術デバイスや薬剤に関する情報をアップデートしています。また，局所解剖や手術器具の解説，診断方法，術式の適応，手技を詳細に説明し，手術後の管理方法も含めて，バーチャル手術見学のように理解できる構成となっています。手術動画を活用し，視覚的に理解を深める工夫もさらにブラッシュアップされています。

　本書が，眼科医としての知識と技術を高め，ひいては患者さんに対して安全で効果的な手術治療を提供する一助となれば幸いです。

　初版で第3章7をご執筆いただいた故・上田幸典先生に深く感謝申し上げます。また，本書の企画・校正・出版にご尽力いただきました日本医事新報社の長沢雅氏にも深く感謝申し上げます。

2024年11月吉日

島根大学医学部眼科学講座 教授　谷戸正樹

初版 序文

　私が眼科医になった当時は，白内障手術は"難しい"超音波ではなく，まずは，ECCEから習い，硝子体手術はトップサージャンだけが行う特別な手技でした。角膜移植も，全層角膜移植が主で，あとは，一部の施設で表層角膜移植を行っているくらいでした。涙道手術も鼻内法は存在せず，DCRに"鼻外"という言葉はついていませんでした。その後，私が眼科医として過ごしたこの四半世紀の眼科手術の発展はめざましく，ほぼすべての中間透光体の混濁による視力低下は何らかの手術対象となり，神経機能の低下による疾患への手術治療の試みも多くなされ，小切開・低侵襲・限局アプローチの術式が日常的に行われるようになりました。

　本邦で行われる外科手術件数の2割弱が眼科手術であるとの統計があります。手術による治療は，しばしば劇的な視機能や病態の改善を得ることができるため，その適切な施行は患者のQOV・QOLに大きく貢献します。一方で，手術は侵襲・不可逆の変化をきたす治療法であり，不適切な手術や術後管理によるマイナスの効果はしばしば薬物治療や保存的な治療の副効果を上回ります。自らが手術を行う眼外科医はもちろん，手術をしない眼科医も含めて，眼科を標榜する医師，眼科専門医を志す若手医師は，眼科領域で行われる手術についてその内容や主たる適応について学ぶ必要があります。

　本書では，多数ある眼科手術の中から，基本的と考えられる術式や施行頻度の高い術式を厳選し，気鋭の眼外科医に解説して頂きました。本書に紹介する術式は，これから眼科専門医の取得を目指す若手の眼科医師を主たる学習者であることを念頭に，眼科研修医ガイドラインおよび眼科専門医認定試験出題基準を参考に選定しました。1，2章では，眼科手術を行う際に必要な局所解剖と手術機器・基本手技に関して総論的な解説を行い，3章以降の各論では，具体的な術式を動画と共に解説頂くことに加えて，術式の適応を決定する際に必要な診断方法，手術に必要な器具，術後管理に必要な知識についても解説しています。若手だけではなく，あらゆるレベルの術者にとって，「疑似手術室見学」と言えるような構成になっています。また，各章にコラムとして掲載される，「大切なこと」，「よくある質問」，「若手医師の間に必ず身につけておいて欲しいこと」からは，各術者の眼外科医としての哲学やプライドを感じ取ることができると思います。

　本書が，本書を手に取られた皆様を通じて，眼疾患と戦われる患者さんへの安全で効果の高い手術治療提供の一助となれば幸いです。

　本書の企画・校正・出版にご尽力頂きました日本医事新報社の長沢雅氏，吉本軌道氏に感謝いたします。

2021年11月吉日

島根大学医学部眼科学講座 教授　谷戸正樹

目次

1章 手術に必要な局所解剖

1. 眼瞼・涙道の解剖 　　　　　　　　　　　　　　　高橋靖弘 　2
2. 角膜・結膜・強膜・外眼筋の解剖 　　　　　　　　小幡博人 　7
3. 水晶体・隅角・毛様体の解剖 　　　　　　　　　　井上俊洋 　16
4. 硝子体・網膜・脈絡膜の解剖 　　　　　　　　　　馬場隆之 　21

2章 手術機器と基本手技

1. 顕微鏡の構造 　　　　　　　　　　　　　　　　　金井聖典／坂口裕和 　29
2. 白内障手術機器の仕組み 　　　　　　　　　　　　松島博之 　34
3. 切開創の種類と特徴 　　　　　　　　　　　　　　藤本久貴／家木良彰 　39
4. 縫合糸と縫合方法 　　　　　　　　　　　　　　　眞野福太郎／日下俊次 　42
5. 粘弾性物質（OVD）の種類と特徴 　　　　　　　　渡辺義浩／小早川信一郎 　47
6. 眼科局所麻酔の方法 　　　　　　　　　　　　　　奥田徹彦／東出朋巳 　52
7. 術野の消毒，ドレーピング 　　　　　　　　　　　原　克典 　57

3章　眼瞼・眼窩・斜視・涙道手術

1	霰粒腫手術	横塚奈央	61
2	睫毛内反症手術（小児）	平野香織	70
3	眼瞼内反症手術（高齢者）	林田健志 山川　翔	79
4	後転術，前転術	後関利明	86
5	涙点プラグ	山西竜太郎 内野美樹	96
6	涙管チューブ挿入術（内視鏡を使用するもの）	宮崎千歌	101
7	眼瞼裂傷・涙小管断裂縫合術	清水英幸	111

4章　結膜・角膜・強膜の手術

1	翼状片手術（有茎結膜弁移植）	加瀬　諭	118
2	翼状片手術（遊離結膜弁移植）	井上幸次 春木智子	126
3	再発翼状片手術	上松聖典	135
4	全層角膜移植	岩川佳佑 近間泰一郎	143
5	角膜内皮移植	鈴木孝典 山口剛史	152
6	ドナー眼球摘出，ドナー強角膜片作成	鈴木孝典 山口剛史	159
7	結膜裂傷・角膜裂傷・強膜裂傷縫合術	岡本史樹	164

5章　白内障手術

1. 超音波乳化吸引術 (D&C)　　　河野通大　170
2. 超音波乳化吸引術 (Phaco chop)　　　杉原一暢　184
3. チン小帯脆弱例への対処　　　西村栄一　207
4. 小瞳孔例への対処，前嚢染色　　　神谷和孝　216
5. 破嚢時の対応 (前部硝子体切除，IOL嚢外固定)　　　庄司拓平　222
6. 水晶体嚢内摘出術　　　松岡陽太郎　233
7. 眼内レンズ強膜内固定 (ダブルニードル・フランジ法)　清水啓史　244

6章　緑内障手術

1. iStent　　　笠原正行　255
2. マイクロフックトラベクロトミー　　　佐野一矢　260
3. トラベクレクトミー (円蓋部基底)　　　奥道秀明　269
4. プリザーフロマイクロシャント　　　谷戸正樹　279
5. レーザースーチャーライシス　　　齋藤瞳　292
6. ニードリング (濾過胞再建術)　　　齋藤瞳　296

| 7 | アーメド緑内障バルブ（前房・毛様溝挿入） | 浪口孝治 | 301 |
| 8 | バルベルト緑内障インプラント（扁平部挿入） | 岩﨑健太郎 | 311 |

7章 網膜硝子体手術

1	抗VEGF薬硝子体内注射	今永直也／古泉英貴	319
2	網膜裂孔に対する網膜光凝固術	安川　力	325
3	汎網膜光凝固術	新田啓介／秋山英雄	331
4	裂孔原性網膜剥離に対する硝子体手術	松井良諭	335
5	黄斑前膜，黄斑円孔に対する極小切開硝子体手術	塩出雄亮／森實祐基	353
6	網膜下血腫移動術	緒方惟彦／木村和博	365
7	増殖糖尿病網膜症に対する硝子体手術	國方彦志	375
8	強膜バックリング手術（強膜内陥術）	井上　真	384
9	細菌性眼内炎に対する対処法	中静裕之	390

索引　400

本書の内容に対応する動画を下記サイトにて公開しております。
https://www.jmedj.co.jp/book/opre2vidios/

メチルロザニリン塩化物について

　メチルロザニリン塩化物（別名：ゲンチアナバイオレット，クリスタルバイオレット）は，消毒，着色等の目的で，医療用医薬品，要指導・一般用医薬品，医薬部外品および化粧品に有効成分または添加物として使用されます．医療の分野では，商品名ピオクタニン®として，手術野のマーキングに頻用されてきました．他方，当該物質については，遺伝毒性および発がん性についての懸念が指摘されるようになりました．2021年12月，厚生労働省より「メチルロザニリン塩化物を含有する医療用医薬品，要指導・一般用医薬品，医薬部外品及び化粧品の取扱いについて」とする文書が発出されています．これを受け，日本眼科学会では，2022年2月に見解を発表しました．その中では，「ピオクタニンを含む皮膚ペン（スキンマーカー，デルマーカー）は原則使用禁止ですが，どうしても使用する場合は，代替品がなく，当該医薬品によるベネフィットがリスクを上回る場合に限り，そのリスク（遺伝毒性の可能性および発がん性）を患者に説明し，同意を得る必要があります．」としています．

　以上より，メチルロザニリン塩化物の術中使用に関しては，適切な手続の元に使用される必要があります．現在では，ピオクタニンフリーのマーカーも登場していますので，可能な限り切り替えることが望まれます．

関連する項目
　3章1，3章2，3章3，3章4，3章7，4章1，4章2，4章5，7章8
出現する用語
　メチルロザニリン，ピオクタニン®，マーキングペン，皮膚ペン，ペン

谷戸正樹

執筆者一覧

編著

谷戸正樹　　　島根大学医学部眼科学講座 教授

執筆者（執筆順）

高橋靖弘　　　愛知医科大学病院眼形成・眼窩・涙道外科 特任教授
小幡博人　　　埼玉医科大学総合医療センター眼科 教授
井上俊洋　　　熊本大学大学院生命科学研究部眼科学講座 教授
馬場隆之　　　千葉大学大学院医学研究院眼科学 教授
金井聖典　　　大阪大学医学部眼科学教室
坂口裕和　　　広島大学病院眼科 教授
松島博之　　　獨協医科大学眼科学教室 准教授
藤本久貴　　　兵庫医科大学眼科学 講師
家木良彰　　　川崎医科大学眼科学1 副部長／准教授
眞野福太郎　　近畿大学病院眼科 医学部講師
日下俊次　　　近畿大学病院眼科 教授
渡辺義浩　　　日本医科大学武蔵小杉病院眼科 助教・医員
小早川信一郎　日本医科大学武蔵小杉病院眼科 部長（病院教授）
奥田徹彦　　　金沢大学医薬保健研究域医学系眼科学 助教・病棟医長
東出朋巳　　　金沢大学医薬保健研究域医学系眼科学 准教授（病院臨床教授）
原　克典　　　島根大学医学部眼科学講座 診療講師
横塚奈央　　　獨協医科大学眼科学教室 学内助教
平野香織　　　千葉県こども病院眼科 部長
林田健志　　　島根大学医学部附属病院形成外科 診療科長／准教授
山川　翔　　　島根大学医学部附属病院形成外科 助教
後関利明　　　国際医療福祉大学熱海病院眼科 眼科部長／教授
山西竜太郎　　東京都済生会中央病院眼科
内野美樹　　　ケイシン五反田アイクリニック 院長
宮崎千歌　　　兵庫県立尼崎総合医療センター 眼科部長・眼科科長
清水英幸　　　名古屋大学医学部眼科学教室 病院助教
加瀬　諭　　　北海道大学病院眼科 診療准教授
井上幸次　　　日野病院組合日野病院 名誉病院長
春木智子　　　鳥取大学医学部視覚病態学分野 助教
上松聖典　　　長崎大学大学院医歯薬学総合研究科眼科・視覚科学分野 病院准教授

岩川佳佑	済生会呉病院医療部眼科 副医長
近間泰一郎	広島大学病院眼科 診療教授
鈴木孝典	慶應義塾大学医学部眼科学教室 助教
山口剛史	東京歯科大学市川総合病院眼科 教授
岡本史樹	日本医科大学眼科学教室 大学院教授
河野通大	島根大学医学部眼科学講座 助教(病棟医長)
杉原一暢	島根大学医学部眼科学講座 助教(医局長)
西村栄一	昭和大学藤が丘リハビリテーション病院眼科 診療科長/教授
神谷和孝	北里大学医療衛生学部視覚生理学 教授
庄司拓平	小江戸眼科内科 白内障・緑内障・糖尿病クリニック 院長/ 埼玉医科大学眼科 客員教授
松岡陽太郎	松江赤十字病院眼科 部長
清水啓史	医療法人茗山会清水眼科 院長/島根大学医学部眼科学講座 診療講師
笠原正行	北里大学医学部眼科学講座 専任講師
佐野一矢	島根大学医学部眼科学講座 客員研究員
奥道秀明	吉島病院眼科 医長/広島大学医学部 臨床教授
齋藤 瞳	東京大学医学部附属病院眼科・視覚矯正科 講師
浪口孝治	愛媛大学医学部眼科学教室 助教
岩﨑健太郎	福井大学医学部附属病院眼科学 助教
今永直也	琉球大学大学院医学研究科眼科学講座 助教
古泉英貴	琉球大学大学院医学研究科眼科学講座 教授
安川 力	名古屋市立大学大学院医学研究科視覚科学 教授
新田啓介	群馬大学医学部眼科学教室 助教
秋山英雄	群馬大学医学部眼科学教室 教授・科長
松井良諭	中部眼科/三重大学眼科 学外講師
塩出雄亮	岡山大学大学院医歯薬学総合研究科眼科学 助教(医局長)
森實祐基	岡山大学大学院医歯薬学総合研究科眼科学 教授
緒方惟彦	山口大学医学部眼科
木村和博	山口大学医学部眼科 教授
國方彦志	東北大学病院 特命教授
井上 真	杏林大学医学部眼科学教室 教授
中静裕之	日本大学医学部視覚科学系眼科学分野 教授

眼科レジデントのためのベーシック手術

第2版

1章 手術に必要な局所解剖

眼瞼・涙道の解剖

高橋靖弘

1 眼瞼の解剖

眼瞼解剖に関しては，手術の際に標的となる瞼板，levator aponeurosis，Müller筋，およびlower eyelid retractors（LER）について解説する。

瞼板（図1, 2）[1]

瞼板は厚さ1～1.5mm程度の線維組織である。瞼縁側のほうが厚い。日本人における瞼板中央レベルの瞼板の高さは上眼瞼で9mm，下眼瞼で5mm程度である。上眼瞼瞼板は日本人のほうが欧米人（11mm）と比較し低いため，眼瞼腫瘍切除後の欠損部を再建する際，十分量の瞼板採取が困難となる場合が多い。

Levator aponeurosis（図1A）[2]

Levator aponeurosisはWhitnall靱帯が走行するレベル付近で上眼瞼挙筋の上枝から起始する。日本人においてlevator aponeurosisは前層と後層の2層から構成されている。前層はわずかに平滑筋線維を含む厚い組織で，瞼板上縁より上方の位置で上方に翻転し，眼窩隔膜に連続する。後層は平滑筋を多く含む薄い組織で，瞼板下方1/3の部位に停止する。一部の後層組織は，眼輪筋線維間を貫通後，皮下に到達し，重瞼を形成する。

瞼板停止部では，levator aponeurosisはヘラのような形状をしており，内角と外角を形成する。内角は外角に比べ薄くて弱く，これが眼瞼下垂手術において上眼瞼のカーブのピークが外側にシフトする一因となる。

Müller筋（図1B）[2]

Müller筋は結膜円蓋部付近で上眼瞼挙筋の下枝から起始し，levator aponeurosis後層と結膜の間を走行し，瞼板上縁に停止する。levator aponeurosis後層とMüller筋の間には脂肪層が存在し，postlevator aponeurosis fat padと呼ばれる。

Lower eyelid retractors (LER)（図2）[3]

LERは下直筋筋膜から起始し，下斜筋を包んだ後にLockwood靱帯に到達し，結膜円蓋部付近で平滑筋線維を含み，下眼瞼瞼板，皮下，および結膜円蓋部に停止する（図3）。LERは前層と後層の2層で構成されており，前層は

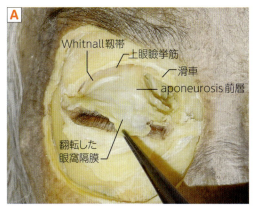

皮膚，眼輪筋を除去し，眼窩隔膜を眼窩縁で切開し翻転させ，眼窩脂肪の一部を除去した状態。

図1 ▶ 上眼瞼（右眼窩を正面から撮影したもの）

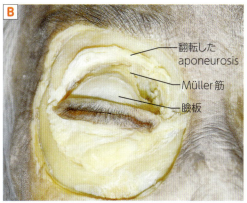

眼窩隔膜を除去し，levator aponeurosisを瞼板とMüller筋から剥離し翻転させたところ。

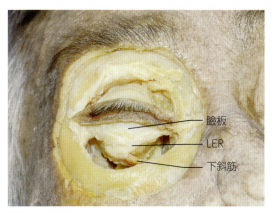

図2 ▶ 下眼瞼（右眼窩を正面から撮影したもの）
皮膚，眼輪筋，眼窩隔膜，および眼窩脂肪の一部を除去したところ。

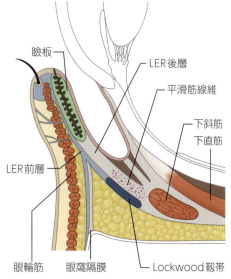

図3 ▶ 下眼瞼矢状断面の模式図

Lockwood靱帯から連続し，眼窩隔膜および眼輪筋下線維脂肪組織と合流し，瞼板前面および皮下に停止する。後層は瞼板下縁に停止する。後層は平滑筋線維を含むため，下眼瞼牽引の動力源となる。

2 涙道の解剖 (図4)[4]

涙点

涙点は，涙乳頭と呼ばれる硬い線維組織からなる盛り上がった部位の頂点に位置する。開口部の直径は0.2〜0.7mmであり，下涙点の開口部のほうがやや大きい。下涙点は上涙点よりも0.5〜3.0mm程度耳側に位置する。開口部は後方にある涙湖に向く。

涙小管

涙小管垂直部

涙小管垂直部は涙点と涙小管水平部の間に位置する。涙小管垂直部の走行は正確には水平面に対し垂直ではなく，5°耳側に傾いているため，プローブや涙洗針を挿入する際には注意を要する。涙小管垂直部の長さは1.4〜3.0mmであるが，上涙小管のほうが長い。涙小管垂直部と涙点は，Riolan筋を含む硬い線

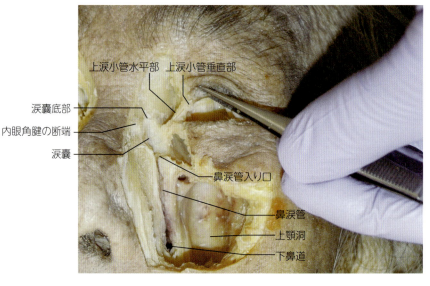

図4▶ 涙道の全体像（左眼窩をやや左斜め下から撮影したもの）
眼瞼縁の組織，眼輪筋，眼窩脂肪および内眼角腱の一部，涙嚢，骨性鼻涙管，および膜性鼻涙管の前内壁，および上顎洞前壁を除去したところ。

維組織に囲まれており，これが涙点閉鎖術後の再開通の原因となる。

涙小管水平部

涙小管は垂直部から内側にカーブし水平部となり，涙嚢に向かう。上涙小管水平部は比較的まっすぐ走行するのに対し，下涙小管水平部は上涙小管と合流する少し手前で上方にカーブする。したがって，鼻涙管へのプロービングの際は，上涙小管からプローブを挿入するほうが容易かつ安全である。涙小管水平部の長さは8〜10mmで，下涙小管のほうが長い。涙小管水平部の耳側4/5は眼輪筋涙部と呼ばれるHorner筋に覆われており，鼻側1/5はHorner筋から離れて後方に向かう。この構造が導涙機能に重要な役割を担っている。

総涙小管

涙小管の95％は上下が合流して，総涙小管を形成する。総涙小管の長さは2.5〜3.0mm程度であるが，その大部分が涙嚢壁内を通過する。涙嚢に開口する部位は内総涙点と呼ばれる。内総涙点付近で涙嚢が外側に突出した場合に，これをMeier洞と呼ぶ。内総涙点は80％以上の症例で内眼角腱下縁より上方に位置するため，涙嚢鼻腔吻合術鼻外法の際に内眼角腱より下方で骨窓を作製すると，内総涙点が十分に露出されずに再発の原因となりうる。

涙嚢

涙嚢

涙嚢は骨性鼻涙管入り口上方でかつ涙嚢窩に収まる部位を指す。涙嚢は高さ9.8〜11.0mm，前後径7.5mm，横径3.0〜4.9mmの円錐形の構造物で，その前方には内眼角腱が横に走行する。内眼角腱より上方の部位を底部と呼び，底部の高さは4.2mm程度である。涙嚢壁は海綿状構造を有するが，鼻涙管のそれと比較し，かなり薄い。涙嚢鼻涙管の上皮下層には涙道関連リンパ組織と呼ばれる免疫システムが存在するため，自己免疫疾患や悪性リンパ腫が同部から発生することがある。

涙嚢窩

涙嚢窩は涙骨上顎骨縫合を境に前方の上顎骨と後方の涙骨で構成されているくぼみであり，前方の稜線を前涙嚢稜，後方の稜線を後涙嚢稜と呼ぶ。涙嚢窩の40％を構成する涙骨は最も薄く，涙嚢窩の最も厚い部位の1/4〜1/6程度の厚みであるため，涙嚢鼻腔吻合術鼻外法の際に同部から骨除去を開始すると容易に施行できる。涙嚢窩の長軸は下方，外方にそれぞれ10°程度傾いている。

鼻涙管

膜性鼻涙管

　膜性鼻涙管は後述の骨性鼻涙管内を通過する骨内部と，その下方で下鼻道内に位置する下鼻道部に分類される。下鼻道開口部の形状は開放型，溝型，裂溝型の3つに分類され，鼻涙管閉塞患者では溝形が，非鼻涙管閉塞患者では開放型がより高頻度にみられる。鼻涙管の長さは15～18mm程度である。鼻涙管壁においては，海綿状構造が涙嚢より発達しており，涙液の再吸収が図られている。

骨性鼻涙管

　骨性鼻涙管は涙骨，上顎骨，下鼻甲介の骨から形成される筒状の部位で，長さは12mmである。その長軸はほとんどの症例で涙嚢窩よりもさらに10°程度後方に向かっている。水平方向においては，半数で矢状面より外側に，残り半数で矢状面より内側に向かう。骨性鼻涙管入り口は前後径が5.6mm，横径が5.0mmの楕円形となっており，女性で狭い。骨性鼻涙管はその形状から骨性鼻涙管入り口が最も狭い漏斗型と，入り口より3～5mm下方に最も狭いポイントが存在する砂時計型に分類され，鼻涙管閉塞は漏斗型でより発生率が高い。

謝辞

　解剖用ご献体を提供して頂いた愛知医科大学解剖学講座 内藤宗和教授，中野隆教授に感謝いたします。

　なお，図で使用した解剖用ご献体は，その生前に教育・研究用に用いられるべく同意がなされており，ヘルシンキ宣言に従い人道的に扱われました。

若手医師の間に必ず身につけておいて欲しいこと

安全かつ確実な手術を行う上で，解剖知識の習得は必須です。自信を持って手術に臨めるように，事前に眼部解剖を熟知しましょう。

文献

1) 柿崎裕彦：マイボーム腺とリオラン筋，瞼板の構造．あたらしい眼科，2016；33(6)：831-2．
2) Kakizaki H, et al：Upper eyelid anatomy：an update．Ann Plast Surg，2009；63(3)：336-43．
3) Kakizaki H, et al：Lower eyelid anatomy：an update．Ann Plast Surg，2009；63(3)：344-51．
4) Valencia MRP, et al：Lacrimal drainage anatomy in the Japanese population．Ann Anat，2019；223：90-9．

2 角膜・結膜・強膜・外眼筋の解剖

小幡博人

1 角膜の解剖

　角膜は強膜とともに眼球壁の一部を構成する血管のない透明な組織である。角膜の役割は，水晶体とともに，眼外の光を屈折させ網膜に集光させることである。角膜の横径は11〜12mmである。角膜の厚さは中央で約520μmであり，周辺部では厚く約670μmとなる。角膜の形状は非球面で，中心から周辺に向かって徐々に曲率半径が大きくなる（図1）[1]。角膜前面の中央直径約4〜5mm

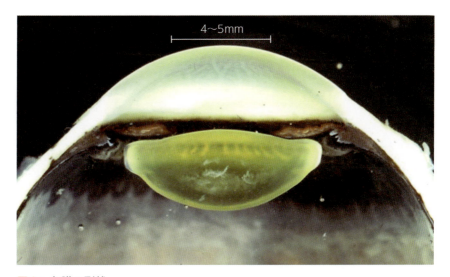

図1 ▶ 角膜の形状
角膜の形状は非球面で，中心部から周辺部に向かうにつれ平坦になる。角膜前面の中央直径約4〜5mmの範囲はoptical zoneと呼ばれ，光学的に重要である。この部分に形状異常が生じないように手術を行う。
（文献1より引用）

の範囲は光学的に重要であり，この部分の障害は角膜不正乱視の原因となる。

角膜は組織学的に，角膜上皮，Bowman層，角膜実質，Descemet膜，角膜内皮の5層にわけられる（図2）[1, 2]。

角膜上皮細胞は5～6層からなる非角化型の重層扁平上皮で，厚さは中央で約50μmである。角膜上皮細胞の増殖，分化，脱落に要する期間は約1週間であり，短いターンオーバーで入れ替わっている。

Bowman層は微細なコラーゲン線維からなる無細胞性の均質な層で，約10μmの厚さがある。Bowman層は角膜潰瘍や手術などにより障害されると再生されないため，欠損したままとなる。角膜実質は角膜厚の90％を占める層で，角膜実質細胞とコラーゲンやプロテオグリカンなどの細胞外マトリックスで構成される。プロテオグリカンは実質の水分保持とコラーゲン線維の構造維持に関与している。

Descemet膜は内皮細胞が分泌・合成する基底膜である。厚さは約10μmで，水晶体嚢とともに人体の中で最も厚い基底膜のひとつである。Descemet膜が損傷を受けると，周囲の内皮細胞が新たなDescemet膜（二次Descemet膜）を再生する。

角膜内皮細胞は角膜の最内層に位置する単層の扁平な細胞で，前房側から観

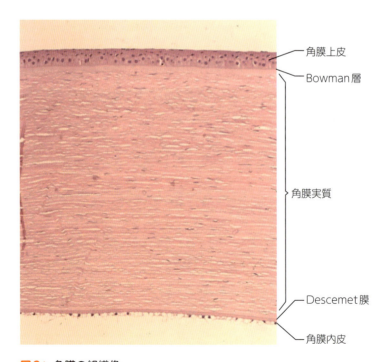

図2 ▶ 角膜の組織像
角膜上皮，Bowman層，角膜実質，Descemet膜，角膜内皮の5層にわけられる。
（文献1より引用）

察すると主に六角形の形状をしている。ヒト角膜内皮細胞の生体における細胞分裂能はきわめて乏しい。よって、内皮細胞が障害され欠損すると、周囲の内皮細胞の伸展と拡大によって修復される（図3）[3]。その結果、内皮細胞密度が低下する。内皮細胞密度が500個/mm^{2}以下に低下すると、角膜実質が浮腫性に肥厚し、水疱性角膜症となる。

角膜と強膜の境界・移行部を輪部と言う。角膜上皮と結膜上皮の移行部には輪部上皮と呼ばれる10数層の重層扁平上皮がある（図4）。輪部上皮の下に

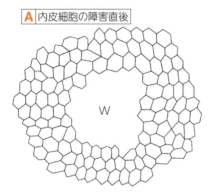
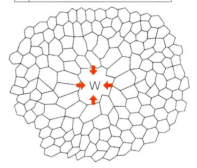

創部（W）の周囲の内皮細胞は六角形である。

内皮細胞の拡大・多形性が認められる。内皮細胞は、細胞密度の高いところから低いところへ移動する。

図3▶ 角膜内皮細胞の創傷治癒　　　　　　　　　　　　　　　　　　　　　　（文献3より改変）

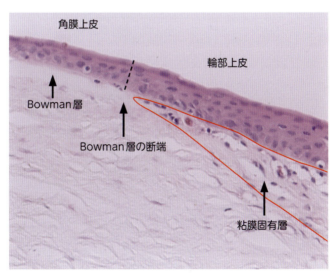

図4▶ 輪部上皮の組織像
輪部上皮の基底層には、角膜上皮の幹細胞が存在する。角膜上皮の下にBowman層があるが、輪部上皮の下にはBowman層はない。

Bowman層はなく，結膜上皮の特徴である杯細胞もない。この輪部上皮の基底層に角膜上皮の幹細胞(ステムセル)が存在する。輪部上皮が，外傷，化学傷，熱傷，Stevens-Johnson症候群などで障害されると，角膜上皮が再生せず結膜上皮が血管を伴って角膜上に侵入し，著しい視力障害を生じる(輪部幹細胞機能不全)。手術の際は，輪部上皮を傷つけないように注意する。

2 結膜の解剖

　結膜は眼球と眼瞼を結ぶ薄い半透明の粘膜組織である。感染防御機構や眼表面を湿潤に保つ働きがあり，眼球を外界から保護している。眼球前部の表面を覆う球結膜，眼瞼内面を覆う瞼結膜，および両者の移行部である円蓋部結膜の3つにわけられる。瞼結膜は，さらに2分され，瞼板に接する部分を瞼板部，瞼板のない部分を眼窩部と呼ぶことがある。球結膜の鼻側には，涙丘と半月ひだが存在する。

　結膜は組織学的に上皮と粘膜固有層からなる(図5)。結膜上皮は3〜5層の重層立方上皮である[1]。重層扁平上皮と記載している書物があるが誤りである。結膜上皮内に粘液(ムチン)を分泌する杯細胞が散在している。杯細胞の存在は結膜の特徴である。球結膜上皮は角膜側で輪部上皮に移行する。瞼結膜上皮は眼瞼縁のマイボーム腺開口部の後方で皮膚の表皮に移行する。この境界を粘膜皮膚移行部と言う。

　上皮下には粘膜固有層と呼ばれる線維性血管組織がある。粘膜固有層には血管，リンパ管，神経，線維芽細胞のほか，リンパ球，形質細胞，肥満細胞などの免疫担当細胞が少数散在している。球結膜では，その下に，Tenon嚢，上強膜，強膜が存在する(図5)。Tenon嚢は眼球をさや状に包む結合組織で眼球鞘とも呼ばれる。小児のTenon嚢は厚く，高齢者では疎になる。

　主涙腺や副涙腺の導管は結膜表面に開口し，涙液を排出している。副涙腺は組織学的に同定される小さな涙腺で，結膜円蓋部に存在するものをKrause(クラウゼ)腺，瞼板の縁に隣接して存在するものをWolfring(ウォルフリング)腺と言う。

　角膜や結膜を丁寧に扱うことは眼科手術の基本である[1]。角膜や結膜の手術は，解剖と組織と機能を把握し，術後の創傷治癒を考えながら，組織への侵襲を最小限として施行すること，眼表面に凹凸をつくらないようにすることが大切である。

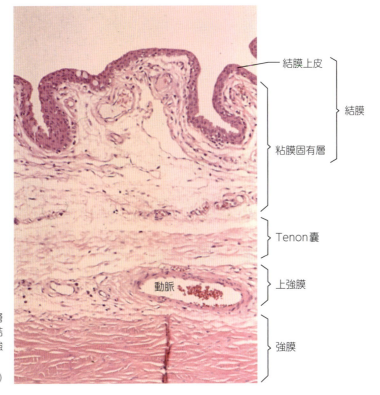

図5▶ 球結膜の組織像
結膜は上皮と粘膜固有層からなる。球結膜では結膜の下にTenon嚢と上強膜がある。
（文献1より引用）

3 強膜の解剖

　強膜は角膜とともに眼球の外壁を構成し，約5/6が強膜である。強膜は眼球の形状を維持する強靭な組織である必要があり，眼球内容物を外力から守り，また，眼内圧に耐えなければならない。強膜は前方で角膜，後方で視神経の硬膜と連続している。強膜の内側にはぶどう膜が接している。強膜の厚さは部位によって異なる。視神経乳頭周囲で最も厚く，約1mmである[4]（図6）。それから前方に向かうにしたがって薄くなり，赤道部付近では0.6mmとなる。最も薄いのは直筋付着部で0.3mmである。輪部ではやや厚みを増して0.8mmの厚さである。強膜への通糸，強膜の切開では穿孔に注意する。強度近視眼では，強膜が薄く，脆弱になっている。

　強膜の後極から約3mm内側，約1mm下方に視神経のための孔があいている。この孔には，強膜の線維が網目状構造を形成し，篩状板と呼ばれる。篩状板の孔を神経節細胞の軸索が眼内から眼外へ通り抜け，篩状板を抜けると有髄神経になる。視神経乳頭周囲では，強膜の内側1/3が篩状板に移行し，強膜の外側2/3が硬膜に移行する。

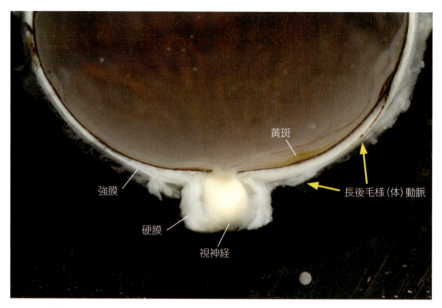

図6 ▶ 強膜・視神経のマクロ解剖
ヒト眼球をホルマリン固定後，視神経と黄斑部を通る割面を作成した。強膜の厚さは視神経周囲で厚く，前方に向かうにつれて薄くなる。長後毛様（体）動脈の走行がわかる（黄矢印）。篩状板の後方で，視神経線維は有髄となり，太くなる。黄斑部はキサントフィルの存在により黄色く見える。

　強膜には血管や神経が貫通している。強膜前方には，4直筋と一緒に走行してくる前毛様（体）動脈（anterior ciliary artery：ACA）があり，一部の枝は強膜を貫通し，虹彩や毛様体を栄養する。中央からやや後方には，ぶどう膜の静脈血が眼外へ流れ出る渦静脈（vortex vein）が開口している。渦静脈は各象限に1つで，計4つある。強膜内陥術（強膜バックリング手術）や下斜筋手術の際に渦静脈の位置に注意する。視神経乳頭周囲では，短後毛様（体）動脈（short posterior ciliary artery：SPCA）・神経が約20本強膜を貫通して眼内に入る。また，強膜後方の3時，9時の水平部には長後毛様（体）動脈（long posterior ciliary artery：LPCA）・神経が強膜を貫通して眼内に侵入する（図6）。
　強膜は組織学的に，上強膜，強膜実質，強膜褐色板の3つから構成されている[4]。強膜岬（scleral spur）とは，Schlemm管の後方で，強膜が内前方へとげ状に突出した部分を指す。毛様体の平滑筋がここに付着している。

4 外眼筋の解剖

　外眼筋は，4本の直筋と2本の斜筋からなる（図7，8）。外直筋は外転神経支配，上斜筋が滑車神経支配，それ以外の内直筋，上直筋，下直筋，下斜筋の4

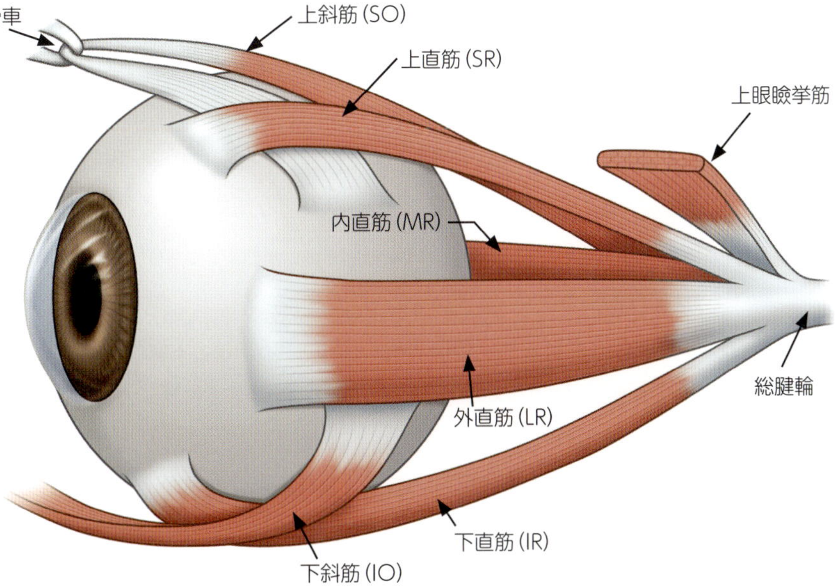

図7▶ 左眼の外眼筋の解剖

上直筋（superior rectus muscle：SR），下直筋（inferior rectus muscle：IR），外直筋（lateral rectus muscle：LR），内直筋（medial rectus muscle：MR），上斜筋（superior oblique muscle：SO），下斜筋（inferior oblique muscle：IO），6つの外眼筋は略語で覚えたい。

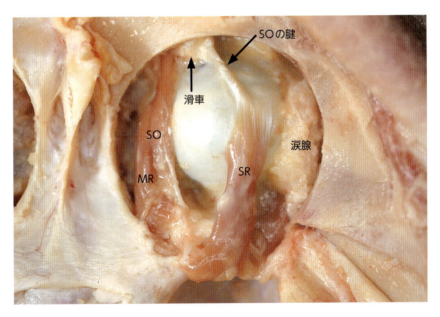

図8▶ 右眼窩のマクロ解剖

病理解剖時，前頭蓋窩の骨を開け，眼窩の上方へアプローチし，眼窩の脂肪，上眼瞼挙筋を除去したところの写真である。SR，SO，MR，涙腺が見える。SOの強膜付着部はSRの付着部の下にあるのがわかる。

1章：手術に必要な局所解剖　2 角膜・結膜・強膜・外眼筋の解剖

本は動眼神経支配である。眼窩先端部に総腱輪があり，4直筋と上斜筋は総腱輪が起始部となる。下斜筋は，眼窩の前縁内側から起始し，眼球を巻くように走行し，外直筋の後方で停止する。4直筋で囲まれたスペースを筋円錐（muscle cone）と呼ぶ。筋円錐内には，視神経，眼動脈，動眼神経，外転神経，三叉神経の枝である鼻毛様体神経などの大切な組織がある。眼窩の腫瘍性病変が筋円錐の内側か外側か，外眼筋，視神経，涙腺などの腫大は，CTやMRIの冠状断で判断する。

　4直筋の付着部は輪部から，内直筋5.5mm，下直筋6.5mm，外直筋6.9mm，上直筋7.7mmの位置にある（図9）。実臨床では，5，6，7，8mmと覚えておく。内，下，外，上直筋の順に徐々に輪部からの距離が離れていく。Tillaux（ティロー）のらせんと呼ばれている。翼状片や結膜囊胞など結膜の手術の際に，これらの外眼筋の付着部位を意識し，傷つけないように注意する。Tenon囊は，外眼筋を包み込む筋膜や筋間膜に移行している。

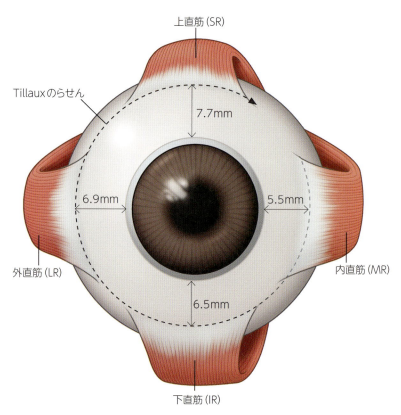

図9▶ 右眼の4直筋の付着部

4直筋の付着部は輪部から，内直筋5.5mm，下直筋6.5mm，外直筋6.9mm，上直筋7.7mmの位置にある。実臨床では5，6，7，8mmと覚えておく。内，下，外，上直筋の順に輪部からの距離が離れていく。Tillauxのらせんと呼ばれている。

内直筋と外直筋の作用は，それぞれ内転と外転だが，上・下の直筋，上・下の斜筋には，それぞれ垂直・回旋・水平運動作用がある[5]。具体的には，上直筋の作用は，上転・内方回旋・内転，下直筋の作用は，下転・外方回旋・内転，上斜筋の作用は，下転・内方回旋・外転，下斜筋の作用は，上転・外方回旋・外転である。4直筋と一緒に走行してきた前毛様（体）動脈（ACA）は，外直筋は1本，そのほかの3直筋では2本あり，強膜を貫通し前眼部を栄養している。斜視手術では，3筋の同時手術は前眼部虚血の危険性があるため，1回の手術では2直筋までとする。

筋肉の作用は収縮と伸展である。動眼神経，外転神経，滑車神経の麻痺による眼球運動障害は筋の収縮障害，眼窩ふきぬけ骨折や甲状腺眼症などによる眼球運動障害は筋の伸展障害である。

若手医師の間に必ず身につけておいて欲しいこと

解剖，組織，病理は，医学の基礎であり，すべての医師にとって重要です。手術はもちろん，画像の読影にも必要です。筆者は，眼科医を3年経験後，病理の大学院に進学しました。そこで病理解剖から電顕資料作成まで自分で行い，解剖，組織，病理を学びました。この4年間が，今，自身の血となり，肉となり，骨となっています。大学院の4年間と留学の2年半はまったく手術をしていませんが，今は週4日手術をしています。解剖，組織，病理を学んだからこそ，様々な手術が安全・確実に行えると考えています。一見遠回りのようですが，若いうちに多少道を外れて多くを勉強することは大切だと思っています。

文献

1) 小幡博人：角結膜の解剖．眼科手術，2021；34(2)：151-8．
2) 小幡博人：角膜の正常構造．眼科学．第3版．大鹿哲郎 他編．文光堂，2020，p96-8．
3) 小幡博人，他：角膜の創傷治癒．Biomed Perspect，1993；2(1)：81-92．
4) 小幡博人：強膜．30．眼の発生と解剖・機能．眼科診療クオリファイ．大鹿哲郎 編．中山書店，2016，p153-8．
5) 河野玲華：外眼筋．眼手術学 3．眼筋・涙器．佐藤美保 他編．文光堂，2014，p7-9．

3 水晶体・隅角・毛様体の解剖

井上俊洋

1 はじめに

　緑内障手術は眼圧を下降させる，あるいは上昇を予防する目的で行う。眼圧は主に房水の産生量と流出量によって規定され，そのバランスが崩れることで眼圧異常をきたす。術式として房水産生量を抑制するのは毛様体凝固のみである。一方で，房水流出を増加させる，あるいは安定させる術式は数多くあるが，生理的な房水流出路が隅角であることから，いずれも隅角を構造的に変化させることを奏効機序としている。したがって，毛様体および隅角の解剖を理解することは，緑内障術者には必須である。また，緑内障手術は白内障手術と同時に行うこともしばしばであり，原発閉塞隅角緑内障や水晶体起因性の緑内障においては，白内障手術だけで眼圧下降／安定化につながることも多い。白内障手術に必要な水晶体の解剖は，濾過手術の成績を考える上でも興味深く，併せて頭に入れておきたい。

2 水晶体の解剖

　水晶体は凸レンズ形状で，その位置は個人差が大きいが，臨床的正常症例では，その前極は虹彩根部，線維柱帯後端あたりになる。手術中にも実感できることであるが，無調節時の水晶体の前面と後面では曲率半径がかなり異なる。前面の曲率半径約10〜11mmに対し，後面の曲率半径は約5.5〜7mmと半分に近く，より凸形状である（図1）。参考までに，1円玉の半径が10mmである

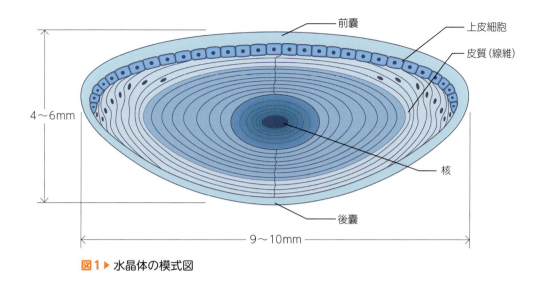

図1 ▶ 水晶体の模式図

のでそれと比較できる。調節時には前面の曲率変化が大きく、後面の曲率に近づく。水晶体の直径は年齢とともに大きくなり、成人では9〜10mmである。厚みは20歳までは約3.5mmと薄くなった後、年齢とともに厚くなり、高齢者では5〜6mmである。水晶体の内部は層構造となっており、外側から囊、上皮細胞、皮質、核で構成される。このうち、上皮細胞は後囊には存在せず、後囊は前囊より薄い。上皮細胞は生涯にわたって増殖し、赤道部から内方へ移動するとともに脱核、脱オルガネラし、細長い水晶体線維へと変化する。これにより水晶体線維は次々と中心へ向かって押し込まれていくために、水晶体核は年齢とともに硬化するとともに大きくなる。水晶体上皮細胞は、白内障手術後に遊走、増殖、形質変化することによって、後発白内障の発症に影響する。

3 毛様体の解剖

　毛様体は虹彩と脈絡膜の間にある幅約6mmの環状構造である。毛様体上皮、毛様体筋、毛様体実質から構成されている（図2）。虹彩側2mmをひだ部、脈絡膜側4mmを扁平部と称する。約70個の毛様体突起を有するひだ部は、水晶体を固定する毛様小帯（Zinn小帯）が付着し、毛様体筋（輪状筋、放射状筋、縦走筋）の収縮弛緩によって水晶体の厚みを変え、調節の役割を担っている。また、毛様体筋の収縮は線維柱帯を牽引し、房水排出を変化させる作用がある。さらに、ひだ部の毛様体上皮は、房水産生に寄与している。毛様体上皮細胞は外側の無色素上皮と内側の色素上皮の2層で構成されているが、実質の毛細血管よ

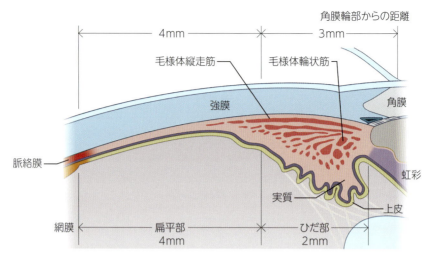

図2 ▶ 毛様体の模式図

り漏出した血漿成分に対して，無色素上皮が血液房水柵として機能するとともに，これを能動輸送することによって血漿とは成分の異なる房水を後房へ産生している。

ひだ部に比較して機能に乏しい扁平部であるが，眼球外より硝子体腔に安全にアクセスする部位として重要で，角膜輪部からおおむね3〜7mmに位置する。

4 隅角の解剖

隅角の解剖を手術に生かすためには，隅角鏡所見および角膜輪部の解剖も併せて三次元的に理解しておく必要がある。

隅角鏡所見と隅角の解剖

隅角鏡で正常眼の隅角を観察すると，ミラー外側から，Schwalbe線，線維柱帯，強膜岬，毛様体帯，虹彩根部の順に視認できる（図3）。Schwalbe線は解剖学的にはほぼDescemet膜の終端であり，角膜と線維柱帯の境目である。ここから強膜岬までが線維柱帯であるが，色素沈着を認めるのは主にSchlemm管の位置に重なる部分である。強膜岬は毛様体と線維柱帯の間に観察され，強膜がSchlemm管後方を覆うように前房側へ突出した形である。毛様体帯は虹彩根部に隣接する青色から黒褐色の帯で，毛様体筋の前端部に相当するが，隅角鏡観察では，判然としない症例もめずらしくない。線維柱帯からSchlemm管にアクセスすると，その後壁には集合管が存在する。房水はこの集合管を経

て上強膜静脈に至り排出されるため，集合管を障害することによって眼圧上昇をきたす可能性がある．*ab interno*の線維柱帯切開術を含めた隅角手術を行う際には，必ず頭に入れておきたい．

角膜輪部の解剖

　角膜と強膜の移行帯である角膜輪部には，解剖学的輪部と外科的輪部の2つの定義がある（図4）．解剖学的輪部の前端は，Bowman膜の終端とDescemet

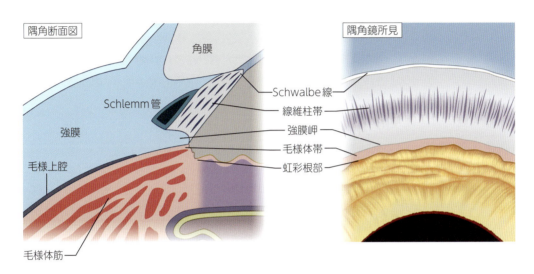

図3▶隅角の模式図

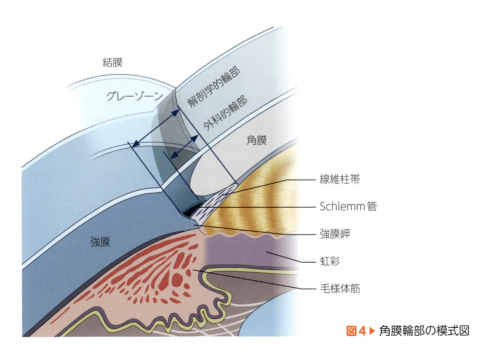

図4▶角膜輪部の模式図

膜の終端とを結ぶ線であり，前房側では線維柱帯の前端となる。ここから1.5～2.0 mmの部位を一般的に解剖学的輪部とするのが一般的である。後端は弯曲曲率が角膜と強膜で異なる境目とおおむね一致する。隅角側ではSchlemm管内腔の後端付近，隅角底にあたる。外科的輪部の前端は球結膜実質の付着部であり，解剖学的輪部の前端とほぼ一致する。ここから1.0～1.5 mmの幅は，深層の角膜が透けて見えるために灰色の外観をしており，いわゆるグレーゾーンと称される外科的輪部である。後端の隅角側はSchlemm管内腔の前端付近で，線維柱帯のほぼ中央にあたる。角膜輪部における角膜の厚さはおよそ0.65 mmで，厚さの4/5程度でSchlemm管に到達する。*ab externo* 流出路再建術を行う際のSchlemm管同定にあたっては，線維の走行方向が他の強膜床と異なり，輪部に平行な線維で構成された白い帯として観察される強膜岬を目安にするとよい。原発先天緑内障においてはSchlemm管が変形・偏位している例もあり，注意が必要である。

5 おわりに

　解剖学的知識なくして速く安全な手術の習得は不可能であり，非典型例に対する応用も難しい。白内障および緑内障手術では，水晶体，毛様体，隅角の解剖が重要である。手術適応の決定や，予後予測にも解剖学的知識が必要なので，正しく把握しておきたい。

若手医師の間に必ず身につけておいて欲しいこと

見よう見まねでも件数を重ねれば手術をできるようになるかもしれません。しかしながら，先に述べたように，解剖学的知識なくして速く安全な習得は不可能であり，非典型例に対する応用も難しくなります。普及著しい流出路再建術の習得では，角膜輪部と流出路組織の解剖を理解し，隅角鏡所見と併せて頭の中で三次元的に再構築できることが重要です。手術適応の決定や，予後予測にも解剖学的知識が必要なので，正しく把握できるようになっておきましょう。

4 硝子体・網膜・脈絡膜の解剖

馬場隆之

1 はじめに

　網膜硝子体手術，特に硝子体手術は機器の性能が近年飛躍的に進歩した分野であり，多くの疾患が治療対象となった。以前に比べ合併症は少なく，低侵襲な手術になった感があるが，それでも解剖を知らずに無理なことを行えば不幸な結果になる。本項では，網膜硝子体手術をより安全・確実に行うための局所解剖について解説する。網膜硝子体手術は眼科手術の中では比較的複雑かつ繊細な手技が多く，レジデントがいきなり行う手術ではないが，術者として執刀する日までにしっかり身につけておいてほしい手術に関係する解剖学的知識を，部位ごとに挙げていきたい。

2 硝子体

　硝子体は2型コラーゲン線維の網目の間にヒアルロン酸分子が保持された構造となっており，構成成分のうち最大の重量を水分が占める。年齢とともに，線維構造が疎になり，液化腔と呼ばれる線維のない部分が生じる（図1）[1]。液化腔を満たす液化硝子体は線維構造を持たず，やや粘稠で透明な液体である。硝子体の液化が進むと，硝子体は網膜面から分離し，後部硝子体剥離が生じる。その際，硝子体は生理的に網膜と接着が強い部分があり，黄斑，視神経乳頭，そして硝子体基底部では網膜と硝子体とは分離しにくい。硝子体基底部は鋸状縁をまたぐ約6mmにわたって帯状に360°存在するが，この硝子体基底部では，

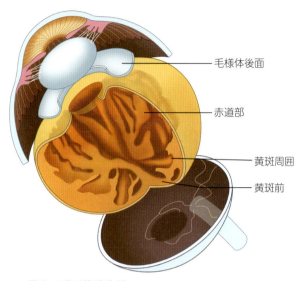

図1 ▶ 硝子体液化腔
液化腔は部分的に連続しており，出血などが貯留する。

(文献1より改変)

　硝子体の線維は網膜に対して垂直に走行しており，内境界膜・Müller細胞と連続している。そのため，硝子体基底部での硝子体牽引は網膜裂孔形成につながり，医原性裂孔から，裂孔原性網膜剝離まで生じる危険性がある。硝子体切除を行う硝子体カッターはギロチン構造をしており，線維を吸引するだけでなく，細かく切断しながら吸い込むことで硝子体を無理に牽引することを防いでいる。

　後部硝子体剝離が生じる際，黄斑耳側の硝子体剝離がまず生じ，また黄斑周囲の硝子体が網膜から分離するperifoveal vitreous detachmentが40～60歳代で生じる。黄斑の癒着が狭い範囲で，かつ強力であると黄斑の硝子体牽引から黄斑の変形を生じ，牽引性黄斑症を発症する。黄斑前には岸ポケットと呼ばれる黄斑前硝子体液化腔が形成される。トリアムシノロンを使用し，岸ポケットの内壁を可視化したのち硝子体カッターで吸引する。後部硝子体皮質の裂隙から灌流液が硝子体と網膜の間に侵入し，周囲の硝子体剝離と連続させることにより，容易に後部硝子体剝離を作成することができる。黄斑手術，特にステージ3までの黄斑円孔の手術では頻用するテクニックである。

3 網膜

　網膜は光受容体である視細胞から中枢へとつながるネットワークであり，脳の出先機関である。眼動脈から分岐した網膜中心動脈は，さらに分岐して網膜

全域に分布する。網膜細動脈から毛細血管へと細くなっていくが，網膜毛細血管は三層構造をとると考えられている（図2）[2]。それぞれ神経細胞層，内顆粒層の内層と外層に位置しており，動脈系から静脈系へと灌流する毛細血管床がそれぞれの層にあり（図3），さらに上下の層と連絡する血管がネットワークを形成する（図4）[2]。網膜は10層構造をしているが（図5），そのうち最も網膜硝子体手術に関係しているのは最内層の内境界膜である。中心窩の構造など，細かい解剖は成書にゆだねるとして，本項ではこの内境界膜を中心に話を進める。

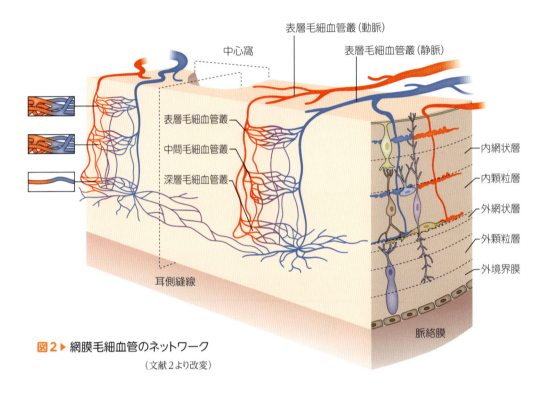

図2 ▶ 網膜毛細血管のネットワーク
（文献2より改変）

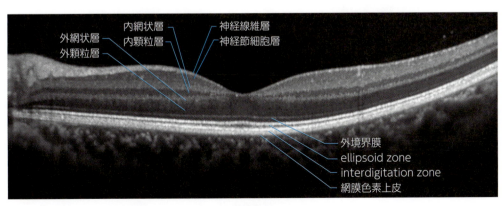

図3 ▶ 黄斑部のOCTの画像とそれに対応する層構造の名称

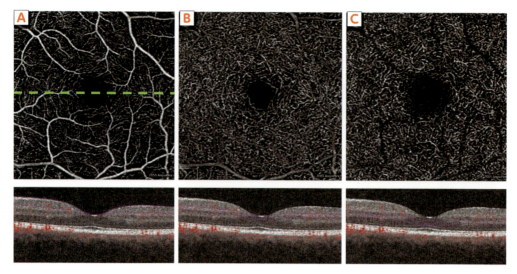

図4▶ Angioplex OCTAによる傍中心窩の3つの毛細血管叢

A：表層毛細血管叢のEn face画像とその下の断面。紫色のセグメンテーション境界線と赤色のflow overlay。En face画像上の細動脈は細静脈に比べて血管を囲む毛細血管フリーゾーンが大きい。破線はA〜Cの断面の位置を示す。
B：中毛細血管叢のEn face画像と，セグメンテーションとflow overlayを施した下の断面。
C：DCPの表面画像と下の断面（セグメンテーションとflow overlay付き）。en face画像に濃い線が見えるが，これはその上の大きな血管からの投影アーチファクトを除去した結果である。

（文献2より改変）

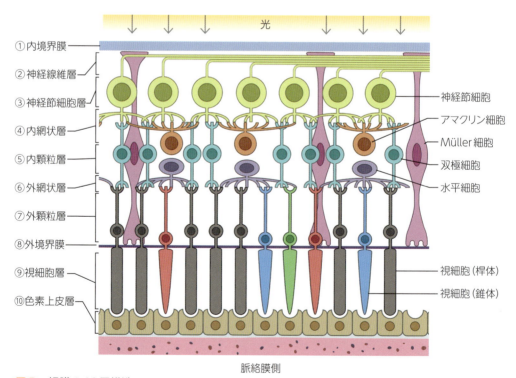

図5▶ 網膜の10層構造

内境界膜は厚さ1〜2μmであり，硝子体との界面から視細胞内節までを支持するMüller細胞の基底膜である。硝子体側には硝子体線維とムコ多糖が見られ，表面は平滑であるが，内面側はMüller細胞のため凸凹している。内境界膜の内側には神経線維の束が存在し，両者は完全に接している（図6）[3]。そのため，内境界膜剥離の際に神経線維は障害されやすく，摘出した内境界膜には，神経節細胞までもが付着していることが報告されている。また内境界膜剥離後の網膜表層における多発性のくぼみ（inner retinal dimpling）の存在も神経線維への障害の可能性を示唆している。神経線維は視神経を中心に放射状に眼底に分布しており，黄斑鼻側は視神経乳頭−黄斑間で線維が密であり，黄斑耳側は黄斑を水平に通る耳側縫線にて線維が会合するため比較的疎である（図7）[4]。鑷子による神経線維障害を防ぐために，内境界膜剥離の開始点は黄斑耳側にするか，視野障害が自覚されにくい黄斑下方がよい。内境界膜剥離に気をとられて，光源を網膜に近づけすぎると，視細胞に対する光障害が生じる。少なくとも顕微鏡の視野の中にライトの先端が入らない程度まで遠ざけて照明する。

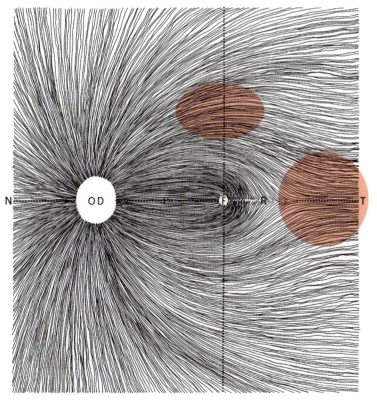

図6 ▶ 網膜神経線維の走行
視神経乳頭（OD）と中心窩（F）の間は網膜神経線維が密に分布している。赤丸で示した黄斑耳側あるいは黄斑上方から内境界膜剥離を開始する。
N：鼻側，P：乳頭黄斑線維，R：耳側縫線，T：耳側　　　　　（文献3より改変）

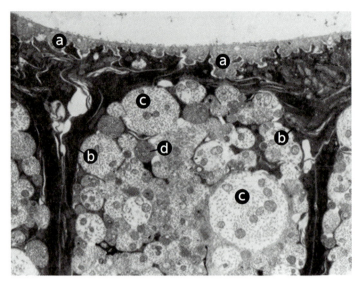

図7▶ 内境界膜と網膜神経線維
内境界膜(a)はMüller細胞(b)の基底膜であり，網膜神経線維(c, d)と隣接している。
（文献4より引用）

4 脈絡膜

　剖検眼では脈絡膜は厚さ0.1～0.2mmの組織であり，内側からBruch膜，脈絡膜毛細血管板，実質，上脈絡膜腔からなる（図8）。脈絡膜は血管と血流に富んだ組織であり，血管は内側から脈絡膜毛細血管板，Sattler層，Haller層の順に血管径が大きくなる。脈絡膜の役割は，視細胞の代謝，栄養，冷却効果，またメラニン色素により眼球を暗箱にする効果などがある。網膜硝子体手術において重要となるのは，血管の分布である（図9）[5]。脈絡膜血管は，後極から赤道部までは視神経乳頭周囲から強膜を貫いて脈絡膜へ到達する15～20本程度の短後毛様(体)動脈で灌流されている。赤道部より前方は，2本の長後毛様動脈が毛様体近傍で分岐し分布している。いずれの動脈も分岐後に脈絡膜毛細血管板につながり，静脈系に入ると赤道部の渦静脈に集められ，4～8本程度の渦静脈から強膜を貫き，眼外へと流れ出る。脈絡膜血管，特に渦静脈は強膜バックリング手術に関係する。渦静脈を切断あるいは強くバックル材料などで圧迫すると，静脈系のうっ血から脈絡膜剥離を生じる。3象限で渦静脈を切断ないし圧迫すると，不可逆性の循環障害が生じるため禁忌である。また網膜下液の排液をする際には，網膜下出血を避けるため，脈絡膜血管密度が高く，血管も太めの渦静脈近傍は避けたほうがよい。実際には強膜切開をして，直接顕微鏡下で脈絡膜血管を避けて穿刺することが重要である。

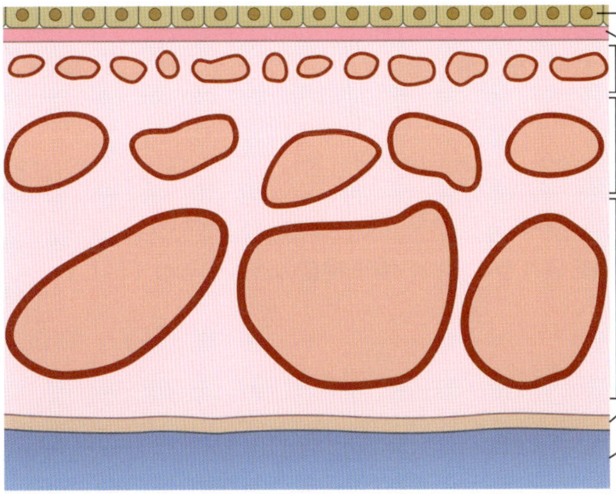

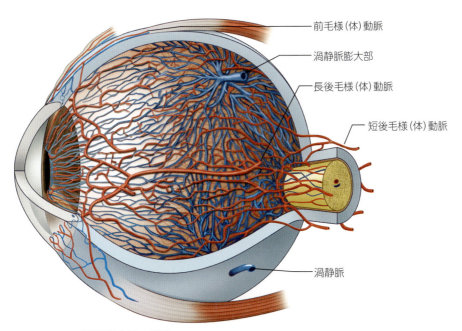

図8 ▶ 脈絡膜の層構造

図9 ▶ 脈絡膜血管の構造
赤道部より後方は短後毛様（体）動脈により，前方は長後毛様（体）動脈により灌流されている。前毛様（体）動脈は毛様体および虹彩に分布する。

（文献5より改変）

　なお3時，9時の水平方向には，長後毛様（体）動脈・神経が走行しているので，硝子体手術の際のポート設置は水平ラインよりも少し上下にずらした位置にする。

若手医師の間に必ず身につけておいて欲しいこと

網膜硝子体手術を習得するために一番大切なスキルは，細かい手技の習得ではなく，眼底検査の能力だと思います。眼底検査技術は，一朝一夕で身につけることは不可能です。地道な作業ではありますが，双眼倒像眼底鏡と強膜圧迫子を用いた眼底検査をできるだけ多くの症例で経験し，眼底検査なら誰にも負けない！ と胸を張れるぐらいの眼底検査の達人になってほしいと心から願います。

文 献

1) Lund-Andersen H, et al：The Vitreous. Levin LA, et al, ed. Adler's Physiology of the Eye. 11th ed. Saunders, Elsevier, 2011, p173.
2) Nesper PL, et al：Human parafoveal capillary vascular anatomy and connectivity revealed by optical coherence tomography angiography. Invest Ophthalmol Vis Sci, 2018；59(10)：3858-67.
3) Hogan MJ, et al：Optic nerve. Histology of the Human Eye. Hogan MJ, et al, ed. WB Saunders, 1971, p536.
4) Hogan MJ, et al：Retina. Histology of the Human Eye. Hogan MJ, et al, ed. WB Saunders, 1971, p483.
5) Hogan MJ, et al：Choroid. Histology of the Human Eye. Hogan MJ, et al, ed. WB Saunders, 1971, p326.

顕微鏡の構造

金井聖典，坂口裕和

1 はじめに

わが国の眼科領域に手術顕微鏡が導入されたのは，1970年頃にまで遡る。手術顕微鏡は眼科サージャンにとって身近な存在であると同時に手術完遂において重要な要素である。手術顕微鏡の登場がマイクロサージェリーを可能にし，精密で低侵襲な内眼手術の発展に寄与してきたのである。最近では顕微鏡スリット照明やOCTが内蔵された手術顕微鏡が開発され，実際に使用されている。また，3Dビジュアルシステムを利用した3D手術は最近のトレンドである。手術顕微鏡の構造をしっかりと理解して有効に活用することで，眼科手術の安全性・確実性を高めることができる。

2 設置タイプ

シーリングマウントタイプとフロアスタンドタイプがある。シーリングマウントタイプは省スペースという点で有利であるが，建物自体の揺れによる影響を受けやすい（図1A）。フロアスタンドタイプはスペースを取るものの，別室への移動が可能である。またフロアスタンドタイプにはOCT（optical coherence tomography）などの機能が搭載可能なものがあり，症例によっては，このタイプのほうが有用な場合がある（図1B）。

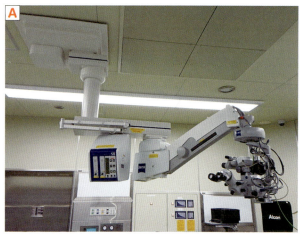
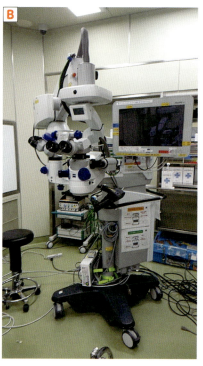

図1 ▶ 顕微鏡の種類
A：シーリングマウントタイプ
B：フロアスタンドタイプ（術中OCT機能付きモデル）

3 顕微鏡本体

　対物レンズを通して顕微鏡に入ってきた光は大部分が接眼レンズを通して術者の眼に入光するが，ビームスプリッターを介して一部がCCDカメラに送られる。手術映像は手術室外と共有することで録画以外にも進行状況の把握や教育等に活用することができる。視度や照明の調節つまみやハンドルに滅菌キャップを取り付けておくことで術中でも直接触れて微調整を行える（**図2A**）。

4 フットスイッチ

　X-Y方向の移動，ピント調節，倍率調節，照明のon/off，照明の光量調節，OCT等の付加機能のon/off等を片足で行えるようになっている。最近ではワイヤレス通信可能なタイプが登場し普及している。足先の感覚のみで直観的に操作可能であり，足の指先や踵を使ってジョイスティックの操作やボタンのプッシュを行う（**図2B**）。

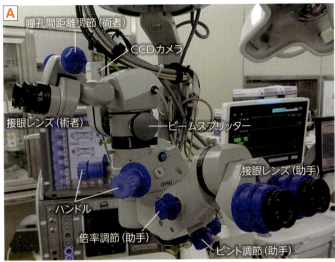
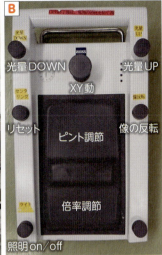

図2 ▶ 顕微鏡本体と操作系
A：顕微鏡本体
B：顕微鏡フットスイッチ（ボタンの役割配置の一例：術者により位置の調整可能）

5 照明系

　眼科手術顕微鏡において，術野を照らす照明には同軸照明と斜照明がある。同軸照明による徹照では眼底の赤色反射（red reflex）が得られる。最近では各社から0°完全同軸照明を搭載した機種が登場している。たとえば，当院で使用しているZEISS社の顕微鏡Lumera®ではSCI（stereo coaxial illumination）により観察系と照明系の軸を完全に一致させている。徹照の効率がよく，小瞳孔の症例や眼球が傾いた場合でも良好な徹照を得ることができるが，直径2cmほどの狭い範囲しか照らされない。

　斜照明は観察光路から6°ほど離れたところから術野を広範囲に照らしている。対象物に影をつくることで立体感を得られるようにしている。術式や症例に応じて両者を適切な割合で組み合わせることにより，視認性を向上させることができる（図3）。

6 付属機器

　顕微鏡本体底面にスリット照明を取り付けることで角膜厚や角膜内皮面，前房深度を正確にとらえることができる（図4A）。顕微鏡本体底面に前置レンズ

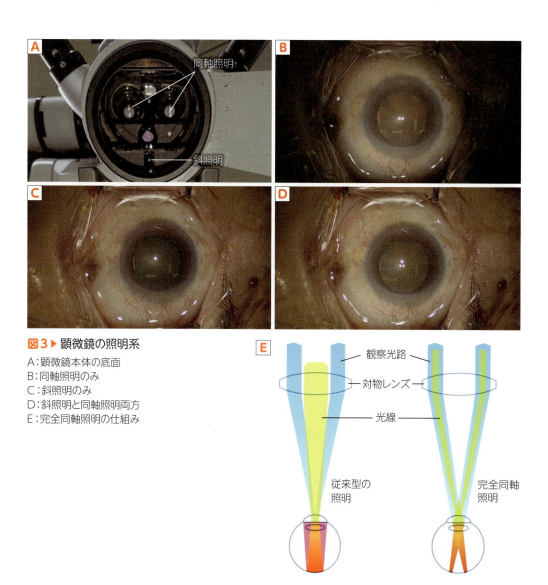

図3▶顕微鏡の照明系
A：顕微鏡本体の底面
B：同軸照明のみ
C：斜照明のみ
D：斜照明と同軸照明両方
E：完全同軸照明の仕組み

を取り付けることで眼底の広角観察が可能となる（図4B）．SD-OCTと一体型の顕微鏡を使用することで術中でも簡便にOCTを撮像し，角膜移植時には層間スペースやグラフトの確認を，後眼部手術時には網膜や視神経の状態を確認できる（図1B）．ほかにも乱視矯正タイプの眼内レンズを使用する際，専用のデバイスを顕微鏡底面に取り付けることで眼内レンズの軸ズレを予防することができる．

また，接眼レンズを取り外し3Dビジュアルシステムに換装することで3D手術を行うことができる．最近ではHDR（high dynamic range）という技術により白飛びのない明るい視界が確保されており，深い焦点深度で安全に手術が行えるようになっている．手術助手だけでなく外回りにいながら術者と同じ視界を共有することができ，手術教育にも大いに役立っている（図4C, D）．

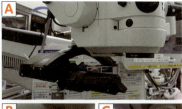
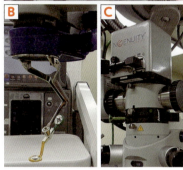
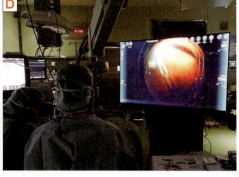

図4▶付属機器
A：外付け型スリット照明。スリットを左右に移動させることで光の当たる方向を調整できる。
B：広角眼底観察システム。倒像レンズを引き出すことで眼底の広角観察が可能となる。
C, D：3Dビジュアルシステム。映像をモニターに出力し，専用の眼鏡をかけて手術を行う。

7 手術前の準備

- 対物レンズに汚れがないか確認する。
- 術者と助手の視度，瞳孔間距離を調節する。
- 顕微鏡の位置を調整する前に術者の肘と膝に負担がかからないような位置にベッドと椅子の高さを調節する。
- ハンドルを掴みながら顕微鏡をおおよその位置に持ってきた後，倍率を最大に上げて角膜輪部の結膜血管にピントを合わせる。手術開始後は基本的にはフットスイッチで位置移動・ピント調節を行う。

若手医師の間に必ず身につけておいて欲しいこと

どんなに最新鋭の手術顕微鏡を使っていても適切に照明を調整できなければ宝の持ち腐れです。また，無理な姿勢で長時間の手術を続けると首や腰に負担がかかってしまいます。
良い手術が行えるよう使用する顕微鏡の使い方は熟知しておきましょう。

参考文献

- 三戸岡克哉, 他：特集(1) 最近の眼科手術顕微鏡とその効果的な使い方．眼科手術, 2015；28(2)：157-74．
- 寺内博夫, 他：手術用顕微鏡：基本構造, 使用法．眼科マイクロサージェリー．第6版．永田 誠 監．エルゼビアジャパン, 2010, p39-53．
- 大鹿哲郎：手術用顕微鏡OPMI Lumera．眼科手術, 2008；21(4)：463-6．

白内障手術機器の仕組み

松島博之

1 はじめに

　白内障手術を習得するために超音波乳化吸引装置の仕組みや設定値を知っておく必要がある。超音波乳化吸引装置は，超音波発振による核破砕（超音波系）と，灌流液の前房中への灌流と吸引（吸引・吸引流量系）によって構成されている。近年の超音波乳化吸引装置は進化して術中前房安定性が向上し，安全に白内障手術が行えるようになっている。実際に多くの症例を手術すると様々な難しい局面に遭遇することがあるが，難しい症例も，症例に合わせて設定値を変えることで術中操作が安全に行えるようになる。この項目では超音波乳化吸引装置の基本的な仕組みについて解説する[1]。

2 超音波設定

　超音波（ultrasonic wave：US）は周波数が20kHz（1秒間に20,000回の振動）以上の，ヒトの耳では聞こえない高い振動数の音波を示す。水晶体核を削るために，超音波チップが前後方向に高速で動いて破砕する。最初は前後方向に動く縦発振が主流であったが，その後，チップが横方向や楕円形に動く横発振も出現した（図1）。縦発振は溝掘りなど縦方向に強い力が生じ，横発振は核を砕く破砕効果が高い。縦でも横でもUSの振幅が大きいほど破砕効果が大きくなる。設定でUSパワー（破砕力）は％で表され，最大振幅を100％として換算される。通常の白内障手術は少ない振幅で十分であるが，硬い核の白内障手術

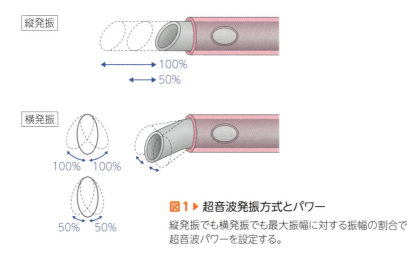

図1 ▶ 超音波発振方式とパワー
縦発振でも横発振でも最大振幅に対する振幅の割合で超音波パワーを設定する。

を行う場合はUSパワーを上げる．USパワーを上げると熱が発生しやすくなり，創口熱傷の危険性が上がることは知っておく必要がある．また，縦発振の場合，振幅が大きくなるとUSチップの移動量が大きくなるため，水晶体核を突き放す力が大きくなり核片がチップから跳ねやすくなる．

USを使うときは必ずパルス設定も使用している．パルス設定を使うことによってUSのオンとオフを繰り返すことで発熱を抑える効果がある．USパルス設定は自由にカスタマイズできる．核の硬さに合わせて，USが発振している時間（オンタイム）と，USが発振していない吸引だけで核片を引き付ける時間（オフタイム）をコントロールすることで，核片が飛び散ることなく少ない超音波時間で安全な核破砕処理が行える．近年は縦発振や横発振も組み合わせてカスタマイズできるため，組み合わせは多く，設定値を工夫することで柔らかい核から硬い核まで安全に破砕できる．US設定では最低限，通常の白内障手術のための設定と硬い核用の設定を用意しておく．

3 吸引・吸引流量設定

USだけでは水晶体核は破砕吸引できない．吸引と吸引流量設定も重要である．水晶体を吸引するために主に2種類のポンプがあり，異なる特徴がある（**表1**）．

ペリスタルティックポンプ

ローラーが回転して軟性チューブをしごくことで吸引圧を発生させる．特徴として吸引圧の発生が遅いが，反面安全に手術ができると言われ，以前より

白内障手術に向くとされている。ペリスタルティックポンプは，基礎吸引圧(flow)と吸引圧(vacuum)を別々に設定できる利点がある。吸引流量とは超音波チップが閉塞していない状態で吸引をかけたときに発生する吸引圧で，基礎吸引圧とも言う。吸引流量によって水晶体核がチップに近づいてくる。核を引き付ける力をfollow abilityと呼び，上級者では吸引流量を上げることで核片を効率よく集めて手術時間を短くすることができる（図2）。

吸引圧は超音波チップに水晶体核片が閉塞したときに吸引チューブ内で発生する陰圧で，核片を突き放さないように把持する作用（hold ability）が発生する。前述のUSで核破砕時に超音波チップが核片を弾くのを抑えて破砕吸引させる効果がある。吸引圧を上昇すると水晶体核把持力が増加する。

表1 ▶ 白内障手術機器ポンプの種類と特徴

ポンプの種類	ペリスタルティック	ベンチュリ
システム	ローラーが回転して軟性チューブをしごき，吸引圧を発生させる。	気流がカセット内に陰圧を発生させることで吸引圧を発生させる。
長所	吸引圧(vacuum)と基礎吸引圧(flow)を別々に設定できる。	急激に陰圧がかかるため吸引圧の立ち上がりが速い。
短所	吸引圧の立ち上がりが遅い。	微細なコントロールが難しい。

（文献1より改変）

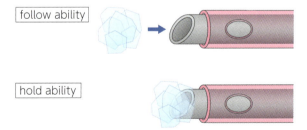

図2 ▶ follow abilityとhold ability
水晶体核を超音波チップ先端に近づける力をfollow ability，掴んだ水晶体核を突き放さず把持する力をhold abilityと言う。

ベンチュリポンプ

　ガスによる気流がカセット内に陰圧を発生させることで吸引圧を発生させる。急激に陰圧がかかり吸引圧の発生が速いが，微細なコントロールが難しいとされる。ベンチュリポンプでは吸引流量を設定できない。設定した吸引圧の約半分が吸引流量となる。そのためペリスタルティックポンプより吸引流量が高くなりやすくfollow abilityが高い。そのため上級者向きのポンプと言われている。硝子体手術時の吸引にはベンチュリポンプが好んで使われている。

　近年，ポンプをコントロールすることで前房内圧を一定にして安全な白内障手術を行うシステムも向上し，水晶体後嚢破損（破嚢）や角膜内皮減少のリスクも減少している。マシンによっては2つのポンプを持ち，手術の場面によって使いわけることも可能となっている。さらにシステムの向上によって2つのポンプの欠点が改善され，ポンプ間の差もなくなってきているように思う。

4 灌流設定

　灌流設定も白内障手術で重要な役割を持つ。一般的な灌流方法は灌流ボトルの高さによって灌流液の放出量をコントロールする方法で，重力が関係することからgravityと言われる。灌流圧はボトル高に0.7を掛けた値で計算できるので，100cmで約70mmHg，70cmで約49mmHgとなる。灌流ボトル高を高くすると灌流液の前房内への放出量が増加し，前房内圧が上昇し前房深度も深くなる。ボトル高を高くし，吸引圧を増加すると核破砕吸引の効率がよくなるが，眼内組織への侵襲が高くなる。

　近年，灌流方式としてgravity以外の方法が開発された。VGFI（vented gas forced infusion）は灌流ボトル内にガスを注入してガス圧によって灌流液を排出する方法である。さらに2枚の板でソフトバッグを押すことで灌流液を圧出する方法も開発された。この2つの方法はgravityと比べて早く灌流量を増やすことができる。前房内圧をフィードバックする圧センサー感度も進歩し，ハンドピースに圧センサーを内蔵することで反応速度も向上している。前房内圧の変化にオンタイムで反応できるVGFIやソフトバッグによる灌流によって前房内圧変動は少なくなり，安全に白内障手術が行えるように進歩している。

5 手術の場面や症例によって超音波乳化吸引装置の設定を変更する

　超音波乳化吸引装置の設定値に興味を持つことが白内障手術上達につながる。白内障手術時の溝掘り，核分割後の破砕吸引，皮質吸引と粘弾性物質の吸引に超音波乳化吸引装置を使うが，各々の場面で設定値を変える必要がある。たとえば溝掘りのときは超音波チップを閉塞させないように開放吸引で水晶体核を薄く削っていく（図3）。そのためには吸引圧も吸引流量も灌流も低く設定し，逆にUSパワーを上げる。核分割後の破砕吸引は閉塞吸引で行うので，follow abilityとhold abilityを上げるために吸引圧も吸引流量も灌流も高く設定する。また核の硬さなど症例によっても設定値を変える必要がある。若年者など若い症例では溝掘りができないので，USパワーを下げて閉塞吸引を主体に核処理を行う。進行した核硬度の高い症例では，USパワーを上げないと溝掘りができない。また分割後の破砕吸引においてもUSパワーを上げることで効率よく核の破砕吸引ができる。強度近視，無硝子体眼などの術中前房が不安定になる症例では，灌流圧や吸引圧を下げて安全な手術操作が必要となる。詳しく解説するときりがないが，症例に合わせて設定値を工夫することで手術操作がやさしくなり効率も向上する。

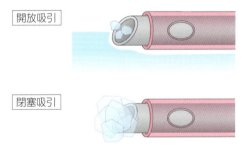

図3▶開放吸引と閉塞吸引
水晶体核分割前の溝掘りでは開放吸引を使う。分割後の核破砕吸引には閉塞吸引を使う。基本的に開放吸引では設定値を下げ，閉塞吸引では上げる。

文献

1) 松島博之：フェイコマシンの基本と設定値. IOL & RS, 2009；23(1)：103-7.

切開創の種類と特徴

藤本久貴，家木良彰

1 はじめに

切開創の基礎的代表例として白内障手術時の切開創があるが，その古典例も含めて以下解説する．その後，その応用型として角膜移植術での切開創の位置づけについて概説する．

2 白内障手術時の創

サイドポート

15°のナイフやブイランスを使用する．反対側の強膜を鑷子や綿棒などで当てるとコントロールしやすい．ナイフの刺入角度は，房水が漏れやすければ，より水平に調整する．切開幅は1mm前後であり，使用器具などに応じて調整する．極端な浅前房例では水晶体嚢を破損しないように，先端が前房に達したのちは水平方向に動かして創を拡大する．また浅前房例では粘弾性物質注入の際，十分に前房内に先端を進めず行うとデスメ膜下に迷入し，知らずに連続円形切嚢（continuous curvilinear capsulorrhexis：CCC）でデスメ膜を破損して灌流吸引（irrigation/aspiration：I/A）で角膜内皮も含め吸引除去してしまい，医原性水疱性角膜症を生じた例もあるので注意が必要である．

強角膜3面切開

スプリング剪刀で結膜とテノン嚢を輪部に沿って切開する．直線的にスムー

ズな切開のほうが，組織を乱さず元の位置に戻しやすい．強膜面を露出し，必要に応じて凝固止血する．

　切開の1面目は，外科的輪部中央（青色輪部の最外端）から0.5～1.0mm遠位側を，強膜の深さの1/2を目安に15～45°のナイフで切開する．切開幅が広い場合は創口強度の強いフラウン形状とする．

　切開の2面目はクレセントナイフを使用し，1面目切開の最も深い位置から開始する．ナイフを左右に振りながら丸い先端を利用して水平方向に切開を進める．2mm以上のトンネルが確保できれば十分である．

　切開の3面目はスリットナイフを使用する．下方に向けて前房に刺入し，虹彩面に平行にナイフを進める．下方に向けたままだと内方切開面が輪部側に流れやすくなる．必要性があり（眼内レンズ挿入時など）創口を拡大する場合は，スリットナイフの押し切りで広げる．

経結膜・強膜1面切開

　結膜切開が小範囲となり，テノン嚢のダメージも少なくなり，術後の状態がより整う利点がある．欠点としては，灌流液の逆流で結膜浮腫が生じた場合には長時間の手術には向かないことである．

　上方から切開する場合は眼球を下方に傾けて，切開面を水平に近づける．スリットナイフを用いて結膜ごと，外科的輪部中央から0.5mm離れた位置から強膜切開を行う．3面切開のように，まずナイフを下方へ向けて1面目を作成する．2面目のトンネル作成時は，角膜カーブのほうが強いことを考慮して角膜に入ったら切り上げるイメージで進める．3面目で下方に向けて前房刺入し，その後は虹彩面に平行に進める．結膜浮腫が心配な場合は，両側の結膜だけ輪部側に切開を広げる．

角膜切開

　結膜を温存できる，眼瞼裂が狭い症例等にも耳側よりアプローチできる，透明組織なので術中の視認性がよい，などの利点がある．一方で，周囲組織による保護がない，創傷治癒は血管量に関係するので遅めとなる，手術中のトラブルで創口拡大した場合に入念な縫合を要する，などの欠点がある．

　2mm以上のトンネル長を確保し，その後に下方に向けて前房に刺入したのち，虹彩面に平行にナイフを進める．最初に15°のナイフなどで角膜厚1/2を目安に1面目切開を加えるという，角膜2面切開としてもよい．その場合は外方切開弁が厚くなり，外力などに対して強固になる．

3 角膜移植時の切開の注意点

全層角膜移植

動画

　角膜切開はトレパンを用いて行う（動画）。トレパネーションにおいては角膜に対して垂直に切開することが重要である。粘弾性物質で前房圧を十分に上げることで，トレパンに対する角膜の反発力を確保する。また吸引圧をかけることで，刃に対する角膜の反発力をより垂直方向に保つ作用を持つ。また吸引圧は，回転しながら切開するトレパンの水平方向の切開圧力に対する反発力を生む利点がある。したがって，部分的に穿孔したあとは角膜の反発力が失われるので，以降はトレパンによる均一な切開は難しく，カッチン剪刀を用いて切開を進めるべきである。

　また，トレパンの刃の刺入方向は角膜の法線方向とはずれるため（図1），切開は末広がりのように進む。そのため角膜厚の全層ではなく70〜90％程度をトレパンで切開し，その後はブイランスなどで穿孔部位を作成し，カッチン剪刀で角膜切開を完成させる。

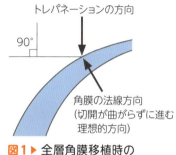

図1 ▶ 全層角膜移植時のトレパネーション

角膜内皮移植

　角膜内皮移植で最も注意深い操作が必要な場面のひとつが，移植片の挿入である。移植片が前房内圧に負けるなどして眼内に脱出する，などが避けるべき事態である。そうした結果primary graft failure（PGF）を発症し，再移植後の病理検査でfailした移植片の角膜内皮密度が数十個/mm^{2}にまで低下していた報告もなされている。切開創の作成はその点に留意して行う。

　角膜3面切開を行うが，1面目は直線方向に作成する（図2）。5mm程度の大きな角膜切開が必要であるが，それにより比較的良好なseal（閉創）を得ることができる。また移植片挿入後，速やかな縫合を行うために仮縫いの10-0ナイロンを，あらかじめ角膜3面切開に掛けておく。移植片の挿入後，間髪入れずに助手に縫合させるのも安全な選択肢である。

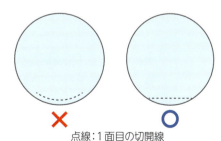

点線：1面目の切開線

図2 ▶ 角膜内皮移植時の角膜3面切開の1面目

4 縫合糸と縫合方法

眞野福太郎，日下俊次

1 縫合糸，縫合針

縫合糸の種類

ポリグラクチン910〔バイクリル®(Johnson & Johnson社)〕
合成素材の撚糸吸収糸で，8-0バイクリル®の場合，張力は約4週間持続し，約8週間で加水分解される。具体的に張力は2週間後で75％，3週間後で40％，4週間後で25％と徐々に減弱する。シルクより組織反応は弱いが，ナイロン糸と比べると組織反応は強い。

ナイロン
合成モノフィラメントによる非吸収糸であり，抜糸が必要となる。組織反応が非常に少なく，角膜移植など，長期間にわたり組織内に留置が可能である。

シルク
天然繊維より作られる非吸収糸である。天然繊維から作られるため，異種蛋白に対する組織反応を認める。撚り糸のバージンシルクと，編み糸のシルクが用いられる。張力は経時的に弱くなる。

ポリプロピレン〔プロリーン®(Johnson & Johnson社)〕
合成モノフィラメントの非吸収糸である。抗張力が強く，安定して張力が失われにくいため十分な結紮が可能である。その反面，強く縫合しすぎると乱視を惹起しやすくなることに注意する。眼内レンズ縫着術や虹彩縫合術に用いられる。

ポリエステル〔マニーポリエステル®(マニー社)，ダクロン®(デュポン社)〕
合成素材の編み糸であり，生体内で安定している。強膜バックリング手術(強膜内陥術)の際にバックル材料を強膜に縫合するために用いる。

縫合針

針の長さや半径には様々な種類があり，用途により使いわける．縫合針を持針器で把持する際は針の先端から2/3程度を把持して，後端の糸との接合部分（swage）を持たないように気をつける．後端を把持すると，針が滑って危険である．縫合針のデザインには以下のようなものがある（）[1]．

丸針

切断面を持たない針先で，結膜などの柔らかい組織の縫合に用いられる一方，角膜など硬い組織では障害を生じてしまう．

角針

先端が三角形の切り込みを持つ縫合針で，強角膜の縫合に適している．

ヘラ型針

先端が平たい形状で水平方向に切り込みがある．強膜バックリング手術や斜視手術に用いられる．

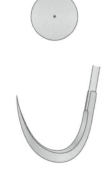
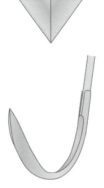

図1 ▶ 縫合針の形状

（文献1より改変）

2 基本的な縫合方法

10-0ナイロンであれば3-1-1，8-0バイクリル®であれば2-1-1あるいは2-1の縫合で十分な結紮強度が得られる．最初の縫合で結紮の強さをコントロールし，2回目以降の結紮で結び目を固定する．結び目に不均等なテンショ

ンがかかると，縫合が強くなったり，逆に緩んでしまい，乱視の原因となったりする．2回目の縫合では，結び目から均等な位置を把持して，平行に接線方向に引っ張ることで，張力をコントロールする（図2）．

具体的な端々縫合の手順としては，まず通糸した糸の手前側をやや余らせて左手で把持し，右手の持針器（あるいは縫合鑷子）に巻きつける．右手の持針器（鑷子）で対側の糸を掴み，右手は手前側，左手は反対側に引っ張る．その際に右手と左手を同調させ，糸を掴むと，巻きつけた糸がほどけずスムーズに縫合できる．同様に2回目の結紮を行う．引っ張る方向は1回目と逆になる（動画）．第1結紮の後に結び目が緩んでしまう場合は，短いほうの糸を反対側に引っ張り，ロックをかけるとよい．通糸の際にテノン組織などが絡んでしまうとうまく糸が締まらないことがあり，気をつける．

動画

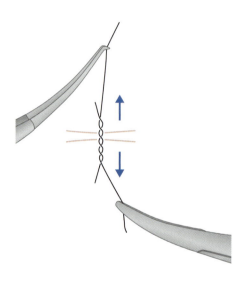

図2▶ 縫合糸への張力のかけ方
結び目から均等な位置を把持して，平行に接線方向に引っ張ることで，張力をコントロールする．

針を掴み直す

複数の縫合を行う場合は顕微鏡下で針を掴み直す必要がある．左手の鑷子で針から1～2cmの位置で糸を掴む．術野に軽く接触させ，針を回転させる．持針器で針を掴み直す．針先の方向を微調整する場合は鑷子の側面あるいは開瞼器の端などに当てて修正する．

白内障手術の創縫合

基本的に無縫合で創の自己閉鎖が得られるが，早期穿孔をきたした場合や房水の漏出を認める場合は，10-0ナイロンで縫合する．虹彩が脱出する場合は粘弾性物質をうまく使って（入れすぎない）スパーテルなどで整復したのち，創

に負担をかけることなく縫合する。小児の場合は組織が柔らかく自己閉鎖しにくいため，創の縫合が必要となる場合が多い。

通糸の手順としては，鑷子で強膜切開縁を把持し，通糸する。針先はいったん出してもよい。鑷子を反対側の切開縁に持ち替えて，あらためて通糸する。慣れてきたら針先はいったん出さず左手のみ持ち替えて，そのまま通糸してもよい。

硝子体手術の強膜創縫合

周辺部の硝子体を郭清した場合など，創から漏出を認める場合は基本的に8-0バイクリル®などで縫合する。2-1の縫合で問題ない。筆者は25G・硝子体手術の場合，8-0バイクリル®で縫合し，術後数日で抜糸を行っている。9-0ナイロンなどで，2回目の結紮時に完全に結紮せず，蝶々結びにして引っ張るほうの断端を長めに残しておくと，鑷子のみで抜糸が可能である。

緑内障手術の縫合

強膜弁は10-0ナイロン（角針）で全層縫合する。縫合の強さで房水の漏出をコントロールする。結膜は，10-0ナイロン（丸針）で縫合する。直接結膜を有鈎鑷子で把持せず，ホスキン鑷子や糸自体を持って張力を保つなど結膜を丁寧に扱う。結膜輪部から房水が漏出する場合は結膜上から10-0ナイロン（角針）でcompression sutureを設置する。

強角膜縫合

バイトが短いと埋没できない。逆にバイトが長すぎると乱視を惹起する。外傷による角膜裂傷の際はflap状に裂ける場合があり，flapの頂点で縫合する（図3）。術前に縫合の位置をデザインしておく。また，外傷による強膜裂傷の縫合では6-0ポリエステルなどの太めの糸を用いて強度を確保した上で，間を8-0バイクリル®などで縫合していく。

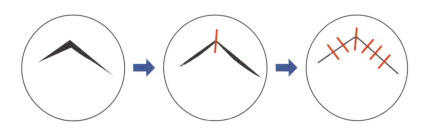

図3▶ 角膜裂傷の縫合
V字状の裂け目の頂点をまず縫合し，次にその間を縫合していく。

強膜バックリング手術（強膜内陥術）

　4-0シルクで直筋を確保し，眼球を制御したのち，5-0ポリエステルで強膜2/3層に通糸する．後極側の通糸はやや長めに，周辺側の通糸は短めでも問題ない．

眼内レンズ縫着術

　眼内レンズを囊内に固定できない場合には，眼内レンズの縫着術あるいは強膜内固定術が必要となる．縫着用の縫合糸［ポリプロピレン（プロリーン®）］を用いて，眼内レンズを強膜に縫合する（図4）．

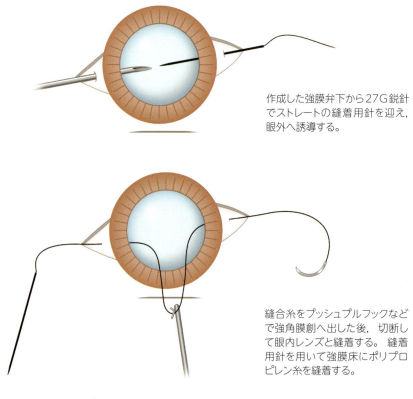

作成した強膜弁下から27G鋭針でストレートの縫着用針を迎え，眼外へ誘導する．

縫合糸をプッシュプルフックなどで強角膜創へ出した後，切断して眼内レンズと縫着する．縫着用針を用いて強膜床にポリプロピレン糸を縫着する．

図4▶眼内レンズ縫着用の縫合糸

文献

1）柴　琢也：縫合糸・針．眼科手術学1 総論・眼窩．大鹿哲郎 監．文光堂，2014，p77．

粘弾性物質（OVD）の種類と特徴

渡辺義浩，小早川信一郎

1 はじめに

　粘弾性物質は手術補助溶剤として使用されてきたが，様々な特徴を有する製剤が開発され，手術器具的な立場へ扱いが変化し，OVD（ophthalmic visco-surgical device）と総称される．眼科手術全般において，空間保持や角膜内皮保護，角膜乾燥防止，染色補助剤などの目的で使用される．空間保持とは，様々な眼内操作時に低眼圧や眼球虚脱を防止し，安全な操作空間を確保することである．また，圧較差を利用して，眼内の残留核皮質やSoemmering's ringの摘出にも用いられている．さらに，様々な手術局面に生じる角膜内皮の機械的損傷を軽減させる目的でも使用される．

　わが国では，主にOVDとしてヒアルロン酸ナトリウム（HA-Na）が用いられ，HA-Na単剤のものとコンドロイチン硫酸ナトリウム（CDS）を配合したものがある．HA-Na単剤の場合は分子量と濃度によりOVDの特性が異なる．HA-Naは，グリコサミノグリカンの一種で，N-アセチルグルコサミンとグルクロン酸の二糖が繰り返し結合して1本の長い鎖となっている．生体内にも結合組織，皮膚，硝子体，軟骨，滑液などに存在する．

　製剤は，リン酸水素ナトリウムを含む溶液に溶解され，1%の濃度に調剤されているものが多い．コンドロイチン硫酸ナトリウムもグリコサミノグリカンの一種で，ヘテロ多糖類に属する細胞外基質であり，生体内では軟骨，角膜，骨，皮膚，動脈に存在する．

　OVDの分類には，cohesion dispersion index（CDI）を用いた分類がある．OVDを吸引していく上で，100mmHgあたりの除去率が最も高い部分の

グラフの傾きをCDIとして分類を行い[1]，その結果で分散型，凝集型のほかに，viscous dispersive型，viscoadaptive型に分類される（図1）[2]（動画）。

2 それぞれのOVD

凝集型OVD（HA-Na単剤）

- 代表的な製品：オペガン®（参天製薬社），オペガンハイ®（参天製薬社），オペリード®（千寿製薬社），ヒーロンV®（エイエムオー・ジャパン社），プロビスク®（日本アルコン社）

1％ヒアルロン酸ナトリウム製剤である。CDIが30前後であり，吸引圧の上昇に伴い除去率が上がる（図1）[2]。分子量によって，高分子量，中間分子量，低分子量に分類されている（表1）。同じ凝集型OVDでも分子量により性質が異なるため，必要に応じて使いわける必要がある。

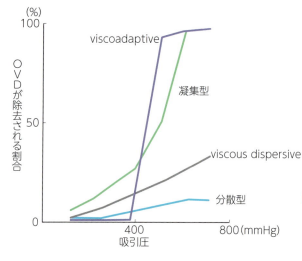

図1 ▶ CDIを用いたOVDの分類
（柴 琢也：症例から学ぶ白内障手術の実践レクチャー・術中編8 OVDの使い方．臨眼，2018;72(9):1212-6, 医学書院より転載）

表1 ▶ 凝集型OVDの分類

分類	分子量（万）	特徴	前房保持能	前房滞留能	代表的な製品
低分子量	60〜120	分子鎖の絡みが少なく弾力性が低い	低い	高い	オペガン®（参天製薬社）
中間分子量	150〜210		中程度	中程度	オペガンハイ®（参天製薬社）
高分子量	190〜390	分子鎖が絡み合い弾力性が高い	高い	低い	オペリード®（千寿製薬社） ヒーロン®（エイエムオー・ジャパン社） プロビスク®（日本アルコン社）

分散型OVD（HA-Na + CDI）

- 代表的な製品：ビスコート®（日本アルコン社），シェルガン®（参天製薬社）

　3％低分子量ヒアルロン酸ナトリウムと4％コンドロイチン硫酸エステルナトリウムの配合剤である。CDIが凝集型OVDの約1/10と非常に低く，吸引圧が上昇しても吸引除去されにくい性質を持っている。図1からも吸引圧が上昇しても除去されにくいことがわかる。また剪断速度により粘性率が変化しないニュートン流体であると同時に，硫酸基により負に荷電しており，正に荷電している角膜内皮細胞に接着しやすい。この性質より，手術操作時に角膜内皮細胞を保護することを目的に使用されることが多い。

viscous dispersive OVD（HA-Na + CDI）

- 代表的な製品：ディスコビスク®（日本アルコン社）

　1.65％低分子量ヒアルロン酸ナトリウムと4％コンドロイチン硫酸エステルナトリウムの合剤であり，凝集型OVDと分散型OVDの中間のCDIを有する（図1）。CDIより凝集型OVDと分散型OVD両方の性質を有することが推察されるが，両方の特徴を期待して，本OVDのみで手術が行われることも多い。

viscoadaptive OVD（HA-Na 単剤）

- 代表的な製品：ヒーロンV®（エイエムオー・ジャパン社）

　2.3％高分子量ヒアルロン酸ナトリウム製剤である。凝集型OVDの2.3倍の高濃度ヒアルロン酸で非常に強い前房形成能を持つ。前房内で吸引流量によって分散型，凝集型の両方の性質を持つ。超音波白内障手術装置の設定で灌流量が25mL/min未満では，高い凝集性と高い空間維持能を呈するが，灌流量が25mL/minを超えると容易に吸引除去され，この性質は偽分散性と呼ばれている。

3 各手術におけるOVDの用途

白内障手術（動画）

前嚢切開

　前房水とOVDを完全に置換して前房を形成する。
　OVDの単剤使用，凝集型OVDと分散型OVD，もしくは2剤を組み合わせる方法（ソフトシェルテクニック，ハードシェルテクニック等）がある。

過熟白内障，散瞳不良，浅前房等の症例ではviscoadaptive OVDの良い適応であるが，前房圧が高くなりCCCが小さくなりやすいので注意が必要である。

またハイドロダイセクション時は眼圧上昇の危険性があるため創口を押し下げるなどをしてOVDや灌流液が流れる道を作ってからハイドロダイセクションを行う。

PEA

核片などが角膜内皮に直接接触することをOVDにより防ぐことができる。

分散型のみでPEAを行う場合，虹彩裏面にOVDが付着し小さな核片がトラップしやすいので注意が必要である。

IOL挿入

十分に後嚢を押し下げて水晶体嚢を膨らませる。intraocular lens（IOL）挿入後，灌流吸引（irrigation／aspiration：I／A）で容易に吸引除去できるOVDが望ましい。高分子量凝集型OVDが適している。

後嚢破損

硝子体脱出の抑制や，残存核の娩出（ビスコエクストラクション）に用いられる。前房内に残存したOVDの分子量，濃度が高いほど術後眼圧上昇を招きやすい。

角膜手術

全層角膜移植におけるOVDの役割は，角膜内皮細胞保護と空間保持能である。眼内に残る可能性を考慮して，凝集型で分子量が中等度のものが選択される。表層角膜移植や角膜内皮移植ではOVDの使用に統一見解はない。

緑内障手術

緑内障手術においてOVDは，術中の視認性の確保，前房の保持，シュレム管の拡張，術中・術後合併症を回避する目的で用いられる。

硝子体手術

角膜乾燥防止（動画）

硝子体手術における眼底観察は，非接触型の広角観察システムが主流となっている。このシステムでは前置レンズを角膜上1cm程度まで近づける必要があり，角膜の乾燥防止のためOVDによるウェットシェルが有用である。OVDを角膜に塗布した後，灌流液を数滴点眼して表面を滑らかにする。

染色剤との混合

　　内境界膜の染色にはインドシアニングリーン(ICG)やブリリアントブルーGを用いるが，染色範囲や濃度のコントロールのためにOVDと混合する．調剤方法は，ICG 25mgを蒸留水10mLで溶解，このICG溶液0.2mLを低分子量OVDと混合して0.06%のICG-viscoを作成する．

増殖膜の分離

　　増殖膜の処理は出血や網膜裂孔を生じる可能性があり，OVDを用いたviscodelaminationが有用である．これは，OVDにより増殖膜や後部硝子体膜と網膜との間を分離していく方法である．

文献

1) Poyer JF, et al：New method to measure the retention of viscoelastic agents on a rabbit corneal endothelial cell line after irrigation and aspiration. J Cataract Refract Surg, 1998；24(1)：84-90.
2) 柴　琢也：症例から学ぶ白内障手術の実践レクチャー・術中編8 OVDの使い方．臨眼, 2018；72(9)：1212-6.

6 眼科局所麻酔の方法

奥田徹彦，東出朋巳

1 はじめに

　眼科局所麻酔の歴史は深く，古くは眼球周囲麻酔や瞬目麻酔が併用され，筆者らが研修医の時代には全例で球後麻酔を行い，研修を積んできた。しかし最近では白内障手術であれば点眼麻酔やテノン嚢麻酔，緑内障，硝子体手術ではテノン嚢麻酔や球後麻酔が行われている。また強膜が著しく菲薄化した症例などでは前房内麻酔も有効である。眼球運動を制御するという意味では，その効果は球後麻酔＞テノン嚢麻酔＞点眼麻酔であるが，手技の容易さは当然その逆となる。ただし，点眼麻酔でレジデントが手術を行うのは眼球運動制御や疼痛コントロールの観点からふさわしくないと思われ，球後麻酔は眼球穿孔の危険性が常に危惧される。

　当院では白内障手術や緑内障手術，また強膜バックル手術，裂傷の深くない眼球破裂も含めた網膜硝子体手術など内眼手術全例においてテノン嚢下麻酔で行っている。手技も比較的容易で疼痛制御も十分であり，長い手術では適宜麻酔の追加を行うことで大きな問題は生じていない。すなわちテノン嚢下麻酔をマスターしておけば，すべての内眼手術を局所麻酔で行えると考える。本項ではテノン嚢下麻酔を中心にその手技を解説する。

2 点眼麻酔

4％リドカインを用いる。消毒前，手術開始直前に数回点眼し，患者が点眼による刺激を訴えなくなった時点で手術を開始する。点眼後16秒で効果が発現する。点眼麻酔により，結膜血管の損傷による出血や眼球穿孔など麻酔に伴う合併症の危険は最小限にできる。ただし点眼麻酔による疼痛抑制効果は角膜，結膜，強膜の痛覚抑制のみであり，虹彩，毛様体の痛覚抑制効果はない。眼球運動は抑制されず，麻酔の効果持続時間は14分程度であり，初心者が点眼麻酔で手術を行うことはお勧めできない。

3 前房内麻酔

主に白内障手術において，点眼麻酔の効果に付加する目的で使用する。1％の防腐剤無添加リドカイン0.5mLをサイドポートより27Gあるいは30Gの鈍針にて前房内に注入する。作用時間は約10分間であるが，1％リドカインが3分以上前房内に残留すると角膜内皮に一過性の変化が起こるので，超音波乳化吸引を始める3分以内前に投与することが望ましい。

4 テノン嚢下麻酔

テノン嚢麻酔にはテノン嚢内麻酔とテノン嚢下麻酔があるが，テノン嚢内麻酔では結膜が浮腫状になってしまい手術が行いにくい。当院では緑内障の症例が多いこともあり，通常，下鼻側結膜を切開してテノン嚢下麻酔を行っている。また下鼻側象限は斜筋もないため比較的麻酔が行いやすいと思われる。

麻酔の種類

白内障など短時間の手術であれば2％リドカインの単独投与でよい。網膜硝子体手術など時間を要する手術では，2％リドカインに0.5％塩酸ブピバカイン（マーカイン®）か0.75％塩酸ロピバカイン（アナペイン®）など長時間作用性麻酔薬を同量混合して用いる。ロピバカインのほうが低毒性であり，防腐剤を含んでいないためアレルギー反応が起こりにくい。

麻酔の量

2%リドカイン1mL投与で作用時間は約1時間である。白内障手術やトラベクロトミーなど短時間で終わる手術であれば，1mL注入すれば十分である。網膜硝子体手術では3～4mL程度注入し，状況に応じて適宜追加する。また若年者の裂孔原性網膜剝離などで不安の強い症例では，鎮静・鎮痛薬であるヒドロキシジン（アタラックス-P®）とペンタゾシン（ソセゴン®）を術前に筋肉内注射しておくと効果的である。

手技

27Gの鈍針を用い，角膜輪部からやや離れた位置で結膜切開を行う。結膜切開時には鑷子で把持した結膜を眼瞼皮膚側に引っ張り，切開する。結膜を角膜輪部側に引っ張り，結膜切開を行う初心者をときどき見かけるが，その場合，強膜を露出させるのが難しくなるどころか，場合によっては，結膜下にあるテノン囊をどんどん引っ張り出してしまうことになるので，注意が必要である。また麻酔注入時はある程度の力を必要とするので，安全面からロック付きのシリンジを使用したほうがよい。容量の大きいシリンジは断面積が大きいため，注入により大きな力を要する。また，ハイドロダイセクション（hydrodissection）用のシリンジと間違わないようにシリンジの色などで簡単に識別できるようにしておいたほうがよい。鈍針を球後針のように，滑らかにカーブさせておくと眼球壁に沿って針を進めやすい（図1A）。また最近ではテノン囊下注射用の専用針も販売されている（図1B，C）。結膜を大きく切開する必要はなく，鈍針が入る程度の切開があれば十分である（図2A，B）。テノン囊が薄い高齢者などでは比較的抵抗なく鈍針が入っていくが，このとき，鈍針の先端が強膜上を滑るような感触を保ちながら針先を進めていくのがコツである（図2C）。比較的無抵抗で針先が入っていく場合は，テノン囊内に進んでいる場合もある。

高齢者ではテノン囊が薄くなっている症例が多く，テノン囊を剝離しなくても比較的容易にテノン囊下に針を進めることができる（動画）。若年者などテノン囊が豊富にある場合は，結膜切開を少しだけ広げてテノン囊を鈍的に剝離したほうがよい。結膜を少し持ち上げることで，テノン囊も持ち上がるので，剪刀の先端で鈍的に剝離して強膜を露出する。硝子体手術など長時間の手術を要する手術で，後部テノン囊下に確実に麻酔を行いたい場合は，針の刺入方向と反対側に眼を傾けてもらうと鈍針が奥まで刺入できる（図2D）。またトラベクレクトミーを円蓋部基底で行う場合には，輪部の結膜を切開し，テノン囊を円蓋部に向かって鈍的に剝離した後に行う。結膜テノン囊を持ち上げて鈍的に剝

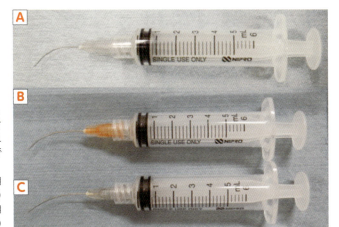

図1 ▶ テノン嚢下麻酔用注射針
A：27Gの鈍針に手を加えたもの。27Gの鈍針を滑らかにカーブさせるように自作して使用する。これにより眼球壁に沿って針を挿入できる。
B：テノン嚢下用薬液注入針（眼科用ディスポーザブル針：25G, ニプロ社）
C：テノン嚢下用薬液注入針（眼科用ディスポーザブル針：27G, ニプロ社）

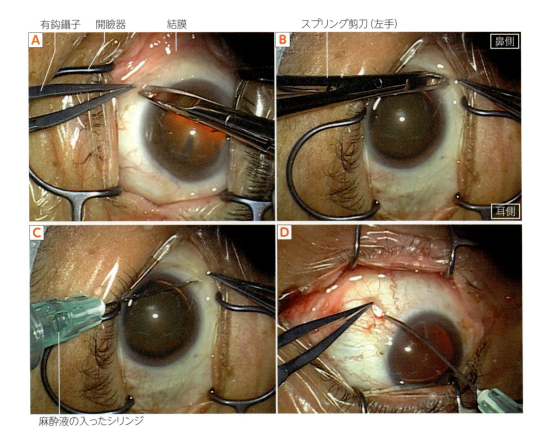

麻酔液の入ったシリンジ

図2 ▶ 麻酔のコツ
A：結膜の切開。結膜を持ち上げて切開する。針が入る程度の小さい切開で十分である。
B, C：耳側アプローチによる右眼の手術時。左手でスプリング剪刀を持ち結膜切開を行い，テノン嚢内に針を進めるほうが強膜壁に沿って針を進めやすい。鈍針の先端が強膜上を滑るような感触を保ちながら針先を進めていくのがコツである。
D：硝子体手術時。後部テノン嚢下に確実に麻酔を行いたい場合は，麻酔の刺入方向と反対側に眼を傾けてもらうと鈍針が奥まで刺入できる。

離すれば強膜を損傷することはない．鈍針を根元まで刺入したら，ゆっくりと麻酔液を注入するが，抵抗が強い場合は少し針先を戻すと抵抗なく注入できる．

合併症

　テノン囊下麻酔でも強膜穿孔を生じたとする報告が散見される[1,2]．ただし，それらの報告では，鈍針単独では強膜穿孔の原因とはなりにくく，テノン囊を剝離する際に剪刀で誤って強膜を切開あるいは損傷させていることが多いと考察されており，テノン囊は剪刀の先端などで，なるべく鈍的に剝離するべきである．もちろん強度近視眼や強膜炎後などで強膜が菲薄化している症例，外眼筋炎後やバックル後でテノン囊の癒着が強い症例では細心の注意が必要であることは言うまでもない．そのほか軽微な合併症として結膜下出血，結膜浮腫があるが，結膜下出血は不用意に結膜血管を切らないようにすることで，また結膜浮腫は鈍針を確実にテノン囊下に進めることによって回避できる．

文献

1) 武藤哲也，他：白内障手術時のテノン囊下麻酔により眼球穿孔を生じた1例．眼科，2007；49(1)：95-9．
2) 水上 皆，他：Tenon囊下麻酔により眼球穿孔を生じた1症例．眼科手術，2020；33(3)：448-52．

7 術野の消毒，ドレーピング

原　克典

1 はじめに

　手術を行う前の準備として，頭位調整，術野の消毒，ドレーピングを的確に行うことは，安全な手術遂行および術後感染の予防の観点から重要である。また，手術を開始して間もない術者にとっては，手術を行いやすい体勢を整えて手術に臨むことが望ましい。ぜひ，この準備を怠ることなく，手術間近の患者の不安を和らげるように，優しい声をかけながら行ってもらいたい。

2 頭位の調整

　頭の位置の調整は，患者がベッドに上がった後，最初に行う手術準備である。円座に患者の頭を固定し，やや顎先が上がるように調整する（図1）。具体的には，図1のように患者の術眼側から眼と顎の位置を眺め，頭架台を上下に調節することになる。図1の頭位をとった実際の術野が図2である。白内障手術をはじめ多くの眼科手術では，上方での手術操作が多いため，やや顎先を上げる頭位で上方の強結膜付近の術野を確保するとよい。反対に顎先が下がるような頭位だと，術野は図3のようになる。上方の強結膜の術野が狭まると，窮屈な手技を強いられる場合や，超音波乳化吸引術における創口部の熱損傷が生じる場合がある。

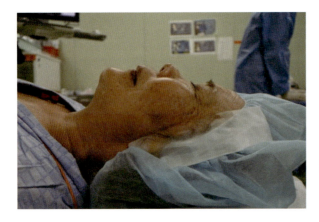

図1▶ 顎先軽度挙上している頭位（真横から）
（患者の同意を得て掲載）

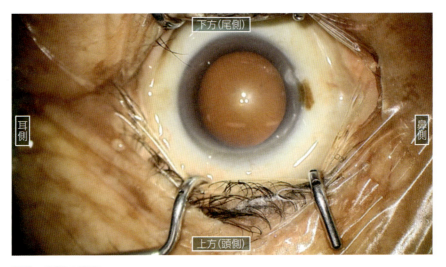

図2▶ 実際の術野
上方の結膜が露出し，角膜上方での十分な術野が確保されている。

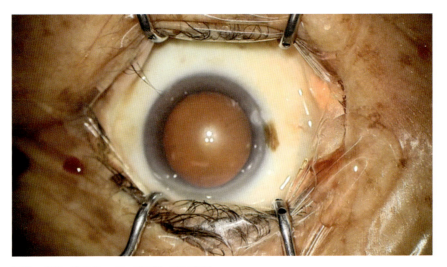

図3▶ 顎先が下がっている頭位での術野
角膜上方の手術領域が狭い。

3 術野の消毒

　消毒液での皮膚・結膜洗浄の前には，必ず麻酔点眼液を点眼しておく。眼周囲の皮膚はポビドンヨード10％綿棒で，結膜は6倍に希釈したヨウ素・ポリビニルアルコール（PA・ヨード）で消毒を行っている。ポビドンヨード10％は，角膜障害を引き起こす濃度であるので，患者が閉瞼している状態で行う。皮膚消毒は2回行う。1回目に，眼瞼縁から同心円状に消毒範囲を広げ，上方は眉毛の上，鼻側は鼻梁を越える程度，下方は鼻翼部分まで，耳側は耳への水の浸入を防止するテープの貼付部分まで行う（動画）。使用するドレープの穴の大きさを念頭に置き，それより広い範囲の消毒が必要である。2回目の消毒はより狭い範囲で行い，その後希釈したPA・ヨードを用いた消毒で結膜の洗浄を行う。洗浄終了後には十分なガーゼを用いて，結膜嚢，眼周囲皮膚の水分を拭き取る。この水分除去により，この後のドレーピング，ドレッシングフィルム装着が容易となる。

4 ドレーピング

　ドレーピングの目的は，不潔野と術野の隔絶である。穴のあいたドレープ部分が，消毒した区域を外れないように貼付していく。鼻側，耳側のテープがしっかり貼付されていることを確認する（動画）。

5 ドレッシングフィルムの貼付

　ドレッシングフィルムを用い適切に貼付を行うと，睫毛とマイボーム腺開口部は被覆され，睫毛や油脂成分が手術の支障となるのを防止できる。しかし，初心者にとっては，案外に難しい。上下の貼付処置を別々に行うことができるように，フィルムを上下に分割することをお勧めする（動画）。図4は理想的なフィルム貼付例であり，図5は改善が必要な例である。

動画

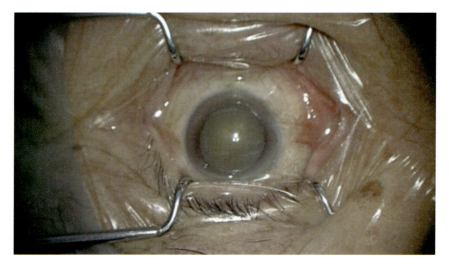

図4 ▶ 理想的なドレッシングフィルムの貼付例
上下眼瞼の睫毛はすべて術野の外側に向いており，手術手技を妨げない。油脂の角膜付着も認めない。

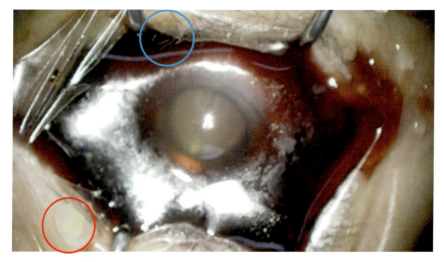

図5 ▶ 改善点があるドレッシングフィルムの貼付例
青丸部分：睫毛がフィルムから脱出し，術野にはみ出している。
赤丸部分：マイボーム腺の油脂汚れが残存している。術野に多くの油脂が見える。

6 開瞼器の装着

　最後に開瞼器を上下の眼瞼結膜下に滑り込ませ，開瞼器を広げる。この際に，貼付したドレッシングフィルムと皮膚の間に不注意に開瞼器を差し込んでしまうとフィルムが剝がれてしまうので注意が必要である。

3章 眼瞼・眼窩・斜視・涙道手術

1 霰粒腫手術

横塚奈央

1 手術の概要

　霰粒腫はマイボーム腺の梗塞による非感染性慢性肉芽腫性炎症であり，日常の眼科診療でよく遭遇する疾患のひとつである．
　手術は一般的に保存治療で改善しない場合に適応となり，経皮的もしくは経結膜的に切開創から内容物を取り除く．発生する場所や大きさ，炎症所見により手術法は異なる．眼瞼の機能面と整容面を維持できる手術法と，最適なタイミングを選択することが大切である．

2 検査・画像診断

　霰粒腫の診察は視診だけではなく必ず触診も行い，病変の広がりや皮膚と瞼板との可動性の有無を確認する．また細隙灯顕微鏡を用いて，必ず眼瞼の翻転を行い，眼瞼結膜の充血などの所見を確認する．正常の瞼板にはマイボーム腺の導管と腺小葉があり（図1），開口部が閉塞して肉芽腫性炎症が生じたものが霰粒腫である．肉芽腫性炎症が瞼板内に限局しているもの（限局型，図2）と，進行して眼瞼前葉の軟部組織まで波及するもの（びまん型，図3A～C）に大別される[1]．

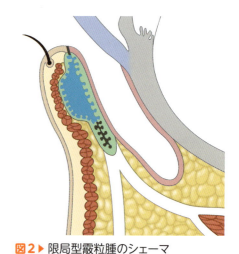

図1▶ 正常の瞼板のシェーマ
瞼板の中にマイボーム腺の導管と腺小葉がある。
（文献1より作成）

図2▶ 限局型霰粒腫のシェーマ
マイボーム腺開口部が閉塞し，肉芽腫性炎症（青色部分）が瞼板内に限局している。
（文献1より作成）

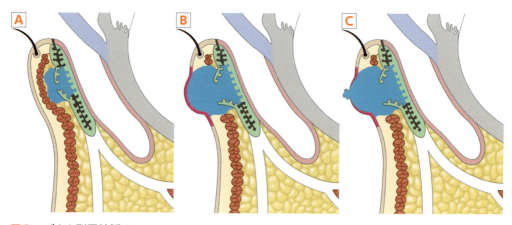

図3▶ びまん型霰粒腫のシェーマ
A：皮膚側の瞼板を破壊し，分泌物が皮下に脱出している。
B：肉芽腫性炎症が眼輪筋・皮下組織に波及している。
C：皮膚を破壊し肉芽腫性炎症が露出している。
（文献1より作成）

限局型

　　病変が瞼板内に限局しているものを言う。皮下に硬い球状のしこりとして触知する。瞼板内に限局しているため皮膚には可動性がある。通常皮膚の発赤や疼痛はない。また瞼結膜側には隆起がなく，軽度の充血はあるものの発赤が目立つことは少ない[2]（図4）。患者の希望があれば手術適応である。主に経結膜的霰粒腫摘出術を行う。

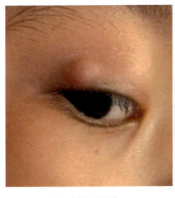 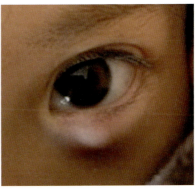

図4▶ 霰粒腫（限局型）
表面からしこりとして触知する。瞼板内に限局しているため，皮膚に発赤は伴わない。

びまん型

　瞼板前葉の軟部組織まで肉芽腫性炎症が波及したものを言う。皮膚に発赤や菲薄化をきたし，ときに疼痛を伴う（図5）。さらに進行すると皮膚が自壊して肉芽腫が露出し[1]，そのまま長期間放置すると，組織の欠損が生じて，瘢痕化により眼瞼が変形し醜形を残すことがある。びまん型は経皮的霰粒腫摘出術を行う。

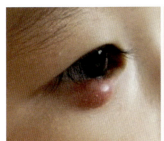 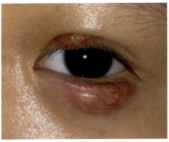 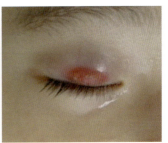

図5▶ 霰粒腫（びまん型）
肉芽腫が眼瞼前葉に及んでおり，皮膚が菲薄化して発赤を伴う。

よくある質問 Q&A ①

Q：手術適応は？

A：保存的治療で改善のない場合や，整容的に早期の治療を必要とする場合に手術の適応となります。びまん型の霰粒腫は，自壊前に切開をすることで皮膚の瘢痕を予防できます。特に下眼瞼の耳側で，瞼縁から離れた位置の皮膚が菲薄化したびまん型の霰粒腫は醜形を残しやすく，経皮的手術の絶対的適応です。

> **よくある質問 Q&A 2**
>
> **Q**：切開を希望しない場合は？
>
> **A**：びまん型の霰粒腫の場合は主にステロイドの眼軟膏〔プレドニゾロン（プレドニン®）眼軟膏，眼・耳科用ベタメタゾン（リンデロン®A）軟膏，デキサメタゾン（サンテゾーン®）眼軟膏，フラジオマイシン・メチルプレドニゾロン（ネオ メドロール®EE軟膏）等〕を眼瞼皮膚に1日2回塗布し，経過をみることも可能です[3]。ただし，眼圧上昇のリスクが高くなるため，長期にわたり改善がない場合は切開をお勧めします。びまん型の霰粒腫で皮膚が自壊している場合は，オフロキサシン（タリビッド®）眼軟膏の頻回塗布を指示します。創部の湿潤を保つと，破れた皮膚から内容物が出てくることもあります。限局型の霰粒腫の場合，軟膏の浸透が悪いため有効性は低く，治癒に時間がかかります[4]。
>
> また，患者自身によるホットタオルなどを用いた温罨法（おんあんぽう）を1日5分，朝晩2回行うと，治療のみならず再発予防になります。温罨法後に，瞼を指の腹で優しくマッサージしたり眼瞼清拭をするとさらに効果が高いでしょう。

3 手術に必要な器具・準備

手術に必要な器具は以下の通りである（図6）。

- マーキングペン
- 局所麻酔薬〔2%リドカイン（キシロカイン®）等〕
- 挟瞼器
- 11番または15番メス
- 鋭匙
- 有鈎鑷子
- スプリング剪刀
- 持針器
- バイポーラ
- その他（抗菌薬の眼軟膏，ガーゼ）

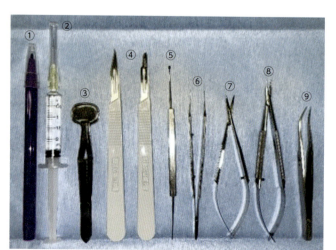

① マーキングペン
② 局所麻酔薬〔2%リドカイン（キシロカイン®）等〕
③ 挟瞼器
④ 11番または15番メス
⑤ 鋭匙
⑥ 有鈎鑷子
⑦ スプリング剪刀
⑧ 持針器
⑨ バイポーラ
その他（抗菌薬の眼軟膏，ガーゼ）

図6 ▶ 霰粒腫切開に必要な器具

> **大切なこと 1**
>
> 挟瞼器は調節ねじ付きを使用すると，止血の際に少しずつねじを緩めることで出血点が容易に確認でき，止血操作が楽になります。
> バイポーラは出血点を挟むため鑷子型が望ましいです。
> 眼瞼は血流が豊かであるため，麻酔は止血効果が望めるアドレナリンが添加されているリドカインを使用するほうがよいでしょう。また，30G以上の細い針を使用しゆっくり麻酔薬を注入することで，麻酔による疼痛は軽減します。

4 手術方法

霰粒腫手術は，切開して肉芽腫を掻爬することが基本である。手術のアプローチは経結膜法と経皮法があり，主に限局型は経結膜法，びまん型は経皮法で行う。

経結膜法（動画1）

動画1

皮膚の菲薄化がない限局型の霰粒腫に適応がある。結膜側に膿点があると良い適応であるが，膿点ははっきりと見つからないことも多い。

マーキング

眼瞼の翻転や，麻酔をすることで，内容物が最も多い部分がわからなくなる場合もあるため，マーキングペンなどで皮膚側と瞼縁に霰粒腫の範囲をマーキングしておくと切開部位を迷わずにすむ。最後に取り残しがないか確認するときの参考にもなる。

局所麻酔

点眼麻酔をした後に眼瞼を翻転し，結膜円蓋部に局所麻酔を行う（**図7A**）。次に皮膚側から霰粒腫の周囲，挟瞼器で挟む部分に局所麻酔を行う（**図7B**）。慣れていない場合は角板で眼球を保護することが望ましい。

挟瞼器

様々な大きさのものがあるが，霰粒腫の大きさに合わせたサイズのものを準備する。挟瞼器を使用することで眼球保護，止血，術野の固定ができる。挟瞼器の圧迫で痛みを訴えた場合は麻酔が効いていないため，局所麻酔を追加する。腫瘤の場所をしっかりと挟み，ゆっくり眼瞼を裏返す（**図8**）。

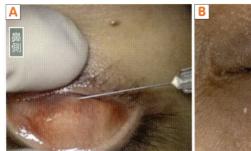
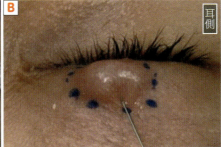

図7 ▶ 局所麻酔
A：眼瞼を翻転し結膜円蓋部に麻酔薬を注入する。
B：皮膚側の挟瞼器が掛かる範囲に広く麻酔薬を注入する。

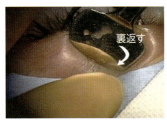
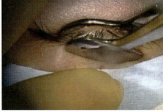
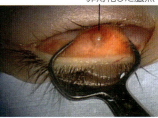

図8 ▶ 挟瞼器の使用方法
腫瘤の場所をしっかり挟み，ゆっくり裏返すと菲薄化した膿点を認める。

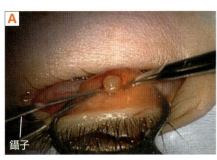
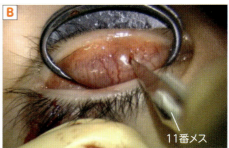

図9 ▶ 経結膜法による霰粒腫切開
A：結膜の菲薄化した膿点をスプリング剪刀の先で突くと内容物が飛び出す。
B：別症例だが膿点がない症例は内容物が多い部分を11番メスで縦方向に切開する。

切開

11番メスなどの尖刃刀を用いて，腫瘤の中心部分を眼瞼縁に垂直に切開する。動脈出血を引き起こすこともあるため，この切開は最小限にとどめる。結膜に膿点と呼ばれる菲薄化した点があれば，そこをスプリング剪刀の先で突くだけで内容物が出てくることもあり（図9A），必要以上に切開せずにすむ。

搔爬

切開創から鋭匙を用いて，黄色の粥状物がなくなるまで隅々までしっかり搔爬する（図10A）。鋭匙だけで取りきれない場合は，ガーゼや細い綿棒を用いて内部をこすると，繊維に絡んで取れやすくなる。内容物を搔爬して，内腔が空

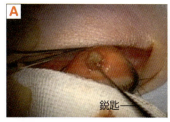 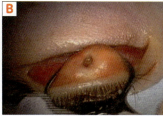 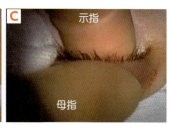

図10▶霰粒腫の摘出
A：鋭匙を用いて内容物を掻き出す。
B：内容物がなくなると内腔が空洞になる。
C：挟瞼器を外して指で眼瞼をつまみ，内容物が残存していないか確認する。

洞になっていることを確認する（図10B）。挟瞼器を外す前にバイポーラで切開創や内部を止血することが望ましいが，バイポーラがない場合は術後に圧迫止血を行う。

挟瞼器を外し，結膜側に示指を入れ，術前に霰粒腫のしこりがあった部位を指で挟んで残存の有無を確認する（図10C）。最初に皮膚のマーキングをしておくとしこりのあった位置がわかりやすくなる。少し残っている感触があれば，その部分を指で圧迫すると残りの内容物が出てくる場合もある。創部はopen treatmentでよい。

経皮法（動画2）

動画2

皮膚が発赤し菲薄化したびまん型霰粒腫に適応がある。

マーキング

霰粒腫の範囲で皮膚の最も菲薄化している部分に，メチルロザニリンなどで切開予定線をマーキングする（図11A）。皮膚が薄くなっていない場合は瞼縁よりの皮膚割線を選択する。

局所麻酔

経結膜法と同様に行う。

挟瞼器

経結膜法と同様に行う。

切開

15番メスなどの円刃刀を用いて，マーキングした部位を切開する（図11B）。びまん型の場合，瞼板前葉の軟部組織まで炎症が波及しているため，切開を入れた瞬間に粥状物が出てくることが多い。

掻爬

経結膜法と同様に，鋭匙を用いて内容物をしっかり掻爬する（図12）。この際必要以上に組織の切除を行うと，上眼瞼の場合は術後眼瞼下垂を生じる可能性

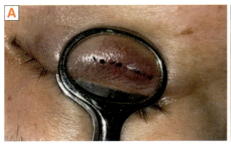 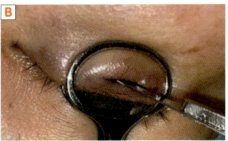

図11 ▶ 経皮法による霰粒腫切開
A：眼瞼皮膚の最も菲薄化している部分を瞼縁と平行にマーキングする。
B：マーキングした部位を15番メスで切開する。

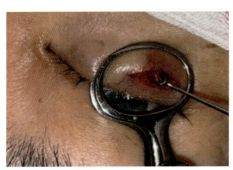

図12 ▶ 霰粒腫の掻爬
鋭匙を用いて内容物をしっかり郭清する。

もあるため注意する。広範囲に肉芽腫が形成されている場合，肉芽腫が瞼板を突き破り，結膜側まで波及している場合がある。出血が多いときは挟瞼器を外す前にバイポーラで止血する。挟瞼器を外し，触診で取り残しがないことを確認する。

縫合

皮膚は7-0ナイロン糸で端々縫合する。小児で抜糸が困難な場合は，8-0バイクリル®（Johnson & Johnson社）を使用する。皮膚の損傷が強い場合は縫合が難しいため，open treatmentでよい。

大切なこと 2

経結膜法の場合はマイボーム腺の構造に沿って，瞼縁に対し縦に切開します。経皮法の場合は皮膚割線に沿って横方向に切開します。

霰粒腫に被膜はありません。被膜がある場合は類表皮嚢胞やマイボーム腺角質嚢胞を考えましょう。

瞼板と関連のない部位にしこりがある場合は，霰粒腫ではありません。

内腔が粥状物ではなく硬い腫瘤の場合は，霰粒腫ではない可能性があるため病理検査を行う必要があります。再発性のあるものや高齢者の霰粒腫は，脂腺癌の可能性があり，鑑別が重要となってきます。

> **よくある質問 Q&A ③**
>
> **Q**：小児で局所麻酔下でのオペができない場合はどうしますか？
> **A**：全身麻酔もしくは3歳以下であれば無麻酔で切開するという選択肢があります．下眼瞼耳側のびまん型霰粒腫は，瘢痕化しやすいため早期の処置が望ましいでしょう．無麻酔で行えば，全身麻酔や局所麻酔によるアレルギーを引き起こす可能性を回避できるためです．炎症を起こして赤く腫れている状態では局所麻酔も効きにくく，麻酔そのものに強い痛みが生じるため，痛みのコントロールよりも処置を早く終わらせてあげることが重要であると言えます．筆者は，しっかり身体を抑制し，1箇所の切開は1分以内で終わらせるようにしています．全身麻酔に抵抗のある親御さんも，この処置であれば施行可能です．

5 手術後について

　抗菌薬の眼軟膏を創部に塗布し，ガーゼを貼付する．10分程度の圧迫止血を行って，切開部からの止血を確認してから帰宅してもらう．術後は抗菌薬の眼軟膏と点眼薬を処方する．抜糸がある場合は1週間後に行う．びまん型の場合，術後の眼瞼腫脹はしばらく目立つ．1週間～数カ月に及ぶ場合もある．

若手医師の間に必ず身につけておいて欲しいこと

　霰粒腫切開に抵抗がある医師は，漫然と点眼薬や眼軟膏で経過観察してしまうことが多いのではないでしょうか．しかし，霰粒腫は病変の位置や進行度によって皮膚に瘢痕を残してしまう可能性もあり，特に目元であるため，顔の印象が大分変わることがあります．また，ステロイド薬の長期投与により，一過性の眼圧上昇が起こった例が散見されます．特に小児は眼圧の測定ができないため，しっかりと病期を見きわめて，手術を積極的に検討する必要があるでしょう．また，外観のみでは霰粒腫と断定できない場合，典型的でないと考えた場合は，特に高齢者では病理検査に出すことも念頭に置くことが大事です．

文　献

1) 野田実香，他：霰粒腫(1)理論編．臨床眼科，2005；59(12)：1832-5．
2) 小幡博人：霰粒腫・麦粒腫．眼科プラクティス 19．外眼部手術と処置．大鹿哲郎 編．文光堂，2008，p30-6．
3) 小幡博人：マイボーム腺を場とする腫瘤性疾患．あたらしい眼科，2011；28(8)：1107-13．
4) 渡辺芽里，他：小児の霰粒腫に対するステロイド眼軟膏による治療．眼科，2015；57(10)：1451-6．

3章 眼瞼・眼窩・斜視・涙道手術

2 睫毛内反症手術（小児）

平野香織

1 手術の概要

小児の内反症は，有病率が1歳未満の乳児で約45％，成長に伴い10歳頃には2％程度まで減少する自然治癒傾向の強い疾患であり，下眼瞼に多い[1]（図1）。治癒まで内反によって引き起こされる症状がまったくない患児がいる一方，3歳頃から眼脂，流涙，羞明の症状や，瞳孔にかかる角膜障害による視力不良，角膜混濁を生じることもある。小学校入学頃までに十分な軽快がなければ手術を検討するが，それ以前であっても症状が強ければ適応である。手術方法は上下とも埋没法と皮膚切開法がある。埋没法は手術時間が短く切開が小さくすむが，切開創が皺としてはっきり残り，再発の可能性が高い。全身麻酔下での下眼瞼の手術であれば，皮膚切開法が選択されることが多い。

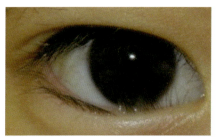

図1▶下眼瞼の内反
角膜部と鼻側の睫毛が眼表面に触れている。角膜上皮障害を伴うことが多い。

2 検査・画像診断

細隙灯顕微鏡検査で，内反症の範囲と程度を観察する。フルオレセイン染色を用いて角膜障害の程度，範囲を観察する。瞳孔領の角膜障害は，視力不良の

原因となるので注意する。

　上方視・下方視をさせた状態で睫毛の向きを観察するとともに，上方視で皮膚がどの程度余っているか，皮膚切除が可能かを見ておく[2]。余剰皮膚が多く見えても，最大2～3mm幅程度までしか皮膚切除できないものである。

　睫毛内反症でみられる症状のいくつかは，他の疾患にもみられる。たとえば流涙や眼脂は先天性鼻涙管閉塞症で，羞明は先天性緑内障でも起こりうる症状であるため，鑑別診断のための問診や検査は重要である。

よくある質問 Q&A 1

Q：術後の顔貌の変化はありますか？

A：下眼瞼の埋没法であれば，かなりしっかりとした皺ができます。時間とともに皺は薄く見慣れてしまい気にならなくなりますが，術前にその旨を説明し許容できるか確認しておく必要があります。
皮膚切開法の術後1カ月はまだ創が目立ち，半年程度で通常手術したことがわからない程度になりますが，術前と比べると少し瞼裂が大きくなった印象になります。いずれも術前後で顔貌の変化はあるため，事前の説明は必須です。

よくある質問 Q&A 2

Q：再発しやすい症例の特徴はありますか？

A：頭，顔にゆがみがあり内反の程度に左右差のある症例では，自然軽快は期待できず，術後に再発する可能性が高いです。

3 手術に必要な器具・準備

手術に必要な器具は以下の通りである（**図2**）。
- デザイン用：①爪楊枝　②メチルロザニリン（ピオクタニン®）
- 麻酔：③リドカイン（1%エピネフリン入りキシロカイン®）
　　　　④2.5mL注射筒，27G針
- 手術器具：⑤15番メス　　　⑥スプリング剪刀　　⑦有鈎鑷子
　　　　⑧挟瞼器（大，中，小の大きさを用意しておくとよい）　⑨持針器
　　　　⑩ペアン鉗子
　　　　⑪6-0吸収糸，8-0吸収糸（抜糸できる場合は6-0非吸収糸）
　　　　⑫バイポーラ　　⑬M.Q.A.®（イナミ社）とシーベル鉗子

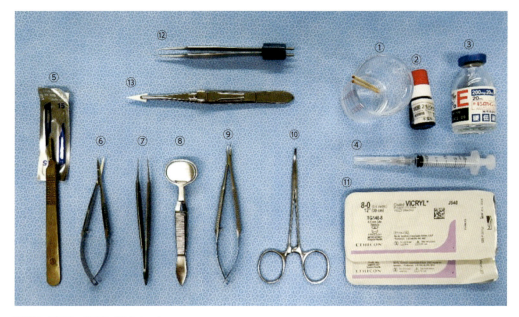

図2 ▶ 手術に必要な基本セット
①爪楊枝，②メチルロザニリン(ピオクタニン®)，③1％エピネフリン入りリドカイン(キシロカイン®)，④2.5mL注射筒，27G針，⑤15番メス，⑥スプリング剪刀，⑦有鈎鑷子，⑧挟瞼器，⑨持針器，⑩ペアン鉗子，⑪6-0吸収糸，8-0吸収糸，⑫バイポーラ，⑬M.Q.A.®(イナミ社)とシーベル鉗子

> **大切なこと 1**
> 小児の内反症手術は，通常全身麻酔で行います．後に追加や修正が必要となった場合，再度全身麻酔が必要です．そのため手術時間が少し長くなろうとも，必要であれば術中にやり直して終了時に心配な点を残さないようにします．

4 手術方法

皮膚切開法（動画）

デザイン

動画

瞼縁より3mm，鼻側は涙点より耳側から内反症の範囲よりやや外側まで，メチルロザニリンで切開予定線をマークする（図3）．

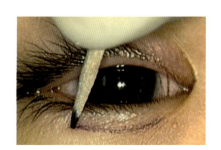

図3 ▶ 切開予定線のマーク

局所麻酔

　1％エピネフリン入りリドカインを結膜円蓋部と皮下に注入する（図4）。

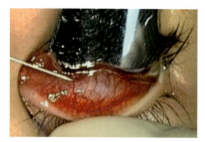

図4 ▶ 局所麻酔

皮膚切開

　指で圧迫して脱血しながら挟瞼器を掛け，15番メスで皮膚切開を行う（図5）。

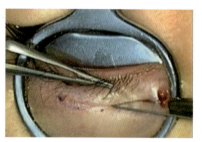

図5 ▶ 皮膚切開

剝離

　皮膚を眼輪筋から剝離する。その際，切開創内に毛根が透けて見えるほどまで，皮下の剝離を瞼板まで進める（図6）。

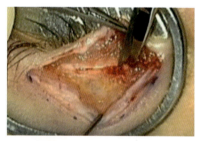

図6 ▶ 剝離

瞼板露出

　瞼板に達したら尾側に向かって剝離し，瞼板の下端を露出する（図7）。

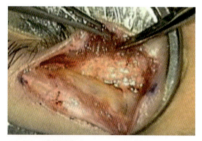

図7 ▶ 瞼板露出

他方の剝離

　切開創尾側の皮膚と皮下組織を剝離する（図8）。

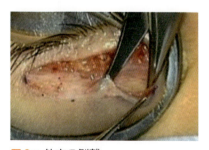

図8 ▶ 他方の剝離

眼輪筋切除と止血

眼輪筋をペアン鉗子で掴み切除する（図9）。切断面をバイポーラで止血後，挟瞼器を緩めて全体の止血を行う。

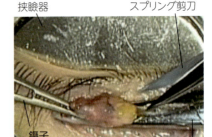

図9 ▶ 眼輪筋切除と止血

皮下縫合

6-0吸収糸で，瞼板下端と睫毛根付近の皮下組織を縫合する。裏返して針が透けて見える程度の深さがよい。いったん挟瞼器を外して睫毛の向きを確認し，鼻側から3糸縫合を行う（図10）。挟瞼器を外して縫合したほうが睫毛の向きは確認しやすい。

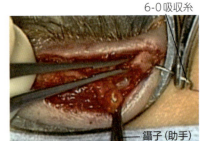

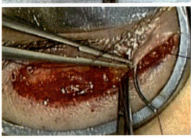

図10 ▶ 皮下縫合

余剰皮膚の切除

皮膚を重ね，余剰となっている皮膚をメチルロザニリンでマークし切除する。切除は重なった範囲以下にとどめ，取りすぎには注意する（図11）。

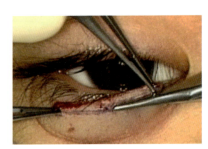

図11 ▶ 余剰皮膚の切除

皮膚縫合

8-0吸収糸（抜糸を希望しない場合），もしくは6-0非吸収糸で皮膚縫合する。皮膚切除を行うと上下の切開創の長さが異なるため，端にノッチができないよう，先に両端を縫合してから行うとよい（図12）。

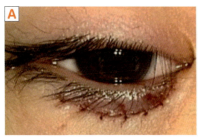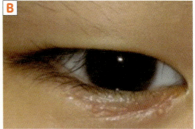

図12 ▶ 術直後と術後1カ月
A：術直後
B：術後1カ月。術直後に比べ睫毛の向きの戻りがみられ自然になる。創と薄い皺はまだ
　　目立つが，時間の経過とともにほとんどわからなくなるため，経過観察でよい。

大切なこと 2

瞼縁に切開を入れてから（図13A）皮膚切開を行い，眼瞼の前葉を帯状に瞼板から外して（図13B）下方にずらす lid margin-split を行った後，矯正縫合を行うと，さらに強い矯正効果が得られます[3]（図13C）。

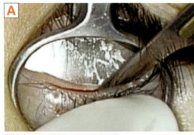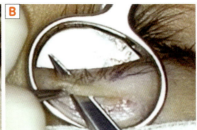

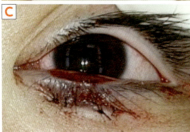

図13 ▶ 瞼縁への切開
A：瞼縁への切開
B：剥離。瞼縁と皮膚の切開創の間を瞼板に沿って剥離し前葉を帯状に瞼板から外す。
C：強い矯正効果

大切なこと 3

皮膚切除を行ったほうが術後の皺は目立たず再発も少なくなりますが，小児は余剰皮膚が多くありません。過剰な皮膚切除は取り返しがつかなくなるため，皮膚切除の際には重ねて余った分のみの切除にとどめることが大切です。

よくある質問 Q&A ③

Q：睫毛が外側に向かない場合はどうしたらよいでしょうか？

A：睫毛を外に向かせるために，確実に瞼板の下端に通糸します．そのためにも瞼板の下端がはっきりわかるように確実に剝離することが大切で，瞼板より下側の結膜を通して挟瞼器が部分的に透けて見えるほど薄くなってしまっても術後問題になることはありません．硬い瞼板の感触を確かめながら通糸します．

皮下の通糸は睫毛根より離れた切開創に近い位置に通糸すると内反の矯正効果が弱く，睫毛根に近すぎると睫毛乱生となるため，結紮後に睫毛の向きを確認したほうがよいです．良好な矯正が得られなければいったん外してやり直します．鼻側は確実に瞼板の下端に，耳側は下端よりやや瞼縁側に通糸するときれいな矯正が得られます．

挟瞼器を外して通糸したほうが睫毛の向きは確認しやすいのですが，組織の厚みがわからず眼球を傷つけてしまうのを恐れて通糸が浅くなるようならば，挟瞼器を掛けたまま通糸し，挟瞼器を外して睫毛の向きを確認することも可能です．

埋没法

デザイン

皺が内眼角贅皮に入り込むように，瞼縁から3mm程度の位置を鑷子でデザインする（図14）．

鼻側は涙点よりやや外側から数mm間隔で4箇所マークする（図15）．

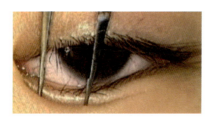

図14 ▶ 鑷子によるデザイン

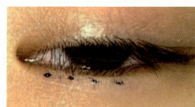

図15 ▶ マーキング

切開

11番メスで皮膚切開を行う（図16）．

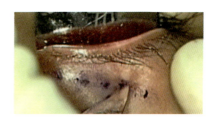

図16 ▶ 切開

通糸

6-0非吸収糸で通糸する（図17，18）。

結紮

鼻側から結紮し睫毛の向きを確認する（図19，20）。

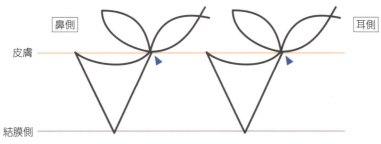

図17▶ 通糸のポイント

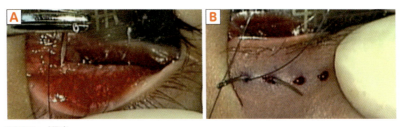

図18▶ 通糸
A：結膜側から通す。
B：皮膚側の隣の切開創に通糸する。

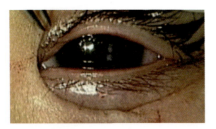

図19▶ 結紮

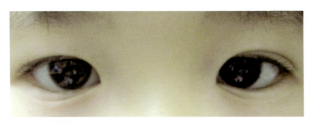

図20▶ 術後1年
自然になり違和感はなくなってくるが，皺は残ることが多い。

5 手術後について

　術後は抗菌薬の軟膏を，創が乾燥しないように1日数回塗布する。抜糸が必要な場合は，1週間後に抜糸を行う。術後の経過とともに睫毛の向きの戻りは若干出るため，術直後やや過矯正でも問題ない。皮膚切開法の場合は，創部に皺ができても術後6カ月程度で目立たなくなることが多く経過観察とする。術後の再発は起こりうるため術前に説明しておくことが重要である。

若手医師の間に必ず身につけておいて欲しいこと

　小児の内反症は診察する機会の多い疾患です。しかし，小児の全身麻酔を行う施設が限られているため手術を行う機会は少なくなりがちです。視機能に影響することもあるため，タイミングを失わずに手術に踏み切れるように適応を理解してほしいと思います。

謝辞

　御指導頂いた野田実香先生に深謝いたします。

文献

1) Noda S, et al：Epiblepharon with inverted eyelashes in Japanese children．Ⅰ．Incidence and symptoms．Br J Ophthalmol，1989；73(2)：126-7．
2) 野田実香，他：専修医石嶋くんの眼瞼手術チャレンジノート．金原出版，2017，p368．
3) Hwang SW, et al：Lid margin split in the surgical correction of epiblepharon．Acta Ophthalmol，2008；86(1)：87-90．

3 眼瞼内反症手術（高齢者）

林田健志，山川 翔

1 手術の概要

　高齢者の下眼瞼内反症は，ほとんどが退行性であり，老人性または加齢性と呼ぶこともある。幼小児期の睫毛内反と成因が異なるため，ただの"逆さ睫毛"ということで抜去を繰り返すと，その後の瘢痕形成により，ますます内反が悪化してくることも多い。

　この疾患は，上眼瞼の眼瞼挙筋腱膜に相当する下眼瞼牽引筋腱膜（LER）の弛緩により，垂直方向に下眼瞼前後のアンバランスが生じて発症する場合が多い（図1）。その弛緩が原因となり，眼窩部の眼輪筋が瞼板部の眼輪筋に乗り上げ，

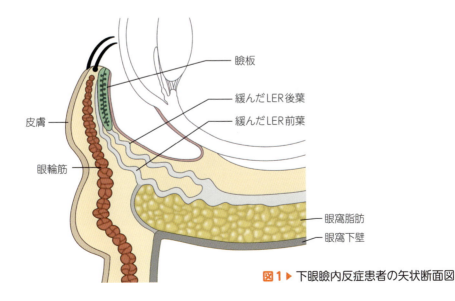

図1 ▶ 下眼瞼内反症患者の矢状断面図

下眼瞼自体が眼球方向へ回転して内反している。そのため，Hotz変法などの睫毛の向きを矯正するだけの手術法は再発率が高く，筆者は行っていない。

高齢者における下眼瞼内反症の手術方法は多岐にわたるが，本項では簡便で再発率の低いLERの前転法について述べる。この手術のみでほとんどの症例に対応できるはずである。

2 検査・画像診断

内反症が「退行性」か「瘢痕性」か鑑別する必要があり，その有用な方法が瞬目テストである。下眼瞼皮膚を下方へ牽引して，内反を矯正した状態にしておき，瞬目すると内反してしまうのが退行性である。瘢痕性の場合は，瞬目に関係なく自然に内反状態に戻ってしまう。外傷や手術後などの瘢痕性であれば，組織量そのものが不足して内反が生じているため，結膜欠損部への粘膜移植や，瞼板欠損部への軟骨移植などを行う必要があり，眼科医と形成外科医の連携治療が必須となる。

退行性下眼瞼内反症は，LERの弛緩により瞼板の下縁を支える作用がない。そのため，下眼瞼を下方へ引き下げると，眼瞼結膜が露出せず，円蓋部の結膜が膨隆して見える。これだけで，診断が可能である。

下眼瞼の水平方向の弛緩も，ピンチテスト（図2）などにより術前に把握する必要はあるが，LERの前転手術を行うことで，水平方向の弛緩も改善するため，それほど重要な要素ではない。

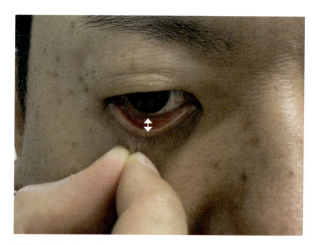

図2 ▶ ピンチテスト
下眼瞼をつまんで前方へ牽引し，瞼結膜と球結膜が8mm以上離れるなら水平方向の弛緩があると判断する。

> **よくある質問 Q&A 1**
>
> **Q**：いつ手術すればよいでしょうか？
> **A**：加齢現象が本症の発生要因です。そのため，年月が経っても改善することはなく，症状がある場合は，なるべく早く手術を勧めるほうがよいでしょう。

3 手術に必要な器具・準備

手術に必要な器具は以下の通りである（図3）。

- メス（11番もしくは15番）
- アドソン有鈎鑷子，無鈎鑷子（LERを把持するときは無鈎鑷子が有用）
- 角膜鑷子
- 形成剪刀
- モスキート
- ヘガール型持針器
- バイポーラ
- 止血用ガーゼ［ヘムコン®カイトガーゼ（Tricol Biomedical社），カルトスタット（コンバテックジャパン社）など。じわじわと出血がある箇所に用いる］

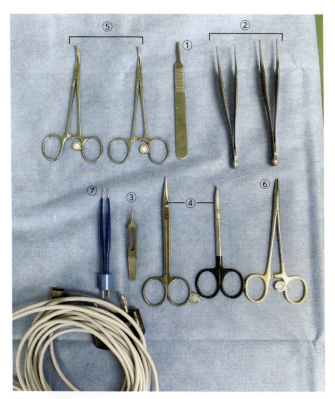

図3 ▶ 必要な器具
①メス（11番もしくは15番），②アドソン有鈎鑷子，無鈎鑷子，③角膜鑷子，④形成剪刀，⑤モスキート，⑥ヘガール型持針器，⑦バイポーラ，止血用ガーゼ

> **大切なこと 1**
>
> 眼瞼部の手術はときどき動脈性の出血を伴うことがあり，術野が血だらけになることがあります。慌てずに手術を行うために，止血の器具は必ず準備して手術に臨んで下さい。

4 手術方法（動画）

デザイン

動画

　下眼瞼の睫毛下方1～2mmの位置で，皮膚ペンなどで皮膚割線に沿った切開線を3～4cmデザインする。切開線が睫毛に近ければ近いほど，術後の瘢痕は目立たなくなる。また，切開線を下方にしすぎると，瞼板の同定が難しくなる。デザインする際には，下眼瞼を下方に牽引したままにしておくことがポイントで，デザインから皮膚切開するまでの間は，利き手と反対の手指を使って（切開線が隠れてしまうため）外反状態を保ち続ける（図4，5）。

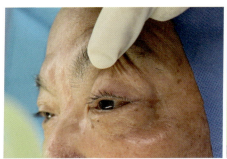 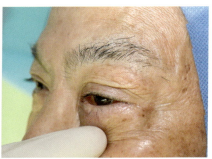

図4▶ 術前の状態
ピンチテストの結果，水平方向の弛緩は軽度である。

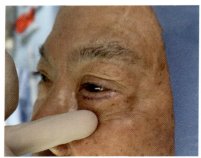 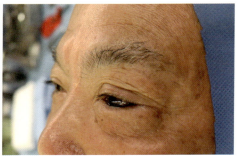

図5▶ 切開線のデザイン
必ず，下眼瞼の内反を矯正した状態で皮膚ペンなどを用いて切開線をデザインする（左図）。
矯正状態を元に戻すと，切開線は見えなくなる（右図）。

麻酔

皮膚切開部に局所麻酔1%エピネフリン入りリドカイン（キシロカイン®）を皮下注する。結膜側の麻酔は必要ない。逆に結膜側を麻酔するとボリュームが増えることで，内反が自然矯正され，LER固定後の評価がしづらくなる。また，挟瞼器は，麻酔後であっても患者にとっては不快であり，丁寧にバイポーラを用いて止血すれば不要である。出血は炭酸ガスレーザーや高周波電気メスのほうが少ないが，腱膜などの薄い層状構造を持った組織を分離するのは難しく，形成剪刀を用いた剥離が簡単である。

眼輪筋の切除

皮膚切開後，その直下に眼輪筋が露出する。LERの同定を容易にするために，瞼板に乗り上げた眼輪筋を，幅1mm程度ぐらいを目安に筋線維の走行に沿ってわずかに切除する。その後，切開した皮膚の辺縁に，合成非吸収性モノフィラメント縫合糸（6-0アスフレックス）（河野製作所）を掛けて，創部を展開しやすくする。

LERの剥離

眼輪筋下に剪刀を用いて下方に剥離していくと，瞼板直上の下眼瞼牽引筋腱膜（lower eyelid retractors：LER）前層が露出できる。LERの前面の剥離を終えてから，LERを瞼板から削ぐようにして，剥離する。瞼板の前面でLER前葉のみを剥離するのは実際には難しく，瞼板の下縁あたりで，LER全層を瞼板と結膜から剥離していく。無鈎鑷子でLERをつまみ上げながら，癒着している部分を切離していくと，結膜や眼窩隔膜から剥がしやすい。LER後葉を含めてLERを十分に剥離して，前転させる。

LERの固定

LERの瞼板への固定操作に移る。前転量は3～4mm前後で十分である。6-0アスフレックスを用いて，瞼板の中央下縁あたりの前面に薄く引っ掛けるように通糸し，LER全層に水平マットレス縫合を行う。1箇所の固定のみだと，瞼板が"点"で引っ張られ三角形で不自然な眼瞼となるため，その左右に1箇所ずつ計3箇所固定して，LERの"面"で瞼板を引っ張るように心がける（図6）。

LERの前転固定後に，改善したか視認する。わが国では，水平方向の眼瞼弛緩がある例は意外に少なく，通常はLERの固定を行っただけで，睫毛の向きも改善し，追加の眼輪筋短縮や皮膚切除は通常必要ない。必ず瞬目テストを行い，

内反が生じないことを確認する（図7）。最後に6-0アスフレックスで皮膚縫合を行い，眼軟膏を創部に塗布して終了となる（図8）。

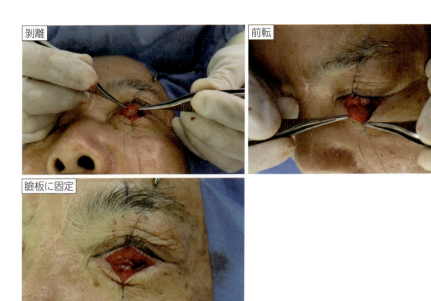

図6 ▶ LERの剥離・前転，瞼板への固定

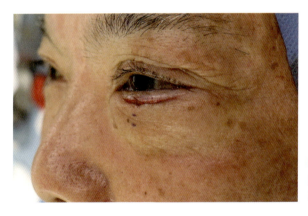

図7 ▶ 下眼瞼の内反改善の確認
LERの前転と固定のみで，下眼瞼の内反は改善する。

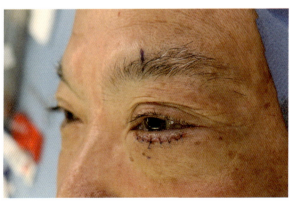

図8 ▶ 手術終了時

> **大切なこと 2**
>
> 止血が大事です．上眼瞼ほど出血はありませんが，丁寧な止血をして手術を進めたほうが結果的に手術が早く，きれいに終わります．

よくある質問 Q&A 2

Q：手術中に瞼板の同定が難しいのですが，どうしたらよいですか？

A：下眼瞼の瞼板は縦幅が5mm弱のため，同定が難しい場合があります．そのため，睫毛の直下に切開線を設定することを勧めます．そこから剥離すると簡単に瞼板を同定できます．睫毛から離れた箇所で切開を開始すると，眼窩隔膜や眼窩脂肪が露出することがあり，瞼板の位置やLERがわかりづらくなってしまいます．

5 手術後について

創部には眼軟膏を薄く塗布し，手術翌日から洗顔を許可する．洗顔後にも軟膏を薄く塗布してもらうことを患者に指示する．軟膏を塗布したほうが，創部に痂皮が付着せず，きれいに治る．術後1週間前後で，抜糸する．

若手医師の間に必ず身につけておいて欲しいこと

眼瞼は瘢痕が目立たない部位ですが，不適切な手術はその後の再手術を難しくしてしまいます．下眼瞼（睫毛）内反症は，高齢者と小児でその成因が異なります．そのため，高齢者の内反症に対して，小児のように，安易に埋没法や皮膚眼輪筋の切除を行うと必ず再発します．その病態の成因・原因を考えながら，手術を行うようにしましょう．

参考文献

- 林田健志，他：症例 逆行性浅側頭動脈耳介皮弁による眼瞼全層欠損再建の2例．形成外科，2007；50(8)：923-9．
- Kakizaki H, et al：Posterior layer advancement of the lower eyelid retractor in involutional entropion repair．Ophthalmic Plast Reconstr Surg，2007；23(4)：292-5．
- 村上正洋：形成外科医の独学下眼瞼内反症手術．眼科手術，2018；39(2)：195-201．
- 西本浩之：下眼瞼内反症手術―虎の巻！臨眼，2015；69(10)：1464-9．
- Yamakawa S, et al：A new lower eyelid reconstruction using transverse facial artery perforator flap based on an anatomical study．J Plast Reconstr Aesthet Surg，2023；77：39-45．

3章 眼瞼・眼窩・斜視・涙道手術

4 後転術，前転術

後関利明

1 手術の概要

　斜視手術は大きく，weakening procedure（弱化術）とtightening procedure（強化術）にわけられる[1]。弱化術の代表は後転術であり，そのほかには切筋術，筋切除術，切腱術などがある。強化術の代表は前転術である。実際は外眼筋を一部短縮し，前転するので短縮前転術と言われることもある。そのほかにはタッキング術，plication（プリケーション）法などがある。弱化術・強化術のほかには，外転神経麻痺に対するJensen法や西田法，固定内斜視に対する横山法などの筋移動術がある。

2 検査・画像診断

　通常の眼科検査・診察に加え，斜視の術前には斜視特有の検査を施行する。眼位（Hirschberg法），眼球運動（むき運動・ひき運動），9方向眼位写真（両眼同時撮影，片眼ずつの撮影），5方向の交代プリズム遮閉試験〔APCT（正面＆20〜30°の第2眼位：上方視，下方視，左方視，右方視）〕，プリズム順応試験（prism adaptation test：最大斜視角を求める網膜対応の検査可能），立体視〔Titmusステレオテスト（TST）など〕，同時視・対応検査（バゴリーニ線条レンズ検査，ワース4灯法），Hess赤緑試験，大型弱視鏡（同時視，融像，立体視，網膜対応，9方向眼位），回旋（自覚：マドックスダブルロッド，サイクロフォロメーター，他覚：後極部眼底写真），両眼単一視野など，症例に応じて検査を取

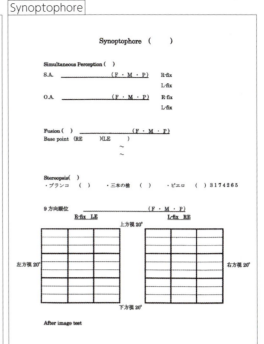

図1 ▶ 斜視検査記載用紙（2024年現在，筆者使用のもの）

捨選択する（図1）。

　また，後天発症の斜視，特に複視を伴う場合は，頭蓋内疾患鑑別のため頭部CTもしくはMRI，さらに外眼筋や眼窩結合織（プリー）の異常，眼窩占拠性病変を疑う際は眼窩MRIが必要である。

よくある質問 Q&A ①

Q：どういうときに頭蓋内・眼窩の画像診断が必要でしょうか？

A：複視を訴える際は，頭蓋内・眼窩の画像診断を検討します。特に，頭痛を伴う急性発症の場合は，くも膜下出血の原因となる脳動脈瘤が原因の可能性があるため，頭部MRIのほかに血管の描出に長けているMRAやCTAの施行も検討します。また，高齢者の小角度の上下斜視と開散麻痺様の内斜視の原因はsagging eye syndrome（SES）である可能性が高いです[2]。SESは眼窩結合織の変性で発症する成人発症の原因第1位の複視です[2,3]。診断に悩む際は，眼窩部MRIにてLR-SRバンド（上直筋と外直筋を結合するプリー）の状態や外直筋の下降の有無を調べます[3]。

3 手術に必要な器具・準備

　　手術に必要な機器は，術者によって異なる．米国の斜視手術はルーペで行うため，顕微鏡に慣れている日本人の術者には多少大きく感じる．筆者は状況に応じ，他の眼科手術で用いるマイクロの機器を導入している．また，自分に合った機器を開発してもよいと考える．以下に筆者が使用している機器を紹介する．本項で紹介する機器は2024年現在の筆者のベストであるが，常に新しい機器の使用を試しているため，今後も変更があると考える．

手術器機

　　手術に必要な器具は以下の通りである（図2A）．

- 持針器（2本）
- クレンメ（3つ）
- 眼科剪刀
- 有鈎鑷子
- オッシャー氏鑷子
- 無鈎鑷子
- グレーフェ鈎（小さな斜視鈎）（2本）
- 斜視鈎（2本）
- 穴あき斜視鈎
- ライト氏ダブルフック
- バービー鈎
- テノン嚢下針
- バイポーラ
- キャリパー
- ムーディー氏眼球固定鑷子（1対）
- スプリング剪刀
- ペアン鉗子（2本）

ディスポ製品

- 開瞼器（使い捨て硝子体注射用）
- 綿棒
- バラM.Q.A.®（イナミ社）
- 皮膚ペン

糸（図2B）

- 6-0ブイゾーブ紫×白（河野製作所）（通常の後転術，plication法）
- 6-0両端針PGA（マニー社）もしくはバイクリル®（Johnson & Johnson社）（調整糸法のとき使用）
- 9-0 バージンシルクブルー・ツイスト（マニー社）（結膜縫合で使用）
- 5-0マーシリーン®（Johnson & Johnson社）（制御糸，Faden法）
- 5-0プロリーン®（Johnson & Johnson社）（筋移動術）

薬剤（図2C）

局所麻酔時

- リドカイン（キシロカイン®）点眼液4%
- 静注用リドカイン2%（テノン嚢下注射もしくは球後注射）
- アドレナリン（ボスミン®）外用液0.1%もしくはアドレナリン注1mg（血管

A 手術器具

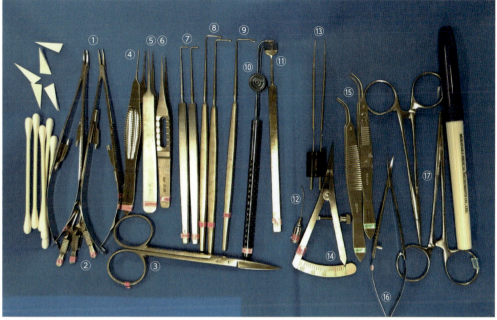

① 持針器
② クレンメ
③ 眼科剪刀
④ 有鈎鑷子
⑤ オッシャー氏鑷子
⑥ 無鈎鑷子
⑦ グレーフェ鈎（小さな斜視鈎）
⑧ 斜視鈎
⑨ 穴あき斜視鈎
⑩ ライト氏ダブルフック
⑪ バービー鈎
⑫ テノン囊下針
⑬ バイポーラ
⑭ キャリパー
⑮ ムーディー氏眼球固定鑷子
⑯ スプリング剪刀
⑰ ペアン鉗子

B 糸

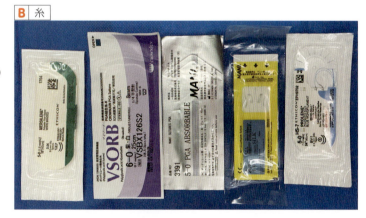

C 薬剤（局所麻酔時，全身麻酔時）

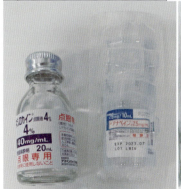
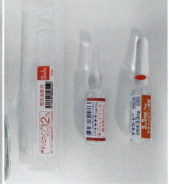

図2 ▶ 手術器具，薬剤

収縮作用あり止血に働く）
- デキサメタゾン（デキサート®）1.65mg（炎症が強く出ると予想される複数筋手術や再手術時に使用）

全身麻酔時
- リドカイン点眼液4%（全身麻酔下でも疼痛予防として使用）
- アドレナリン外用液0.1%もしくはアドレナリン注1mg（血管収縮作用あり止血に働く）
- デキサメタゾン1.65mg（炎症が強く出ると予想される複数筋手術や再手術時に使用）
- ロピバカイン（アナペイン®）注7.5mg/mL（覚醒後の疼痛予防のため手術終了時にテノン囊下注射を施行）

> **大切なこと 1**
>
> 外科医としては，器械・道具へのこだわりを持ってほしいです。斜視手術は眼科の他の手術，特に白内障手術・硝子体手術と比較し，大掛かりな機械はないので，ユーザーからの小さな変更意見が通りやすいと考えます。6-0ブイゾーブ紫×白は色違いの糸が1つのパックに1本ずつ入っています。斜視手術中の糸の取り違えを防ぐために，筆者のアイデアで開発して頂いた縫合糸です。読者の皆様もこだわりを持って，ご自分の器械・道具を開発してみてはどうでしょうか？

4 手術方法

　外斜視の手術は，外直筋後転術もしくは内直筋前転術が一般的である。内斜視の手術は，内直筋後転術もしくは外直筋前転術が一般的である。すなわち，眼位ズレしている方向の筋肉を弱化，もしくは，眼位ズレしている方向と拮抗する筋肉を強化することで治療を行う。垂直の眼球運動には4つの筋肉が関わっているため，垂直斜視は，水平斜視より手術計画を立てることが難しい。垂直斜視を手術する際は，正面眼位のみでなく，第2眼位やHess赤緑試験の結果や麻酔方法などを加味し，手術方法を決定する。

　筆者は強化術としてplication法を主流に行っているため，短縮前転術の代わりにplication法を紹介する。plication法は外眼筋を強膜に縫縮する方法で短縮前転と同等の効果と報告がある。短縮前転術と異なり，切筋が不要のため，

毛様動脈が温存され虚血に強く，lost muscleの心配がない。さらに術後数日であれば不可逆性で修正が可能であり，行うメリットは大きい[4]。その反面，術後一時的な結膜の隆起を認めるなど，デメリットもある。

結膜切開（図3）

4%点眼用リドカインとアドレナリンを点眼，局所麻酔手術ではさらに4%点眼用リドカインを染み込ませた綿棒にて，切開予定部位を擦過し麻酔薬を浸潤させる。全身麻酔手術の際は，5-0マーシリーン®を制御糸に使用，局所麻酔手術の際は，患者に眼球運動を指示し，術野を展開する。筆者は，一般的に水平筋は輪部切開を用いている。長所として，術野が広く筋へのアプローチがしやすい点，教育にも適している点が挙げられる。短所として，切開が広いため術後の結膜充血の範囲が広く，再手術の際に癒着が強い可能性がある。角膜輪部の結膜を台形状に切開する。そのほかの切開としては，円蓋部切開とスワン切開がある。円蓋部切開は切開部が眼瞼に隠れるため整容的に良好だが，手技が煩雑であり習得に時間がかかる。スワン切開は直筋へのアプローチが速い反面，切開部が目立つことがあり，水平筋手術には不向きで，垂直筋手術の際に用いることがある。

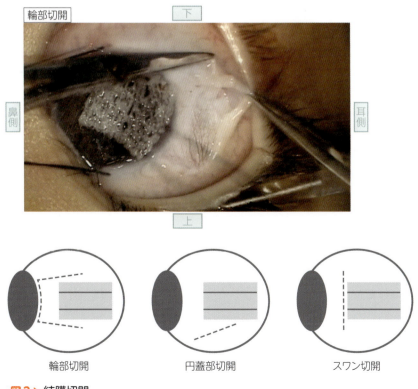

図3 ▶ 結膜切開

外眼筋の露出（図4，動画1）

動画1

　結膜とテノン囊を鑷子にて一塊に把持し，外眼筋の両端のテノン囊と強膜の間をスプリング剪刀にて開創し，きっかけをつくる。局所麻酔手術では，そのきっかけ（小さな隙間）から2％リドカインのテノン囊下注射を施行し，眼科剪刀にてさらに広げる。外眼筋の両端に十分な隙間ができたら，テノン囊下にある外眼筋をイメージし，外眼筋と強膜の間に，斜視鉤を挿入する。斜視鉤にて外眼筋を牽引できたら，綿棒を使用し，外眼筋周囲のテノン囊を鈍的に剥離する。

　外眼筋牽引から露出の操作は，局所麻酔下では，疼痛や圧迫感を伴う可能性があるため，操作前に疼痛が出る可能性を患者に声かけし，適時2％リドカインのテノン囊下注射を加え進めるのがよい。なお，外眼筋周囲のテノン囊の剥離は，手術量が大きい場合は球後方向に奥まで行い，手術量が小さい場合は，小範囲にとどめる。外眼筋の両端に水搔き様のテノン囊がある際は，スプリング剪刀にて切開を行う。

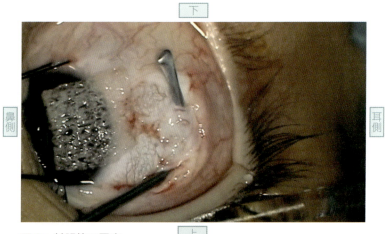

図4 ▶ 外眼筋の露出

後転術，plication法

後転術（図5）

　外眼筋を露出後，外眼筋付着部で毛様動脈をバイポーラにて止血する。外眼筋付着の2〜3mm後方の外眼筋両端を，6-0ブイゾーブにて1/4筋腹の幅で全層－半層と2回通糸をし，ロックをかけて縫合する（図5A）。調整糸法を行う際は，両端針の6-0 PGAもしくはバイクリル®にて縫合を行う。縫合した6-0ブイゾーブに注意しながら，斜視鉤を眼球から離れるように引き上げ，ス

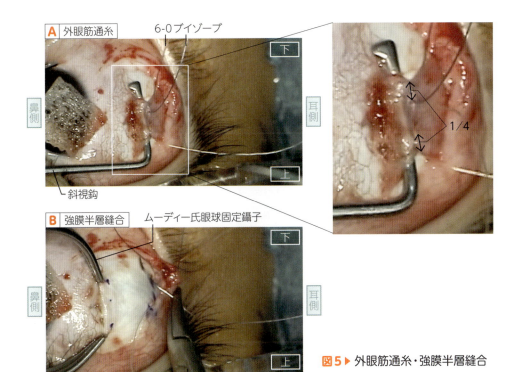

図5 ▶ 外眼筋通糸・強膜半層縫合

プリング剪刀を強膜に押し当てながら，外眼筋付着部を切開する。筋切開後，ムーディー氏眼球固定鑷子にて筋付着部を把持し，眼球を制御する。後転予定量を，キャリパーと皮膚ペンにてマーキングを行い，マーキング部位に筋肉の走行と直交するように，強膜半層縫合を行う（図5B）。

Plication法（図6，動画2）

外眼筋を露出したら，plication予定量の部位をキャリパーと皮膚ペンを用い，マーキングする。外眼筋の両端を6-0ブイゾーブにて1/4筋腹の幅で全層-半層と2回通糸をし，ロックをかけて縫合する。斜視鈎を外し，有鈎鑷子にて外眼筋の付着部断端を把持し，付着部断端の強膜に半層縫合を行う。局所麻酔で強膜に縫合をする際は，圧迫感が強く出るので，声かけをしてから行う。

動画2

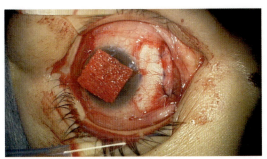

図6 ▶ plication法

結膜縫合（図7）

後転術の際は，ムーディー氏眼球固定鑷子で把持していた外眼筋の断端が盛り上がるため，スプリング剪刀にて，強膜ギリギリまで外眼筋を切除する。結膜を綿棒で，切開前の本来の状態に伸ばし広げる。まず初めに台形の角，2点の縫合を結膜−強膜−結膜で9−0バージンシルクブルー・ツイストを用い行う。その後，放射状切開部位を各端1，2箇所縫合する。なお，バージンシルクブルー・ツイストは緑色だが，術翌日には透明になり，1〜2カ月で脱落するため，抜糸は不要である。最後に全身麻酔の際はロピバカイン注のテノン嚢下注射，複数筋手術や再手術で炎症が強く出ることが予想される際はデキサメタゾンの結膜下注射を行う（図7）。

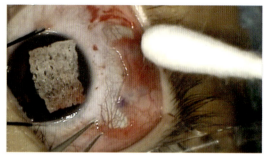

図7 ▶ 結膜縫合

大切なこと 2

誤って強膜穿孔を起こすと網膜剥離や眼内炎となることがあります。強膜への通糸は斜視手術で一番注意を要する操作です。直筋付着後方の強膜は0.3mmと強膜で最も薄い場所です。強膜通糸をする際は，ヘラ型針を使用し，針を強膜の接線方向に進め，運針します。強膜半層の目安は，針がうっすら半層強膜越しに見えるのが理想的な深さです。また，強膜通糸をすることを手術室の全員に知らせて下さい。助手のみでなく，手術室にいるスタッフ全員に知らせ，麻酔深度や患者の体動に注意して下さい。また，手術終了の際は，術野に出たM.Q.A.®や針をカウントし，取り忘れがないことを確認しましょう。

よくある質問 Q&A 2

Q：術式はどのように決めているのでしょうか？

A：内斜視・外斜視など病型，眼位ズレの角度，両眼のバランス，患者の年齢・社会的背景・希望など，様々な因子を加味し術式を決定します。前転，plicationより，後転のほうが侵襲は少ないので，後転で手術が可能なときは，そちらを選択します。筆者は，水平筋はParks surgical table[5]を，垂直筋は1mmの後転で3⊿の矯正効果で術量を決めています。自分に合ったsurgical tableを使用し，ご自身で調整するのがよいでしょう。

5 手術後について

　斜視の手術は，他の眼科手術に比較して，術後の疼痛が強い．全身麻酔では疼痛予防のため，手術終了時に長時間作用性局所麻酔であるロピバカイン注のテノン囊下注射の施行を考慮する．内服の消炎鎮痛薬の効果は限定的である．眼局所の冷却は疼痛コントロール，さらに術後腫脹の予防にも効果的である．術後は感染予防のため数日間は，洗顔・洗髪を控えることが推奨されるが，内眼手術のそれより厳密に行わなくてよい．術後1週間は，激しい運動を控えるように指示する．この時期までは異物感，瘙痒感や眼脂を伴う．術後1～2カ月は充血を伴うため，容姿に影響が出る．外眼筋は個人差がある組織のため，手術効果にも個人差があり，過矯正・低矯正となることもある．また，術後3カ月間は手術効果が変動し，再手術を要する可能性があることは手術前に説明が必要である．

若手医師の間に必ず身につけておいて欲しいこと

斜視手術が可能な施設は限られています．そのため手術を受けられず，また手術が可能だということも知らずに，不自由している患者が多いです．すべての眼科医が斜視手術が可能となる必要はなく，斜視手術施行が可能な施設へ紹介できるようになることが重要です．複視は両眼開放での訴えのため，単眼ごとの視力検査結果にとらわれず，患者の不自由に耳を傾け，手術希望がある際は，手術可能な施設へ紹介できるようになって下さい．

文献

1) Wright KW：斜視手術カラーアトラス．丸善出版，2012，p9-12．
2) 後関利明：Sagging eye syndrome．日の眼科，2020；91(6)：850-62．
3) Goseki T, et al：Prevalence of sagging eye syndrome in adults with binocular diplopia. Am J Ophthalmol, 2020；209：55-61．
4) Chaudhuri Z, et al：Surgical outcomes following rectus muscle plication a potentially reversible, vessel-sparing alternative to resection. JAMA Ophthalmol, 2014；132(5)：579-85．
5) Parks MM：Atlas of Strabismus Surgery．Harper & Row，1983，p79．

3章 眼瞼・眼窩・斜視・涙道手術

5 涙点プラグ

山西竜太郎, 内野美樹

1 手術の概要

　涙点は涙道の起点であると同時に，涙腺から分泌された涙液の出口でもある。治療のために涙点を閉鎖させることの意味は，涙液の出口，つまり排水口を閉じて涙液をためることである。基本的に涙点プラグの適応は点眼治療では症状改善が不十分なドライアイ症例であり，角膜糸状物を伴う重症ドライアイや，Sjögren症候群，Stevens-Johnson症候群，graft-versus-host disease（移植片対宿主病）に伴うドライアイなどもよい適応である。

　主な涙点プラグとしてはシリコン型（スーパーイーグルプラグ®，パンクタルプラグ®）と，アテロコラーゲン型（キープティア®）がある。

　コストは，診療報酬では「K200－2涙点プラグ挿入術，涙点閉鎖術（760点）」が該当する。上下涙点に実施した場合も含め1回のみの算定とする。涙点プラグの材料費が1涙点ごとに393点である。よって両眼4涙点に挿入すると760×2+393×4=3,092点となる。

2 シリコン製涙点プラグ挿入の実際 (動画)

患者への説明

　涙点プラグ挿入前に，以下について患者に説明する。

① 流涙

　涙点プラグ挿入により涙液が貯留することで，流涙や霧視が生じうる。特に涙

液量が必ずしも低下していないBUT短縮型ドライアイの症例では注意が必要である。

②眼脂

③プラグ接触による異物感

④涙点プラグの自然脱落

平均1年半ほどで半数は自然脱落すると報告がある[1]。涙点部位を強くこすらなければ，洗顔などは普通に行ってよい。

⑤合併症

涙点腫脹・涙点拡大，肉芽形成，涙点プラグの汚れ・瘻孔など。程度によっては涙点プラグの抜去が必要となるため，定期的な診察が必要となる。

体位の確保

細隙灯顕微鏡下でも挿入は可能であるが，安定した体位をとれない場合や，上涙点に挿入する場合などは，仰臥位で挿入したほうが無理なく挿入が行える。

また眼瞼の張りがなく，挿入の際に把持が困難と思われる症例も仰臥位での挿入を試みる。

麻酔

涙点プラグ挿入は眼表面の処置ではないが，オキシブプロカイン塩酸塩（ベノキシール®）点眼麻酔を行うことが多い。

涙点径の測定

ゲージ（図1）で涙点径を計測し，それに対応するプラグを選択する（図2）[2]。涙点径より大きなプラグを無理に挿入すると迷入する危険性がある。また，小さなプラグを挿入した場合は脱落の可能性が高くなってしまう。

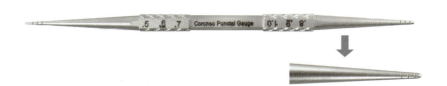

図1 ▶ 涙点径測定ゲージ（大高氏プラグゲージ®）　　（ホワイトメディカル社より提供）

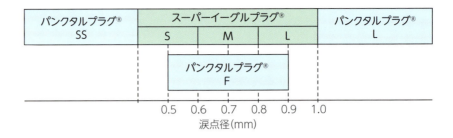

図2▶涙点径に応じた涙点プラグの選択　　　　　　　　　　（文献2より改変）

プラグの挿入

いよいよプラグの挿入である（図3）。
1) プラグが充填されている側とは逆側の拡張針で涙点拡張を図る（図3D）。
2) 眼瞼をしっかりと把持し，インジェクターを鉛筆持ちする（図3B）。インジェクターのプッシュボタンを軽く押しつつ，涙点プラグを涙点に挿入し，プラグのツバが涙点上に見えていることを確認する。インジェクターの先端部とプラグ本体が接触している状態になり，プッシュボタンをそのまま把持する。
3) インジェクターが涙点に対して垂直であることと，プラグのツバが涙点に迷入していないことを確かめてからプッシュボタンをさらに押し込む（図3C）。すると，プラグがインジェクターの針金から外れ，涙点に挿入される。

涙点にしっかり入っていることが確認できないうちは，インジェクターのプッシュボタンから指を離さない！

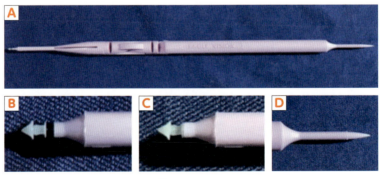

図3▶スーパーイーグルプラグ®（EAGLE VISION社）
A：インサーターの全体。左端にプラグが装備されている。
B：先端部プッシュボタンを押す前
C：プッシュボタンを押した状態（離せば針金からプラグが離れる）
D：涙点拡張針

挿入後のフォロー

プラグ挿入効果の評価目的に，1週間前後での受診を指示する．涙点プラグ挿入による涙液量の増加は挿入後すぐに感じるため，このときに涙液メニスカスの改善がなければ効果は不十分と考えられる．その後は1カ月おきの診察で，合併症の評価および人工涙液などで眼表面の洗浄を図るのが望ましい．

よくある質問 Q&A ①

Q：プラグは上下涙点に入れますか？ 片方でよいですか？

A：『ドライアイ診療ガイドライン』には，一般的には上下両涙点をプラグで閉鎖しなければ，効果は少ないとあります．よって涙液減少型ドライアイの重症例では上下涙点に同時にプラグを挿入することが望ましいです．一方で，涙液分泌量が低下していないBUT短縮型ドライアイの症例の上下涙点へのプラグの挿入後には流涙を生じることもあり，片方の涙点にのみ挿入を検討することがあります．実用視力計を用いた視機能評価と治療に対する満足度の調査においては，上涙点へのプラグ挿入のほうが優れていたと報告されています[3]．

3 アテロコラーゲンプラグ（キープティア®）

アテロコラーゲンは2~10℃では透明な液体だが，体温付近では白色のゲルを形成する特徴を持っている．

シリコン型涙点プラグ挿入は比較的合併症の少なく安定した処置であるが，異物の挿入に対して抵抗がある患者もいる．また，涙点の形状からプラグ挿入が困難なケースもある．キープティア®は涙洗と同様の方法で行え，プラグ挿入自体に違和感がほとんどないことや迷入の危険がないなどの特徴がある．しかし，効果が2カ月程度しか持続しないことや，シリコン型に比べて涙液貯留効果はわずかというデメリットがある．充填後は，前述の温度による変性効果を期待して，ホットアイマスクを使用しながら閉瞼して10分程度温めてもらうことが望ましい．

文献

1) 篠崎和美：涙液量を増やすドライアイ治療—涙点プラグを中心に—．あたらしい眼科，2012；29(3)：315-21．
2) 渡邉 仁：角結膜疾患の治療戦略．島﨑 潤 編．医学書院，2016，p168．
3) Kaido M, et al：Visual function changes after punctal occlusion with the treatment of short BUT type of dry eye．Cornea，2012；31(9)：1009-13．

参考文献

- 北口善之：涙点プラグ挿入術．臨眼，2020；74(11)：46-8．
- 髙 静花：涙点プラグの挿入とコツと注意点．眼科グラフィック，2015；4(6)：534-43．
- 堀 裕一：涙点プラグ挿入術・涙点閉鎖術．あたらしい眼科，2012；29(7)：927-31．
- ドライアイ研究会診療ガイドライン作成委員会：ドライアイ診療ガイドライン．日眼会誌，2019；123(5)：489-592．

3章 眼瞼・眼窩・斜視・涙道手術

6 涙管チューブ挿入術（内視鏡を使用するもの）

宮崎千歌

1 疾患の概要

　適応は，涙道閉塞・狭窄である。病変部位は涙点，涙小管，総涙小管，鼻涙管である。
　原因は，炎症［感染：細菌，ウイルス（アデノウイルス，ヘルペスウイルス），非感染：アレルギー，サルコイドーシス，Sjögren症候群］，腫瘍（悪性：悪性リンパ腫，未分化癌，良性：乳頭腫，多発血管炎性肉芽腫症），薬剤［内服：抗癌剤［テガフール・ギメラシル・オテラシルカリウム（TS-1®）］，外用：レバミピド（ムコスタ®）点眼］，外的要因（手術，外傷，涙点プラグ，盲目的涙道プロービング，化粧品，異物）が考えられるが，原因不明の場合も多い。

2 診療

- 症状は，流涙，眼脂，内眼角部腫脹である。
- 涙点，涙小管閉塞では流涙，鼻涙管閉塞では粘性のある眼脂が主症状である。
- 腫瘍では片側の流涙を呈することがある。
- 内眼角部腫脹では，涙嚢炎の場合には圧迫すると涙点から膿の逆流が認められる。腫瘍の場合には圧迫して涙点からの逆流がない場合もある。

検査所見

- 角膜：フルオスコア，涙液層破壊時間（tear film break-up time：BUT）
- micro reflux test：内眼角部を圧迫し，涙点から逆流が存在すれば導涙障害がある。
- 涙液メニスカス：細隙灯顕微鏡で観察。前眼部光干渉断層法（OCT）：正常値は0.2～0.3mm。
- 色素消失試験：フルオレセイン試験紙を結膜囊に接触5分後，涙三角の色素残留状態を観察する。導涙障害の診断に対して敏感度90％，特異度100％と信頼性が高い。
- シルマー試験（Ⅰ法）：涙液分泌の状態を把握する（正常値：5mm以上）。
- 涙管通水・通色素検査：通水の有無と逆流，上下交通，逆流物の性状で，閉塞の有無，部位の推測ができる。内眼角部の腫脹がある場合には，腫脹部分と涙点との交通を確かめることが重要である。涙点との交通がない場合には，腫瘍を考える。
- 涙道内視鏡検査（図1）：涙道内腔の観察が可能である。病変部位を可視化することで正確な診断が可能となる。
- 鼻内視鏡検査：鼻涙管下部開口部を観察する。
- 画像検査：CT，MRI（腫瘍を疑う場合には，充実性か囊性かを判別するために造影する）

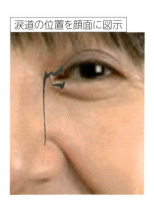
涙道の位置を顔面に図示

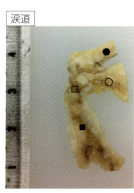
涙道

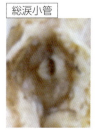
総涙小管

肉眼。涙囊側から観察。涙囊側に盛り上がり弁状の機能を持つ。

●：上涙小管，○：下涙小管，
□：涙囊，■：鼻涙管

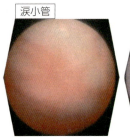
涙小管

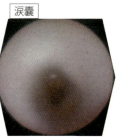
涙囊

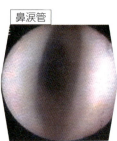
鼻涙管

涙道内視鏡で観察

図1 ▶ 涙道

3 手術に必要な器具・準備

手術に必要な器具は以下の通りである。
- 涙道内視鏡〔ファイバーテック社（図2），町田製作所（図3）〕
- 鼻内視鏡（外径2.7〜2.8mm，視野角30°の硬性鏡）
- 涙点拡張針（図4A）〔涙点拡張針1.8/5.0mm目盛付（M.E.Technica社）〕
- 松村・大高式涙道手術用拡張針（図4B）（イナミ社）
- 宮崎式涙点拡張針（図4C）（はんだや社）
- ステント（図5）
   涙液・涙道シリコンチューブ（PFカテーテル）（東レ社）
   涙道チューブ（LACRIFAST）（ロート製薬社）
   涙道・涙管チューブ N-ST（FCI NUNCHAKU®）（ZEISS社）
   片側用涙道チューブ（MONOKA）（ZEISS社）〕
   無鉤鑷子，麦粒鉗子，18Gエラスター針の外筒（図6）

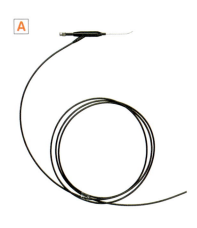
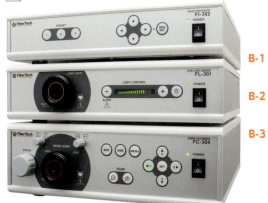
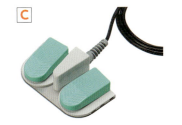

図2 ▶ 涙道内視鏡検査装置
A：涙道用内視鏡（涙道ファイバースコープ）
B：光源・プロセッサ装置
　B-1：画像処理装置〔イメージプロセッサ（FI-302）〕
　B-2：光源装置〔3LED光源装置（FL-301）〕
　B-3：内視鏡用ビデオカメラ〔3CMOS HDカメラ（FC-304）〕
C：フットスイッチ（SFJ-1W2F）

（ファイバーテック社より提供）

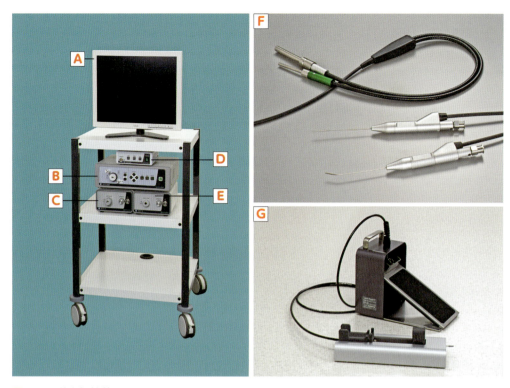

図3▶涙道内視鏡装置
A：モニター，B：内視鏡HDカメラ，C：涙道鏡用光源，D：鼻内視鏡カメラ，E：鼻内視鏡用光源，F：涙道内視鏡
G：涙道内視鏡通水用フットペダル装置（FP-20 Lacri-Flush®） （町田製作所より提供）

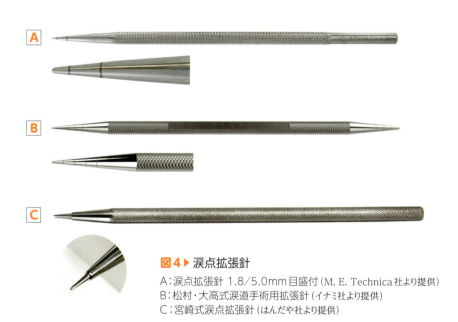

図4▶涙点拡張針
A：涙点拡張針 1.8／5.0mm目盛付（M. E. Technica社より提供）
B：松村・大高式涙道手術用拡張針（イナミ社より提供）
C：宮崎式涙点拡張針（はんだや社より提供）

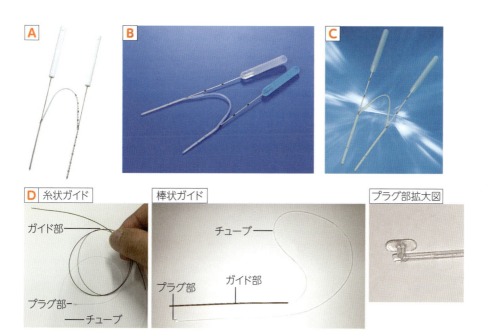

図5▶ ステント
A：涙液・涙道シリコンチューブ（PFカテーテル）（東レ社より提供）
B：涙道チューブ（LACRIFAST）（ROHTO）（ロート製薬社より提供）
C：涙道・涙管チューブN-ST（FCI NUNCHAKU®）（ZEISS社より提供）
D：片側用涙管チューブ（MONOKA）（ZEISS社より提供）

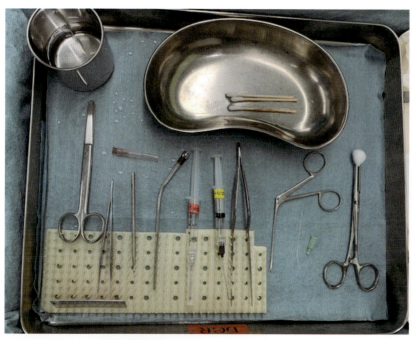

図6▶ 涙管チューブ挿入術の器具
上段，左から：生理食塩水もしくは蒸留水，膿盆〔2％リドカイン（キシロカイン®）とアドレナリン（ボスミン®）を半量ずつ合わせた液につけた綿棒〕
下段，左から：剪刀，鑷子，涙点拡張針，吸引管，麻酔液〔2％リドカイン（注射），4％リドカイン（点眼と涙道内）〕，鼻用鑷子，麦粒鉗子，18Gエラスター針の外筒，消毒用綿球

4 手術方法（動画）

> **大切なこと 1**
> 基本的には局所麻酔での施行になるため，事前に手術の段取りをしっかりと組み立てておき，手術時間を短くする努力をします。

動画

涙道の閉塞部位を解除し正確にステントを挿入する。ここでは涙道内視鏡観察下に内視鏡に装着したシースで穿破〔シース誘導内視鏡穿破法（sheath guided endoscopic probing：SEP）〕し，シースガイドにチューブを挿入するシース誘導チューブ挿入術（sheath guided intubation：SGI）を紹介する。

麻酔

滑車下神経麻酔（図7）

鼻毛様神経は純感覚神経で，前篩骨孔のあたりで滑車下神経と前篩骨神経にわかれる。滑車下神経は上斜筋の下を通り，眼窩内側壁を前進し，滑車上神経

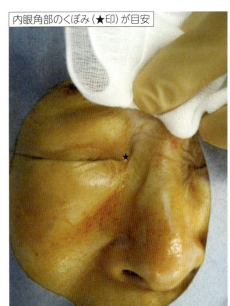
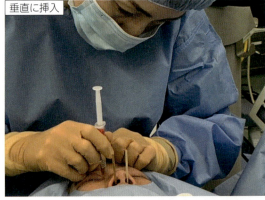
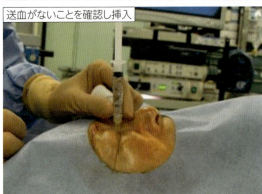

図7▶ 滑車下神経麻酔

と結合して神経弓をつくり，これから眼窩枝を出し，上眼瞼・下眼瞼・内眼角の皮膚と涙嚢に分布する。前篩骨神経は前篩骨孔を通って頭蓋腔に入り，篩板の上を前進し，さらに鼻孔に入って内鼻枝と外鼻枝にわかれる。内鼻枝は鼻粘膜の前上部に分布し，外鼻枝は鼻背に出て皮膚に分布する。滑車下神経ブロック麻酔，前篩骨神経ブロック麻酔ともにする場合は，1～2％リドカイン（キシロカイン®）を内側眼瞼腱の直上から眼窩壁に沿うように垂直に刺入し，1～2mLゆっくりと注入する。滑車下神経ブロック麻酔のみの場合は，針を約1cm刺入し，液を注入する。

前篩骨動脈が眼窩縁から約2cm背側で，眼窩内側壁を横切って走行する。その部位に針先が当たれば眼窩内出血を起こす可能性があるため，針は1/2（13mm）の長さを使用するのが安全である。

涙道内麻酔
点眼用4％リドカインを涙洗針で涙道内に注入する。

鼻腔内麻酔
2％リドカインとアドレナリン（ボスミン®）液を半量ずつ混和し綿棒もしくはガーゼで下鼻甲介周辺鼻腔粘膜を収縮無痛化させる。

手技（図8）

上記目盛り付きやストッパー付き拡張針を使用することで，涙道内視鏡を確実に挿入できる大きさに広げる。

場合によっては涙点を切開する。涙点切開の際には，涙小管垂直部にメスを挿入し耳側に向けて切開し，涙小管垂直部の底を切らないように約2.4mm以内を目安とする。

シースを装着した涙道内視鏡を涙点から垂直に挿入し，プローブを水平にし，上涙点の場合は上眼瞼を上耳側に，下涙点の場合は耳側または下耳側に引き，涙小管を直線状にし，涙道内視鏡を涙嚢方向に進めていく。白い内腔の涙小管から涙道内視鏡を進めると，やや赤色調の涙嚢粘膜が観察される。涙嚢粘膜が確認されれば，涙道内視鏡の方向を垂直にして鼻涙管を下方に進める。涙道内視鏡を動かすと眼瞼も同時に動くときは，涙道内視鏡の先端が涙嚢に到達しておらず，そのまま進めると涙道外に入り，灌流液で眼瞼浮腫を起こすので注意をする。

灌流は，助手が画像を見ながらシリンジを操作する場合もあるし，左手にシリンジを持って操作することも可能である（図9）。

涙点・涙小管閉塞の場合
涙点を切開して，涙小管腔があれば，涙道内視鏡を挿入する。

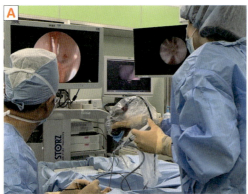
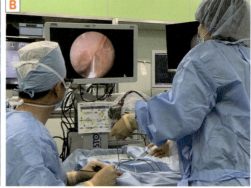
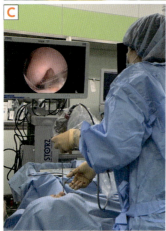

図8 ▶ 涙道内視鏡と鼻内視鏡を使用した涙管チューブ挿入術
A：シースガイドに涙道内視鏡で閉塞部位を穿破する。
B：鼻腔に達した涙道内視鏡の先端を鼻内視鏡で観察する。
C：チューブをドッキングさせてシースを下鼻道の鼻涙管下部開口部から麦粒鉗子で引き抜く。

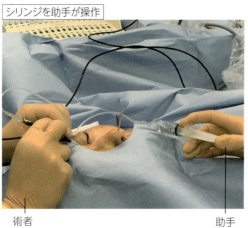
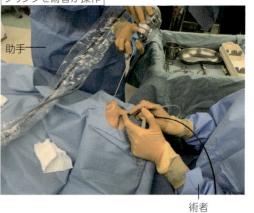

図9 ▶ 涙道内視鏡操作方法

涙道内視鏡が挿入できない場合には，顕微鏡観察下に細い剪刀で涙小管閉塞部位を切開し，涙小管腔を探す．

涙道内視鏡が挿入できる場合には，涙小管閉塞部位に涙道内視鏡の先端を押し当てるか，シースを出した先端で閉塞部位を開放する．涙嚢，鼻涙管，鼻腔まで到達できれば，ステント留置が可能である．

涙小管閉塞の範囲が広範囲で，涙道内視鏡で開放できず，顕微鏡観察下にも涙小管腔が残存してない場合は，ステント挿入が不可能である．涙嚢鼻腔吻合術＋Jonesチューブ挿入または，涙道や結膜を利用し鼻腔と交通をつくる全涙道再建術が必要となる．

鼻涙管閉塞の場合

治癒率の高い方法は，涙嚢鼻腔吻合術（dacryocystorhinostomy：DCR）であるが，症例によっては涙管チューブ挿入術が適応となる．

鼻涙管閉塞部位まで涙道内視鏡を進め，涙道内視鏡を動かさずシースを進めて閉塞部位を穿破する．鼻涙管閉塞部位がピンホール状閉塞で，涙嚢炎があり，涙嚢の拡大があれば，再閉塞する可能性が高い．

涙道内視鏡先端が下鼻道まで到達したら，シースを残して内視鏡のみ抜去する．シースにチューブをドッキングさせる．鼻内視鏡で鼻涙管下部開口部から出ているシースの先端を麦粒鉗子で鼻外に出し，シースとチューブを分離する．もう一方の涙点からも同様に挿入する．

5 術後処置

術後は抗菌薬とステロイド点眼を処方する．ステントは2カ月程度，涙道内に留置する．

合併症の対策として，以下に注意する．
- 麻酔時の皮下出血，浮腫
- 涙点切開時の涙点，涙小管損傷，涙道内視鏡挿入時粘膜損傷，涙道外への挿入による灌流液による眼瞼浮腫，出血

涙道内視鏡の操作ができなければ，手術を延期する．

よくある質問 Q&A 1

Q：涙管チューブ挿入術が最も効果的な疾患はどのようなものでしょうか？

A：一番良い適応は総涙小管閉塞です．鼻涙管閉塞に対しては涙嚢鼻腔吻合術の治癒率が高いです．

若手医師の間に必ず身につけておいて欲しいこと

外来診察時に，流涙の状態，内眼角部の視診・触診をする習慣を身につけておいて下さい。そのためには涙道周辺の解剖を理解することが大切です。

涙点は眼瞼縁の内側にあり，涙点の直径は約0.3mmで，涙小管の直径は1～2mm，約2.5mmの垂直部があり，水平部は約8mmです。涙小管水平部が眼瞼に平行に内眼角に向かい，80％以上の症例で上下涙小管が合流し総涙小管となり，内総涙点から涙嚢に入ります。

涙嚢内腔は左右径よりも前後径が長いです。

涙嚢上端は内側眼角靱帯より3～5mm上方に存在する涙嚢窩に張りつくように位置します。

涙嚢の円蓋部には眼輪筋隔膜前部と眼窩部の線維が付着しています。涙嚢上半分外側面は結合組織を介してホルネル筋に覆われ，涙嚢体部前面は内眥靱帯（medical canthal tendon）に覆われています。

3章 眼瞼・眼窩・斜視・涙道手術

7 眼瞼裂傷・涙小管断裂縫合術

清水英幸

1 手術の概要

　眼瞼裂傷および涙小管断裂は受傷後早期に適切な創傷処置を行わないと，創部に瘢痕を形成し醜形をきたすばかりでなく，閉瞼障害による兎眼症や導涙機能障害による流涙症など機能的にも障害をきたしうる．手術の原則は，離開した皮膚や眼輪筋，瞼板，結膜，涙小管といった眼瞼およびその周囲組織をすべて可能な限り正常に戻すことである．

2 検査・画像診断

　眼瞼裂傷を診療するにあたって，まず，裂傷の程度，涙小管断裂の有無，異物の有無，合併症の有無について確認する．

　最初に，裂傷の程度を診察室にて確認する．創部を洗浄するなどして，裂傷の深達度について皮膚および眼輪筋といった眼瞼の前葉までの裂傷か，眼瞼全層の裂傷かにわけて確認する．可能であれば，眼瞼挙筋腱膜やミュラー筋，下眼瞼牽引筋腱膜（LER）など深部の損傷の有無についても確認する．

　ついで，涙小管断裂の有無を確認する．殴打やボールが原因の打撲などによる鈍的外傷では，瞼板が断裂する状態での裂傷は生じにくく，眼瞼の最内側で涙小管断裂を伴った裂傷になることが多い．涙小管断裂を認める場合，涙小管と併走する内眥靱帯も断裂するため涙点が外側に偏位していることが特徴である（図1A）．涙点からブジーを挿入し，断裂の有無を確認する（図1B）．通水検

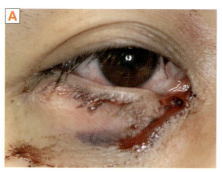
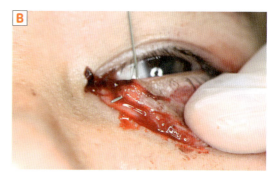

右下眼瞼の全層裂傷。クレーンのフックが引っ掛かり受傷した。

ブジーにて涙小管断裂を確認。左下涙小管断裂を認めた。

図1 ▶ 術前所見

査は不用意に行うと，周囲組織へ水分が漏出することで組織の膨隆をきたし，術中操作が難しくなるので注意する。

受傷機転によっては，異物の有無を確認する。木片やガラス，石，鉄片など異物遺残が疑われる場合はCT検査を行う。

> **よくある質問 Q&A 1**
>
> **Q**：眼瞼裂傷・涙小管断裂の手術のタイミングは？
> **A**：受傷後時間が経つほど，組織の瘢痕や収縮が起こり，創部の醜形をきたしやすく，断裂した涙小管の同定が難しくなるため，なるべく早く手術することが望ましいです。ただ，眼瞼裂傷・涙小管断裂の患者さんは他の外傷も合併していることもあります。受傷後48時間以降でも熟練者であれば90％以上の再建成功率であったとの報告があります。他の外傷の緊急性が高ければそちらの治療を優先してからでも，涙小管再建が可能です。

3 手術に必要な器具・準備

有鈎鑷子や持針器，スプリング剪刀，バイポーラなど眼瞼手術を行う際に普段使用している器具があれば手術を行うことができる。涙小管断端の捜索など深部の組織を扱う際には，創の展開に釣り針鈎などを準備しておくとよい（**図2**）。涙小管断裂を伴う場合は，涙小管断端の発見後に涙管チューブを留置するため，涙管チューブを用意しておく。涙道狭窄がなければ涙管チューブを送り込んでいくことで留置可能である。

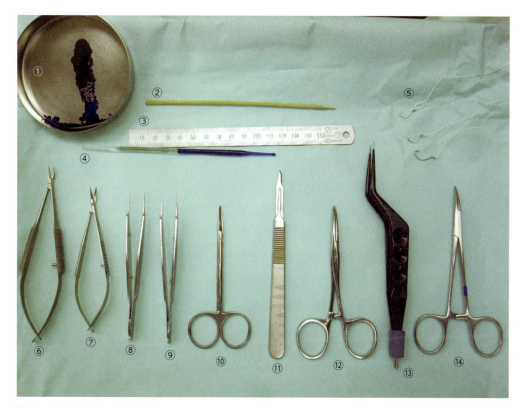

図2 ▶ 当科の眼瞼手術での使用器具

①メチルロザリニン（ピオクタニン®），②竹串，③定規，④ガラス棒，⑤中村氏式釣り針鈎，⑥バラッケ角膜縫合持針器，⑦スプリング剪刀，⑧カストロビエホ氏角膜／縫合鑷子（3-0鑷子），⑨カストロビエホ氏角膜／縫合鑷子（5-0鑷子），⑩イナミ剪刀 鋭 曲，⑪15cメス，⑫無鈎反型止血鉗子，⑬バイポーラ凝固鑷子，⑭モスキート鉗子

大切なこと 1

受診時には創部が凝血塊で覆われていたり，乾燥し組織が収縮したりしているため，一見すると組織欠損により縫合困難と思われる場合があります。しかし，創部を洗浄しながら，乾いた組織をふやかして丁寧に組織を見きわめていけば，多くの場合，組織欠損がないことがわかります。また，組織の挫滅が強いように思われても，眼瞼皮膚は血流が豊富で感染に強いため，縫合することで生着することが多く，逆にデブリードマンは組織欠損を生じるため行わないことが推奨されます。

4 手術方法(動画)

動画

　まず，麻酔法は創の範囲が広範囲な場合や涙小管断裂を伴う場合は，局所麻酔を行うと組織の膨隆をきたし，創同士の縫合や涙小管断端の捜索が困難となるため無理をせず全身麻酔下に手術を行うことが望ましい。

　涙小管断裂を合併している場合は，まず涙小管断裂の縫合から始める。涙小管断端を発見するには涙小管の解剖学的な走行をイメージすることが重要である。涙小管は最初，瞼縁付近を走行しているが，その後，背側に向かってホルネル筋内を走行し，内眥靱帯の背側に存在する内総涙点で涙嚢に接続する。これらの涙小管の走行をイメージして，釣り針鉤や牽引糸などを用いて組織を展開し，断裂部が涙点から近い場合は浅層を捜索し，涙点から遠い場合は深部に向かって断端を捜索する(図3A)。

　灰白色のリング状に見える涙小管断端を発見できれば(図3A)，涙管チューブを挿入する(図3B)。チューブを入れた状態で，断端同士を8-0吸収糸などで数針縫合する(図3C)。

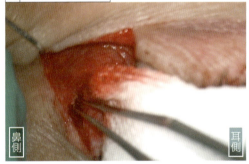

A 釣り針鉤で創を展開

鑷子の先端に上下涙小管の涙嚢側断端を認める。

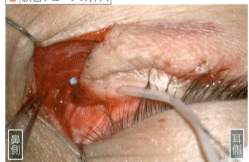

B 涙管チューブの挿入

涙点側と涙嚢側の断端を通して挿入する。

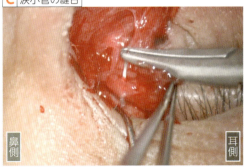

C 涙小管の縫合

涙小管だけでなくホルネル筋を含む周囲組織を寄せて縫合する。

図3 ▶ 涙小管形成手術

> **大切なこと 2**
>
> 開閉瞼時に眼輪筋とホルネル筋の収縮・弛緩によって涙小管と涙嚢は連動してポンプとして働くため，ホルネル筋を含む周囲組織を縫合しておくことが機能的な再建を行う上で重要です。断端同士だけを合わせるというよりは，ホルネル筋を含めた周囲組織も一緒に通糸して合わせるイメージで縫合しましょう。

> **よくある質問 Q&A 2**
>
> **Q**：涙小管を見つけるコツは？
>
> **A**：涙小管断端が発見できない場合は，捜索する部位が誤っている可能性があります。いったん顕微鏡の倍率を弱拡大にして，牽引糸や鉤などすべて外した状態で，離開した眼瞼を鑷子などで把持して本来の解剖学的位置に持っていきます。涙点側の断端位置から涙嚢側断端を推測し，再度，倍率を上げて断端の捜索をするとよいでしょう。

涙小管断端同士を最初に合わせることで，離開した眼瞼がおのずと正しい位置に戻る（図4A）。ついで，涙小管と併走する内眥靱帯を縫合しておく（図

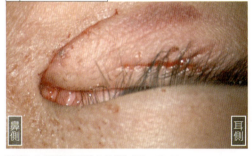

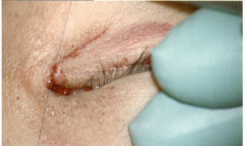

離開した眼瞼は正常の位置に戻っている。

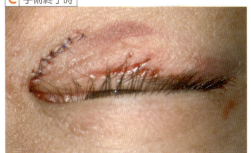

図4 ▶ 裂傷の縫合

4B)．これを怠ると，術後に涙点が外側へ偏位した状態で治癒し，醜形をきたす．

涙小管および内眥を縫合したのち，ここを基準にして周囲の裂傷を縫合していく（図4C）．涙小管断裂がない場合も，眼瞼縁同士や明らかに創が合う部位などをまず縫合し，これらを基準にしてパズルを合わせるように縫合していく．

瞼板を含めた瞼板全層の裂傷は，まず，眼瞼縁の断端をマイボーム腺開口部の並びなどを参考にして合わせ，6-0ナイロン糸などを瞼縁から瞼板に通糸して縫合し，これを基準とする．次に，6-0吸収糸などで，瞼結膜面に段差ができないように注意しながら数針縫合する．瞼板が縫合できれば，皮膚や眼輪筋，結膜をできるだけ創ごとに縫合する．最後に，最初に縫合した瞼縁の糸を外し，あらためて8-0吸収糸などの柔らかい糸で瞼縁を合わせ直して手術を終了する．

5 手術後について

涙管チューブを挿入した場合，炎症やチューブに対する異物反応を予防するために，ステロイド点眼を使用する．通水は，術後2～3週間は行わず経過をみる．2カ月程度でチューブを抜去する（図5）．

皮膚縫合の抜糸は1週間前後で行う．2～3カ月で創部の瘢痕が最も目立つようになるが，半年～1年かけて目立たなくなる．

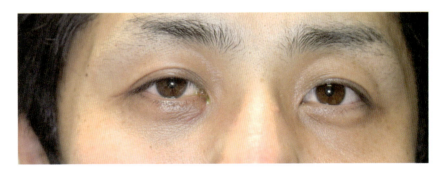

図5 ▶ 術後外観
術後2カ月．チューブを抜去した．

若手医師の間に必ず身につけておいて欲しいこと

正しい皮膚縫合の方法を身につけておきましょう．眼瞼皮膚を縫合する場合，創が軽く縫い合わさる程度で結紮します．結紮を強くしすぎたり，縫合間隔を詰めすぎたりすると，創部への血流を阻害し，瘢痕形成をきたしてしまいます．一方で，眉毛下や内眼角など真皮が発達し皮膚が厚い部位は，表皮縫合のみでは離開する力が創に働き瘢痕を形成しやすいため，真皮縫合を行いましょう．

参考文献

- 立松良之：眼瞼裂傷の手術．専門医のための眼科診療クオリファイ29眼形成手術．嘉鳥信忠 他編．中山書店，2016，p300-6．
- 上田幸典，他：涙小管断裂．眼科診療マイスターⅢ．処置と手術手技．飯田知弘 他編．メジカルビュー社，2017，p62-3．
- 上田幸典：眼瞼裂傷（涙小管断裂も含む）．OCULISTA 56こんなときどうする 眼外傷．太田俊彦 編．全日本病院出版会，2017，p1-5．
- 上田幸典：わかりやすい臨床講座 眼瞼外傷の治療．日の眼科，2021；92(1)：48-52．

4章 結膜・角膜・強膜の手術

1 翼状片手術（有茎結膜弁移植）

加瀬 諭

1 手術の概要

　翼状片は主に紫外線に関連する眼表面の慢性刺激により，鼻側優位の結膜より発生する．赤道付近の国ではその発生率が増すとされるが，日本でもありふれた眼表面疾患である．翼状片の本体は，正常結膜よりは高い増殖活性を有する重層円柱上皮細胞と間質よりなる変性組織と考えられる．後者はリンパ球，肥満細胞を主体とする慢性炎症，血管新生，リンパ管新生，線維芽細胞の増生が主体である．初発翼状片の場合には，その発生に関与する紫外線に関連した変性した弾性線維の集塊が上皮下にみられる．翼状片は古典的には初発翼状片とその術後再発による再発翼状片に分類される．再発翼状片では変性した弾性線維がみられず，再発機序に紫外線の関与は乏しく，むしろ初回手術後の炎症などが重要と考えられる．一方，モーレン潰瘍，角膜デルモイドなどの眼表面の炎症性疾患に伴う増殖組織は偽翼状片であり，それらと区別される．いずれにせよ翼状片は通常緩やかな増殖を示し，角膜中央へ侵入する．そのため，増殖組織による瞳孔の遮蔽や直乱視・不正乱視，角膜表面の牽引が原因の中央部の平坦化が起き，その結果，遠視化による視力低下をきたす（図1，2）．

　翼状片の治療は手術が唯一の方法である．上述の場合には，翼状片手術を検討する（絶対的な手術適応）[1]．他方，翼状片は血管新生を伴う組織であるため，自覚症状としては充血で受診したり，増殖組織自体をしこりやできものとして受診し，患者は摘出を希望することも多い．この場合は，手術を行っても充血が改善しなかったり，再発したりして，むしろ術前より眼症状が悪化する危険がある（相対的手術適応）[1]．

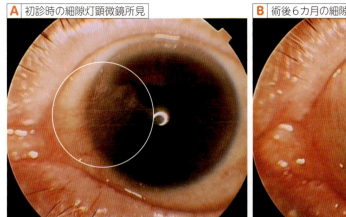
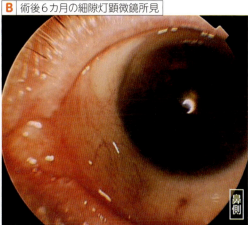

図1▶ 有茎結膜弁移植を行った高齢者の初発翼状片の1例
A：明らかな初発翼状片がみられる（丸印）。
B：有茎結膜弁移植を行い，術後は翼状片の再発はない。

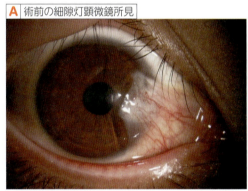
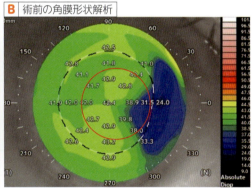

軽度の結膜下出血

図2▶ 有茎結膜弁移植を行った若年者（20歳代）の初発翼状片の1例
A：瞳孔領を覆う初発翼状片がみられる。
B：増殖組織による直乱視の傾向（赤丸部分）がある。
C：有茎結膜弁移植を行い，軽度の結膜下出血（丸印）と凝血塊の付着があるが，創部は良好である。

翼状片手術の手技は，増殖組織の処理と再建と定義することが可能である。再建法は大きくわけて，有茎結膜弁移植[2]，遊離結膜弁移植，羊膜移植となる。本項では，筆者が行っている有茎結膜弁移植を紹介し，手技のポイントを解説する。

2 検査・画像診断

　翼状片は視力障害をきたす眼表面疾患であるため，視力，屈折検査，等価球面度数，角膜形状解析（図2B）が必須である。日々，細隙灯顕微鏡を使用した眼科診療を行う医師にとっては，翼状片の診断は容易である。若年医師も数例の診察で，診断が可能になる。細隙灯顕微鏡所見では，涙丘付近から発生する，角膜中央へ投影される放射状血管を伴う三角形状の増殖組織がみられる。

　翼状片は先端部，頭部，体部に分類され，先端部では角膜と接着し，灰白色調を呈する。体部はやや隆起しており，上皮の菲薄化があるが上皮下に類弾性線維変性やスフェロイド変性がみられうる。体部は角膜輪部から結膜の増殖組織を指すことが多く，上皮が肥厚し，杯細胞が混在する。間質に新生血管も多い。加えて，翼状片の分類もする必要がある。概して，翼状片の進展具合でGrade1（角膜輪部付近にとどまる），Grade2（輪部を超えて増殖），Grade3（瞳孔に及ぶ），Grade4（瞳孔を超える），といった分類は有用である[3]。併せて，肉厚か否か，患者の年齢も手術に際し重要な情報となる。しかしながら，典型的な翼状片の診断が容易に可能であっても，その併存疾患や鑑別疾患を把握しておくことはきわめて重要である。

　翼状片に伴って上皮内癌や結膜母斑がみられることがある。角膜輪部デルモイドより発生した翼状片は肥厚が強く，手術の際も出血が多く，手術は容易ではない。術前に，十分な翼状片の診断と手術のアプローチについて検討が必要である。

よくある質問 Q&A ①

Q：翼状片の眼科的所見と手術の心構えについて教えて下さい。

A：翼状片は比較的高齢者に対して手術を行うことが多いですが，時折若年者でも手術を要することがあります。時に50歳以下の症例では注意が必要です。若年者で相対的適応での手術を行う際には，時間をかけた術前の説明が重要であり，それが術後のトラブルを避けるコツとなります。若年者や肉厚の症例，母斑や色素沈着を伴う症例では，適切に手術を行っても再発率が上がります。熟練の乏しい若手医師が執刀する際には，術中の手技のみならず，術後の経過観察もきわめて重要になることを肝に銘じておくべきです。

3 手術に必要な器具・準備(図3)

手術に必要な器具は以下の通りである。

- 眼科用テガダーム™(3M社)
- 2%エピネフリン入りリドカイン
- スプリング剪刀
- ゴルフ刀,クレセントナイフ
- ジアテルミー,形成外科用バイポーラ
- 8-0バージンシルク糸,バイクリル®糸(Johnson & Johnson社)
- デキサメタゾン(デカドロン®)注射液
- 開瞼器
- マイクロ持針器
- チタニウム製マイクロ鑷子
- ガーゼ,M.Q.A.®(イナミ社)
- ソフトコンタクトレンズ

> **大切なこと 1**
>
> 眼科用テガダーム™を用いることにより睫毛を制御することができ,術野に神経を集中させることができます。翼状片は新生血管を伴った増殖組織ですので,多かれ少なかれ術中に出血します。強膜からの出血に対しては白内障手術装置で用いるジアテルミーや強膜止血用バイポーラを用い,再発翼状片の上皮下増殖組織からの出血には形成外科用バイポーラで止血が必要になる場合があります。再発例や若年者の上皮下増殖組織の摘除の際に動脈出血をきたし,止血が困難になる場合もあります。その際には処置用アドレナリン(ボスミン®)3,000倍をコメガーゼに浸し,出血部を圧迫するとよいでしょう。

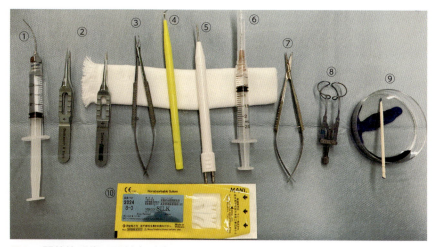

図3 ▶ 翼状片手術の器材(一部)
①テノン囊下麻酔,②マイクロ鑷子(2本),③マイクロ持針器,④クレセントナイフ,⑤白内障手術装置に備わるジアテルミー,⑥デカドロン®注射液,⑦スプリング剪刀,⑧開瞼器,⑨メチルロザニリン(ピオクタニン®),⑩8-0バージンシルク

4章:結膜・角膜・強膜の手術 **1** 翼状片手術(有茎結膜弁移植)

4 手術方法（図4, 動画）

動画

翼状片の有茎結膜弁移植法については，様々な手法が報告されている[4]。本項では筆者が行っている有茎結膜弁移植を紹介し[5]，そのポイントについて述べる。眼瞼皮膚，結膜の消毒を行い，覆布を掛け眼科用テガダーム™を貼り付け，術野を確保する。点眼麻酔を十分に行い，開瞼器を掛ける。翼状片上皮にメチルロザニリン（ピオクタニン®）を塗布しマーキングする。翼状片先端部を角膜より外して（図4A），増殖組織を放射状に切開し制御する（図4B）。この際に，若年者や再発例では出血などにより手術時間の延長や疼痛が懸念されるため，2％リドカインによるテノン囊下麻酔を行う（図4C）。角膜上に残存した増殖組織の間質成分を，白内障手術に際して用いるクレセントナイフやゴルフ刀を用いて掻爬する（図4D）。強膜からの出血を，ジアテルミーやバイポーラで止血する（図4E）。余剰のテノン囊を切除する（図4F）が，この際に上皮を損傷しないようにしたほうがよい。上方の結膜をZの形状となるように（図5, 6）スプリング剪刀で切開し，有茎結膜弁を作成する（図4G）。テノン囊は可能な限り結膜弁に付着させないようにする。下方の健常結膜に有茎結膜弁を8-0バージン

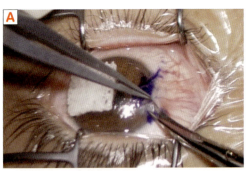
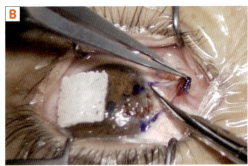
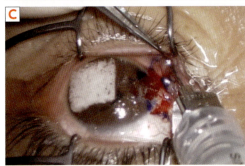
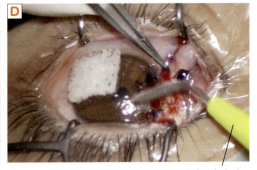

クレセントナイフ

図4 ▶ 翼状片有茎結膜弁移植手術の自験例（20歳代，男性）（次頁へつづく）
A：角膜より翼状片先端部を剝離する。
B：翼状片の増殖組織と健常結膜の境界をスプリング剪刀で切開する。
C：鈍針を使用してテノン囊下麻酔を行う。
D：角膜上に残存した翼状片の上皮下組織をクレセントナイフで掻爬する。

シルクで縫合する（図4H）。上方の空きスペースに増殖組織を縫合する（図4I）。有茎結膜弁を広げるように3糸縫合する。デキサメタゾン（デカドロン®）結膜下注射を行い（図4J），オフロキサシン（タリビット®）眼軟膏を点入する。角膜上皮の欠損が大きい場合など，術後の疼痛の懸念が強い場合には，medical useのソフトコンタクトレンズを着用させて手術を終了してもよい。

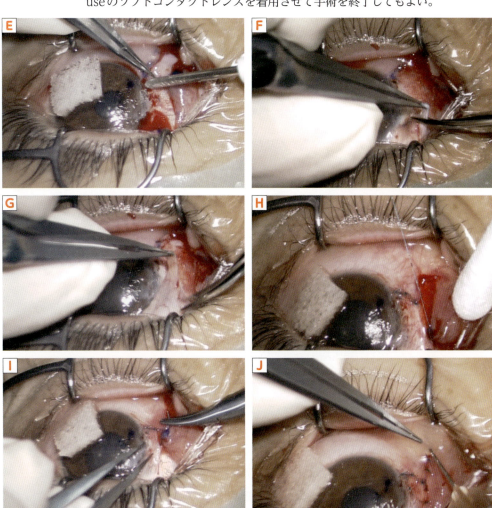

図4▶翼状片有茎結膜弁移植手術の自験例（20歳代，男性）（前頁よりつづき）

E：ジアテルミーで止血する。
F：余剰のテノン嚢を切除する。
G：上方よりZの形状になるように健常結膜で有茎結膜弁を作成し，無理なく縫合できることを確認する。
H：上方の有茎結膜弁と下方の健常結膜を縫合する。
I：増殖組織を上方の空きスペースにタイトに縫合する。
J：デキサメタゾン（デカドロン®）を結膜下へ注射する。

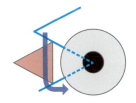

切開した上方結膜の頂点を輪部に回転して縫着。

図5▶無切除法のポイント

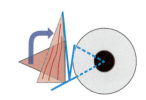

結膜を回転したことによって生じた強膜露出部を，翼状片を上方に回転することで入れ替え，健常結膜と縫合。

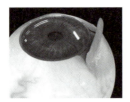 翼状片を切除せずに角膜より剥離する。

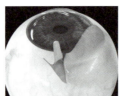 上方（あるいは下方）の健常結膜をZの形状に切開する。

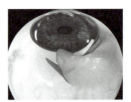 翼状片と上方（あるいは下方）の空きスペースに縫合する。

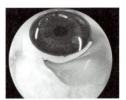 上方（または下方）健常結膜と下方（上方）結膜とを縫合する。

図6 ▶ 無切除法のシェーマ

大切なこと 2

有茎結膜弁の作成が十分か否かを判定する場合，縫合の前に結膜弁を鑷子で把持して縫合部位へ移動させ，無理な牽引がかからないことを確認します。牽引がかかる場合には縫合の際に結膜を牽引しなくてはならず，術後の瞼球癒着や結膜の離開につながるため，避けるべきです。結膜弁に牽引がある場合には，切開や剥離が不十分なため，より大きな結膜弁を作成します。結膜を縫合する際には，結膜上皮－上皮とが接着するように縫合しましょう。結紮する際に糸を上方へ引っ張るとちぎれたり，結膜を損傷するため，結紮はなるべく水平方向へ力をかけます。

よくある質問 Q&A 2

Q：翼状片手術は初心者向けの手術でしょうか？

A：翼状片の病理病態は複雑で，加えてその手術法が多くあるため，学習には時間を要します。そのような努力を経ていない術者は，手術を執刀すべきではありません。翼状片手術自体は内眼手術ではなく，多少無茶をしても患者の失明につながらないため，初心者に執刀させやすい手術と考える指導医も多いですが，初回の不適切な手術も一因と考えられる重症な再発をきたし，再手術が非常に困難な症例を経験します。有茎結膜弁移植は血流を維持して結膜の再建を行うことができるため，有用で安全な手法ですが，結膜弁を損傷すると有茎結膜弁では再建が困難になる危険性もあります。初心者も手術を行うことは可能ですが，十分な机上の準備と縫合の練習が必須となります。

5 手術後について

術直後は非ステロイド性抗炎症薬（NSAIDs）などを処方し，疼痛コントロールを行う。疼痛コントロールが困難な場合には，ペンタゾシン（ソセゴン®）な

どの筋肉注射も検討する。術後1週～1カ月ほどは抗菌薬点眼と上皮保護目的にてヒアルロン酸製剤の点眼を行う。併せて術翌日には低用量副腎皮質ステロイド薬である0.1％フルオロメトロン点眼薬も1日3～4回を行う。点眼の種類が多くなるため，トラニラスト点眼は術後1カ月後以降より1日3～4回行う。フルオロメトロン，トラニラスト点眼は術後半年間，継続する。術後，残念ながら再発することもある。その場合，すぐに再手術が必要というわけではなく，上記2種の点眼を半年程度継続し，再増殖がどこまで進行するかを経過観察する（図7A, B）。増殖が止まった時点で再度視機能の評価を行い，再発による障害の有無を検討する。その結果をもとに患者と相談し，再手術を行うか，行わずに経過観察を行うか決定する（図7B）。

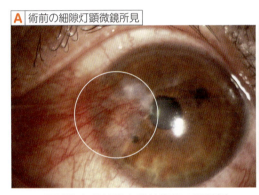
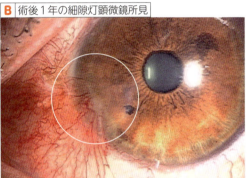

図7 ▶ 翼状片有茎結膜弁移植術後の再発例
A：肉厚な翼状片（白丸）がみられる。
B：角膜に侵入する再増殖組織（白丸）がみられるが，視機能には影響なく，再手術を行わずに経過観察中である。

若手医師の間に必ず身につけておいて欲しいこと

紙面上の制約のため，有茎結膜弁の方法についてすべてをここで紹介することは不可能ですので，成書を熟読し十分に学習して頂きたいです。上級医の手術のビデオを見て十分なイメージトレーニングを行い，本書で記載したポイントを頭に入れて，手術に臨みましょう。縫合はきわめて重要な手技のため，順針，逆針，耳側，鼻側いかなる部位・状況においても，的確に縫合ができるようにウェットラボなどで鍛錬を積む必要があります。

文献

1) 加瀬 諭：翼状片の手術適応～どのような症例が手術の適応となるのか～．眼科，2017；59(10)：1153-8．
2) 加瀬 諭：私はこうしている「有茎結膜弁移植，わたしはこうしている」．眼科，2021；63(3)：213-9．
3) 増田綾美，他：初発翼状片1,832眼に対する術中マイトマイシンCを併用した有茎結膜弁移植術の検討．日眼会誌，2013；117(9)：743-8．
4) 山口達夫：翼状片手術総論．眼手術学4．文光堂，2013，p245-55．
5) 加瀬 諭：翼状片における無切除Z型切開回転術の臨床経過．IOL & RS, 2015；29(4)：590-6．

4章 結膜・角膜・強膜の手術

2 翼状片手術（遊離結膜弁移植）

井上幸次, 春木智子

1 手術の概要

　翼状片（pterygium）は血管を含む結膜様の結合織が，球結膜から角膜に向かって異常増殖してくる状態で，鼻側に多い。原因不明だが，紫外線は大きなリスクファクターである[1]。病理学的には結膜下組織のelastotic degenerationである。

　治療はメディカルにはできないので，切除するしかないが，単純切除では高い確率で再発するため，再発に対する対策が必要である。方法としては術中マイトマイシンC使用，術後β線照射，羊膜移植などがある[2]が，これらはどこの施設でも施行できるというものではない。どこの施設でも可能な方法として結膜弁移植の併用があり，有茎弁移植と遊離弁移植があるが，本項では遊離弁移植について述べる。

　遊離弁移植は翼状片を切除して露出した強膜に別の部位から切り出した結膜を縫着する方法であり，縫合という若手医師が苦手とする手技が含まれているため，意外にハードルが高い。ただ，これをマスターすれば，縫合の技術が磨けるという利点がある。

　翼状片の手術方法は非常に多岐にわたるが，それは取りもなおさずどれも決定版とは言えないということであり，どの方法が正しい，優れているといった比較は難しい。それぞれに長所と短所があり，いずれの方法でも完璧に再発を防止することはできない。本項で述べる方法はあくまで筆者らのやり方にすぎず，これを参考に自分の方法を模索してほしい。

2 検査・画像診断

翼状片の診断は細隙灯顕微鏡で見れば一目瞭然で容易であるが，鼻側でないものや多発のものでは偽翼状片のことがあり，その場合，切除によって極端な角膜菲薄化を生じることや，稀に角膜穿孔をきたすこともあるので，翼状片の下地の，角膜の厚みが十分あることを確認しておくことは重要である．細隙灯顕微鏡で確認できないときは，前眼部光干渉断層計（optical coherence tomography：OCT）が有用である（図1）．

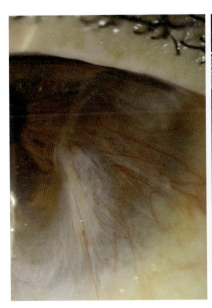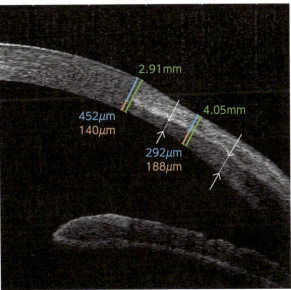

図1 ▶ 偽翼状片の前眼部OCT
偽翼状片の下地の角膜の菲薄化が明瞭に描出されている（白矢印）．

よくある質問 Q&A 1

Q：翼状片手術では視力への影響はありませんか？

A：翼状片は瞳孔領に及んでいなくても視力が低下します．それは，侵入方向に角膜を牽引するため，水平方向がフラットとなり，逆に垂直方向がスティープになって，直乱視を呈するからです．そのため，切除によって，乱視が軽減されて裸眼視力が改善します．ただ，時に翼状片があるにもかかわらず倒乱視を呈していることがあり，その場合は切除によって乱視が増加して裸眼視力が低下し，患者からのクレームにつながります．術前にその可能性を説明しておくことが大切です．

3 手術に必要な器具・準備

翼状片手術に必要な器具はシンプルである。眼科手術の最も基本的な器具だけでこと足りる（図2）。

翼状片手術はかなり出血するが，バイポーラで直接止血できるので，抗凝固薬の内服を止める必要はない。

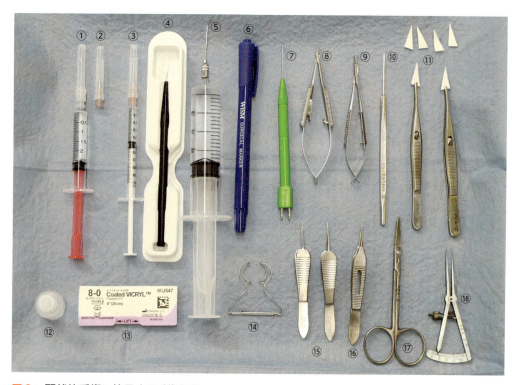

図2 ▶ 翼状片手術に使用する手術器具
①鈍針付き2.5mLシリンジ（2％リドカイン入り），②26G鋭針，③1mLシリンジ（デキサメタゾン入り），④ゴルフ刀，⑤1段針付き20mLシリンジ（オペガード®MA眼灌流液入り），⑥マーキングペン，⑦バイポーラ，⑧止め付き持針器，⑨スプリング剪刀，⑩スパーテル，⑪固定鑷子とM.Q.A.®（イナミ社），⑫点眼麻酔薬，⑬8-0バイクリル®（Johnson & Johnson社），⑭開瞼器，⑮縫合鑷子，⑯有鈎鑷子，⑰直剪刀，⑱キャリパー

大切なこと 1

ここに示した器具は1つの例にすぎず，それぞれの施設・術者の状況・好みに合ったものを使用すればよいです。ただ，結膜の縫着は実は創口の縫合より難しく，力のかけ方や方向が微妙なので，よほどの縫合名人でないと止め付きでない持針器はやめたほうがよいでしょう。止め付き持針器の使用は大切なポイントです。

4 手術方法

消毒

オキシブプロカイン点眼後，ポビドンヨードによる皮膚消毒，ヨウ素・ポリビニルアルコール（PA・ヨード®）による洗眼を行い，開瞼器を装着し，瞳孔カバーをのせる。

麻酔

鼻上側の結膜に切開を入れ，テノン組織をどけて0.5mLリドカインをテノン囊下注射する。これは必須ではないが，点眼麻酔のみでは痛がる患者もあり，施行したほうが安全に手術を施行できる。ただ，量を打ちすぎると患者が眼を動かせなくなって，かえってやりにくくなるので，注意が必要である。

マーキング

患者に耳側を見てもらい，翼状片の輪部との交点2箇所と，切除予定範囲の球結膜上の翼状片にマーキングを行う。目安としては直径8mmほどの円とする。

翼状片の輪部側の剝離

翼状片は先端では角膜に癒着しているが，輪部側では癒着はなく，ここに細いスパーテルを挿入すると翼状片と角膜を容易に分離することができる。

翼状片の先端部の剝離

翼状片を有鉤鑷子で持ち上げて，ゴルフ刀で剝がしていく。このときにゴルフ刀で掘るのではなく，持ち上げたところを払うような感じで剝がしていくと角膜を削ることなく，うまく翼状片を剝がすことができる（図3，動画）。翼状片を剝がすとどうしても出血するが，助手にM.Q.A.®（イナミ社）で止血をしてもらい，切除部を視認しながら剝がしていくと安全である。また，先端に翼状片の一部が残存すると後でそこだけ切除が必要になるが，意外に取りにくいので，できるだけ翼状片を一塊として剝がす。

動画

翼状片根部の切除

スプリング剪刀で，マーキングに沿って切除を行い，翼状片を一塊として切除する。切除部位の強膜上にある線維状の組織などは丁寧に除去し，きれいに強膜を露出させる。

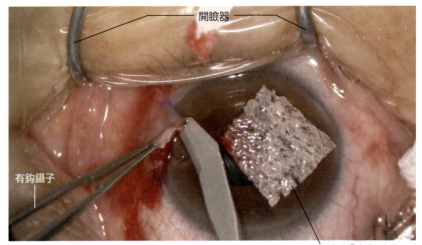

図3 ▶ 翼状片の剥離
翼状片を持ち上げ，止血しながらゴルフ刀で持ち上げたところを払っていく。

止血

助手に水をかけてもらいながら，バイポーラで露出強膜面を止血する。

遊離結膜弁のマーキング

患者に鼻下側を見てもらい，眼表面の水気をM.Q.A.®で取って乾燥させてから（止血の段階でかなり水をかけているので，そのままではマーキングがうまく付かない），マーキングペンで耳上側の結膜に，切除する結膜をマーキングする。筆者らは7×3mmで行うのを標準としているが，露出強膜の範囲が広ければ8×4mmなどに調整する。この遊離結膜弁に輪部を含める方法もあるようだが，その必要はないと筆者らは考えている。また，緑内障手術を行う可能性のある人では上方ではなく，下方から遊離結膜弁を取るように配慮する。この部位に26G鋭針（テノン囊下麻酔に用いた2.5mLシリンジの鈍針を付け替えて行えばよい）でリドカインを注射して結膜を膨らませる。この際，マーキングを行った部位の外から針を刺入して，遊離結膜弁となる部位には傷を付けないようにする。

遊離結膜弁の作成

有鉤鑷子で持ちながら，スプリング剪刀で結膜弁を切除する。このときになるべくたくさんテノン組織を強膜側に残し，薄い結膜弁を作成することが重要である。この部位にテノン組織が残っていると，炎症を起こして問題が起こるこ

とが少なく，癒着も軽度となり，後年ほかの手術をすることになったときの妨げも少ない．また，遊離結膜弁側にテノン組織が少ないと強膜に密着させて縫い留めることができる．遊離結膜弁を傷めないように途中で縫合鑷子に持ち替えて，持ち上げたところのテノン組織を切るようにして切除を行うのがコツである．

遊離結膜弁の運搬

遊離結膜弁は不用意に持ち上げると丸まって小さい球になってしまい，裏表が判別しにくくなる．筆者らは遊離結膜弁を薄いプラットフォームの上にのせて広げてから根本をカットして切り離し，鼻側へ動かすようにしている．このプラットフォームはゴルフ刀の容器などをカットして作成している（図4）〔縫合糸の容器でもよいが，バイクリル®（Johnson & Johnson社）の容器は残念ながら使えない〕．ここで遊離弁を眼表面上で引きずって動かしてもよいが，その際に患者に鼻下側から耳側に眼を動かしてもらう必要があり，患者が指示通りにしてくれれば問題はないが，間違った方向に眼が突然動くと遊離結膜弁が丸まってしまい，困った状況になる．

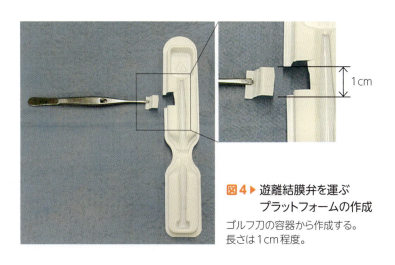

図4 ▶ 遊離結膜弁を運ぶプラットフォームの作成
ゴルフ刀の容器から作成する．
長さは1cm程度．

遊離結膜弁の設置

患者に耳側を見てもらい，遊離結膜弁ののったプラットフォームを露出強膜に押し当てて，遊離結膜弁を持ち上げることなく引きずって露出強膜上に移動させ，その上で伸ばす．

遊離結膜弁の縫着

8-0バイクリル®で上方の輪部に近い側をまず縫着する。順針にて遊離結膜弁・強膜・対側の結膜の順に針を通す。バイクリル®でなくシルクでもよいが，針の切れがバイクリル®のほうがよいので，やりやすい。ただ，バイクリル®は吸収糸なので，早く溶けすぎると外れる可能性があり，また，溶けたバイクリル®をそのままにしておくと炎症を起こして再発を誘発することがあるので注意が必要である。2糸目は下方の輪部側に逆針で縫着する。遊離結膜弁は作成時の長方形の形にこだわることなく，ピンと張った状態になるように縫着する。有茎弁と比較して遊離弁の最大の利点は，遊離結膜弁のどの部位を強膜のどの部位に縫い付けてもよいことにある。輪部側の最初の2糸は針の向きが角膜に向いており，かつ深く刺すと，稀ながら前房に針が出てしまうことがあるので，その場合はいったんその針は抜いて，向きを変えて刺入し直す。その後，上方の鼻側に順針，下方の鼻側に逆針で縫着するが，結膜弁がピンと張った状態になるような部位に縫い付けることが重要である（図5）。また，遊離結膜弁と強膜を通して針が表面に出て来たら，そこへ結膜を鼻側に引っ張るようにしてかぶせて止めると上下の結膜に角膜側にではなく，涙丘側に向かうベクトルがかかることになって，再発を促す因子を減らすことができる。

4糸が置かれれば，それで最低限は確保されたことになるが，稀に外れることもあるので，上下ともに間にもう1糸ずつ補強の糸を掛ける（図5，動画）。

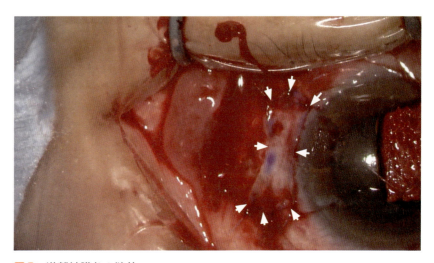

図5▶ 遊離結膜弁の縫着
遊離結膜弁に緩みがないよう，露出強膜にピンと張った状態(矢印)で縫着する。

露出角膜面の平滑化

翼状片を剥がした角膜面をゴルフ刀でなるべく平滑にしておく，これによって早目の角膜上皮修復を促す．最後はステロイド結膜下注射と抗菌薬点眼を行って終了する．

> **大切なこと 2**
>
> 遊離結膜弁が強膜にピッタリと張りついている状態をつくることと，遊離結膜弁の上の結膜上皮が脱落していないことが大切です．

> **よくある質問 Q&A 2**
>
> **Q**：結膜弁を縫着するときのコツはありますか？
>
> **A**：針を強膜に刺入するときに，刺入する強膜面が水平になっているとうまく刺入ができます．そのために患者さんに眼を動かしてもらいます（たとえば，下方に刺入するときは上耳側を見てもらう）．これが傾いていると刺入は難しくなります（図6）．

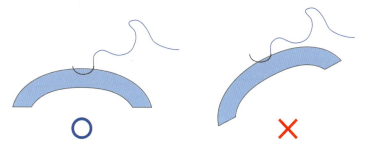

図6 ▶ 強膜への糸の掛け方
左図のように，糸の刺入時に刺入する面が水平になっていることが重要である．
右図のように傾いていると，強膜にしっかりと糸を掛けることができない．

5 手術後について

遊離結膜弁移植は眼表面に対する侵襲が大きく，時間がかかることが短所なので，しっかりと消炎することが重要である．眼表面の炎症が制御できていないと再発を誘発する．ベタメタゾン点眼と抗菌点眼・眼軟膏を使用し，場合に

よってはプレドニゾロン眼軟膏も使用する．抜糸は2週間ほどで行う．糸をそのままにしていると炎症が遷延し，再発を誘発する．ベタメタゾン点眼は少なくとも1カ月以上使用し，状態がよければ0.1％フルオロメトロン点眼に変更する．白内障手術よりも長期に点眼治療を継続する．

術後の合併症としては，眼圧上昇（ステロイドによるもの）が最も多く，稀ながら感染やdellen（凹窩）形成，上皮欠損遷延，肉芽腫（図7），壊死性強膜炎などがある．

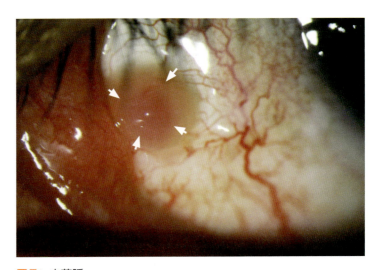

図7 ▶ 肉芽腫
遊離結膜弁で覆われていない露出強膜上にこのような赤い肉芽腫が形成されることがある（矢印）．ステロイド治療を強化するが，消退しない場合は切除が必要になる．

若手医師の間に必ず身につけておいて欲しいこと
- 1に縫合，2に縫合，3，4がなくて5に縫合です．

文献
1) Lin YH, et al：Epidemiologic study of pterygium in Taiwan．Jpn J Ophthalmol，2019；63(4)：297-303．
2) 宮崎 大，他：瞼球癒着を伴う再発翼状片に対するマイトマイシンC術中塗布と羊膜移植の応用：羊膜・結膜同時移植併用拡大翼状片切除術の手術成績．日眼紀，2005；56(9)：714-21．

3 再発翼状片手術

上松聖典

1 手術の概要

翼状片は切除後再発しやすく、およそ4%の症例で再発するという報告もある[1]。再発翼状片手術では再発を繰り返さないよう、病変部をより大きく切除したい。さらに羊膜移植術を併用することで、より広範囲の結膜欠損部を羊膜グラフトで被覆することができる（図1）。この場合、羊膜は結膜上皮の基底膜として働き、きれいな結膜の再生が期待できる。

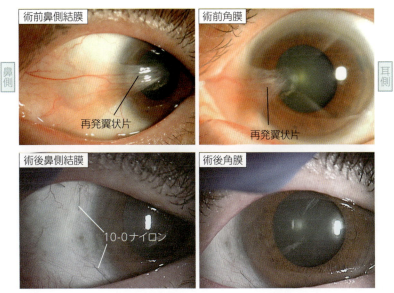

羊膜を縫合した10-0ナイロンが見える。
図1 ▶ 再発翼状片の術前後の前眼部写真

羊膜はこの羊膜グラフトのほかに，角膜上皮障害に対する羊膜被覆術や，角膜穿孔に対する羊膜充填術に用いることができる。これらの手術手技は，再発翼状片の術式を基本として習得した後に，応用編として学ぶとよい。

2 検査・画像診断

再発翼状片は，翼状片切除術後の角膜に，翼状片が再発している状態である。前眼部の観察で容易に診断できるが，偽翼状片や眼類天疱瘡などの疾患と鑑別する必要がある。偽翼状片は角膜外傷や周辺部角膜潰瘍の修復過程で生じる結膜侵入である（図2）。テリエン辺縁角膜変性でも周辺角膜の菲薄化と偽翼状片を生じやすい。偽翼状片では角膜が菲薄化していることが多く，高度な菲薄化であれば術中や術後に角膜穿孔をきたす可能性がある。前眼部光干渉断層計（optical coherence tomography：OCT）等で角膜菲薄化があれば，保存角膜による表層角膜移植の同時手術も検討する。

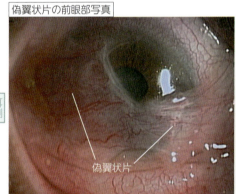

偽翼状片の前眼部写真

角膜潰瘍後の偽翼状片と思われる。

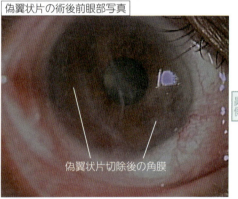

偽翼状片の術後前眼部写真

角膜穿孔は免れた。

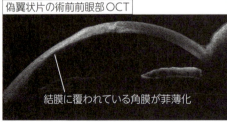

偽翼状片の術前前眼部OCT

結膜に覆われている角膜が菲薄化している。

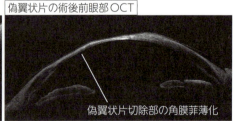

偽翼状片の術後前眼部OCT

角膜の菲薄化が明らかである。

図2 ▶ 偽翼状片の前眼部写真と前眼部OCT

眼類天疱瘡では，結膜に対する刺激で非常に強い炎症や瘢痕形成を生じる。重症例では角膜輪部疲弊症を伴い，術後角膜に結膜が侵入し角膜全面が結膜で覆われてしまう場合もある（図3）。術前に結膜の瘢痕形成や，翼状片以外の部位での瞼球癒着，結膜嚢の短縮がないか確認する。程度の違いはあるが両眼にこれらの所見がみられることが多い。眼類天疱瘡であれば専門施設に紹介することも検討する。

　瞼球癒着が強く眼球運動障害や両眼性複視がある場合は，術前後にヘスコジメーター（Hess赤緑試験）などで眼球運動を評価する。

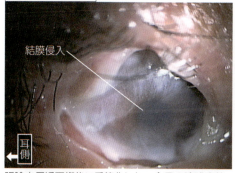

右眼の前眼部写真
結膜侵入
耳側
眼瞼内反矯正術後に重篤化した。全周の瞼球癒着と，角膜への結膜侵入を認める。

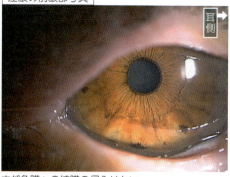

左眼の前眼部写真
耳側
まだ角膜への結膜の侵入はない。

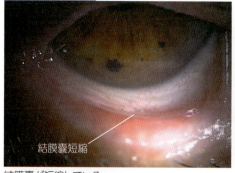

左眼の前眼部写真
結膜嚢短縮
結膜嚢が短縮している。

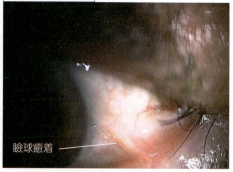

左眼の前眼部写真
瞼球癒着
下方結膜の瞼球癒着がある。

図3 ▶ 眼類天疱瘡の前眼部写真

よくある質問 Q&A ①

Q：偽翼状片を見分けるコツを教えて下さい。

A：角膜外傷やモーレン潰瘍，リウマチ性角膜潰瘍など周辺部角膜潰瘍の既往を確認して下さい。周辺部角膜潰瘍は両眼に生じることがあり，再発しやすい疾患ですので，その点をふまえて問診するとよいでしょう。結膜侵入の部位が鼻側や耳側ではなく上下にある場合も，偽翼状片の可能性があります。

3 手術に必要な器具・準備

本手術で使用する器具類を図4に示す。羊膜移植を行うには，羊膜移植施設認定と術者認定を受け，地方厚生局に保険診療施設として届け出る必要がある[2]。

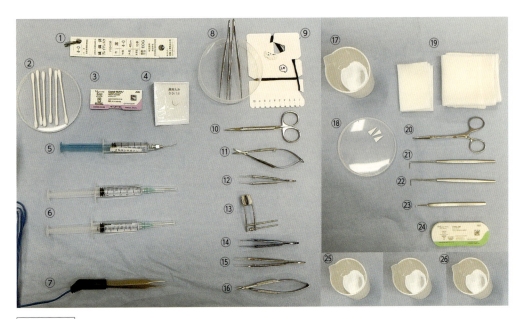

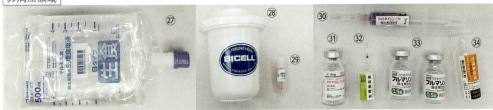

図4 ▶ 本術式に使用している器具

①4-0シルク，②綿棒，③7-0吸収糸，④丸針（4-0シルクを強膜に掛けて制御する場合に使用），⑤2％キシロカイン用注射筒，⑥生理食塩水用注射筒，⑦バイポーラ凝固止血器，⑧マイトマイシンC用シャーレと鑷子（2本），⑨マイトマイシンC塗布用ベンシーツ（以前は手術用スポンジを使用），⑩眼科剪刀，⑪スプリング剪刀，⑫縫合鑷子，⑬開瞼器，⑭マイクロ有鉤鑷子，⑮有鉤鑷子，⑯持針器，⑰生理食塩水入りカップ，⑱洗浄後の羊膜を入れるシャーレの蓋と手術用スポンジ，⑲ガーゼ，⑳ペアン，㉑斜視鉤，㉒穴あき斜視鉤，㉓ゴルフ刀，㉔10-0ナイロン，㉕羊膜洗浄用抗菌薬入りカップ，㉖羊膜洗浄用生理食塩水入りカップ（2個）

非清潔領域
㉗マイトマイシンC洗浄用生理食塩水バッグ，㉘羊膜保存用凍結処理容器，㉙羊膜保存チューブ，㉚マイトマイシンC用注射筒，㉛マイトマイシンC，㉜マイトマイシンC溶解用生理食塩水，㉝羊膜洗浄抗菌薬，㉞羊膜洗浄抗菌薬の溶解用生理食塩水

4 手術方法

再発翼状片切除(動画)

1) 結膜下麻酔。結膜下に麻酔薬を注入する。翼状片の体部からテノン嚢注射用の鈍針でも注入できる。
2) 翼状片除去(図5A)。翼状片をボウマン膜からできるだけ鈍的に剥離する。ボウマン膜より深層に翼状片組織がある場合は、ゴルフ刀で擦過除去する。視軸にかからない角膜混濁は無理に除去しなくてもよい。
3) テノン嚢下麻酔。テノン嚢を剥離し、テノン嚢下に麻酔薬を注入する。
4) 直筋の同定。結膜切開し、テノン嚢を剥離し、直筋を同定する。
5) 制御糸の設置(図5B)。斜視鉤を掛け、さらにテノン嚢を剥離し、穴あき斜視鉤で4-0シルクを直筋に通して制御糸とする。
6) 強膜上の増殖組織の切除(図5C)。強膜が薄い場合は無理に切除しない。強膜の損傷が危惧される場合はマイトマイシンC塗布後に増殖膜を切除したほうがよい。
7) 結膜と増殖組織の分離(図5D)。介助者に結膜を持ち上げてもらいながら、

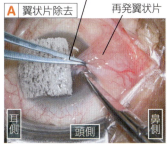
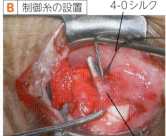
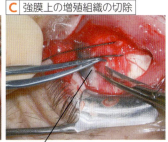
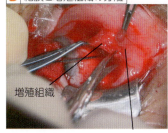
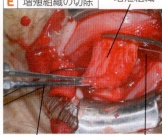
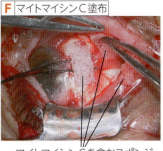

図5 ▶ 再発翼状片切除

結膜と増殖組織を分離するとよい。分離する際に結膜を切開しないように注意する。

8) 増殖組織の切除(図5E)。大きめの有鈎鑷子と眼科剪刀を使用すると切除しやすい。翼状片となっていた変性した結膜も切除する。

9) 止血。バイポーラ凝固止血器で止血する。

10) マイトマイシンC塗布(図5F)。マイトマイシンCを含むスポンジを強膜上と結膜下に留置し、除去後、生理食塩水で洗浄する。当施設では0.04％のマイトマイシンCを3分間塗布し、200mLの生理食塩水で洗浄している。

羊膜移植

1) 羊膜の準備。羊膜を保存容器から出し、生理食塩水で50mg/mLにしたフロモキセフナトリウムなどの抗菌薬で洗浄し、生理食塩水に浸す。表裏を確認し、余分な絨毛膜は除去しておく。

2) 羊膜を強膜上に置く(図6A)。羊膜上皮側を表、絨毛膜側を裏(強膜側)にする。表裏を間違えないように2本の鑷子で羊膜を持つとよい。

3) 羊膜の縫合(図6B)。10-0ナイロンで羊膜と強膜を縫合する。羊膜を弛ませたり、通針する羊膜と強膜の部分がずれたりしないようにする。必要に応じ

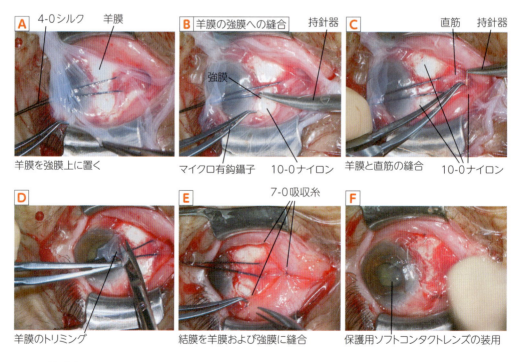

図6 ▶ 羊膜移植

て，介助者が斜視鉤などで羊膜を周辺に牽引し，視野を確保する．通針時は強膜を穿孔しないよう十分に注意する．直筋にかかる部位では羊膜と直筋を縫合してもよい（図6C）．4-0シルクを牽引し術野を確保しながら縫合する．羊膜移植の範囲が広い場合は，様々な方向に牽引糸を動かすため，角膜輪部近くの縫合は最後に行うほうがよい．

4) 縫合糸結紮部の埋没．10-0ナイロンの結紮部を埋没する．埋没できなければそのままでもよい．

5) 羊膜のトリミング（図6D）．上下の羊膜をトリミングしたのちに，輪部付近の羊膜を切除するとやりやすい．縫合部から近いところでトリミングしないと，術後余った羊膜が捻れてしまうことがある．

6) 結膜縫合（図6E）．7-0吸収糸などで結膜を羊膜と強膜に縫合する．この際も通針時に強膜を穿孔しないように十分に注意する．終刀前に角膜上に残存した翼状片組織を除去する．

7) 4-0シルクの除去と，保護用ソフトコンタクトレンズの装用（図6F）．保護用ソフトコンタクトレンズにより術後疼痛を緩和し，角膜上皮の再生を促進させるが，装用しなくてもよい．

よくある質問 Q&A 2

Q：羊膜の表裏はどのようにしたらわかりますか？

A：再発翼状片手術における羊膜移植では，羊膜上皮側を上に，絨毛膜側を下にして移植しなければなりません．角膜上皮保護の際に行う羊膜被覆術の場合は逆にします．表裏を確認する方法としてスポンジテクニックがあります．生理食塩水を含んだ手術用スポンジを，生理食塩水に浸した羊膜に付けて持ち上げます．羊膜上皮側では羊膜は持ち上がりませんが，絨毛膜側では羊膜がスポンジにくっつき持ち上がります（図7）．絨毛膜はぬめりのある組織のため，大量に付着している場合は，スポンジやガーゼで軽くこすって除去しておきます．

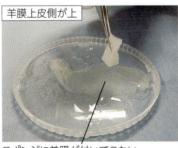
羊膜上皮側が上
スポンジに羊膜が付いてこない．

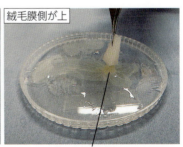
絨毛膜側が上
スポンジに付いた羊膜が持ち上がる．

図7▶ スポンジを使用した羊膜の羊膜上皮側および絨毛膜側の確認方法

> **大切なこと 1**
>
> 強膜に通針する際は，強膜の1/3程度の深さで通します。針がうっすらと見える程度の深さと覚えておくとよいでしょう。強膜を穿孔すると通針時の抵抗が急に少なくなります。ぶどう膜の茶色い色素が針孔から出た場合は明らかに穿孔しています。強膜を穿孔した感触があれば速やかに針を引き，術中や術後に眼底検査を行い，もし網膜に損傷があれば，冷凍凝固やレーザー治療を追加します。

5 手術後について

　術後診察ではフルオレセイン染色により上皮進展の程度を評価する。角膜上皮欠損部がなくなれば，保護用ソフトコンタクトレンズを除去する。数週間で結膜上皮が羊膜上に伸展する。絨毛膜側が表になっていると，なかなか結膜上皮が伸展しないため，再手術も検討する。

　術後は抗菌薬とステロイドの点眼を投与する。再発が危惧される場合には線維芽細胞抑制作用のあるトラニラスト点眼を長期にわたって使用する場合もある。結膜縫合糸の抜糸は吸収糸では必要ないが，異物感が強い場合や，糸に対する炎症が強く生じる際は抜糸する。羊膜を縫合している10-0ナイロンは基本的には抜糸の必要はないが，結膜上に露出している場合や，炎症の原因となっている場合は抜糸する。

若手医師の間に必ず身につけておいて欲しいこと

　この手術は難しくありませんが，基本的な手技を習得しておく必要があります。縫合は正しく自然にできるようにしておいて下さい。強膜内を通針する際は，決して強膜穿孔することのないよう，深すぎず浅すぎず，安全で確実に通針できるようにして下さい。

文献

1) 増田綾美，他：初発翼状片1,832眼に対する術中マイトマイシンCを併用した有茎結膜弁移植術の検討．日眼会誌，2013；117(9)：743-8．
2) 上松聖典：羊膜バンクと羊膜移植 眼科医の立場から．眼科手術，2017；30(3)：400-5．

4章 結膜・角膜・強膜の手術

全層角膜移植

岩川佳佑，近間泰一郎

1 手術の概要

　全層角膜移植（penetrating keratoplasty：PKP）は100年以上の歴史をもつ確立された術式である。近年は，深層層状角膜移植（deep anterior lamellar keratoplasty：DALK）や角膜内皮移植（Descemet's stripping automated endothelial keratoplasty：DSAEK）などのパーツ移植が開発され，適応疾患は減少傾向にあるが，角膜全層にわたる角膜混濁や重度な形状異常を呈する疾患に対しては第一選択である。適応症例のほとんどが光学的角膜移植であるが，角膜穿孔や制御困難な角膜感染症に対する病巣除去が目的である治療的角膜移植として行われることもある。

2 検査・画像診断

角膜の評価

　細隙灯顕微鏡検査や前眼部光干渉断層計（optical coherence tomography：OCT）を用いて角膜混濁の範囲や深さ，角膜形状や厚み，隅角癒着の有無（図1）などを確認する。また，輪部機能の評価のためPOV（palisades of Vogt）や血管侵入の有無なども併せて所見をとる。角膜内皮は，スペキュラマイクロスコピーで細胞密度や形態を確認し，術式選択の参考とする。

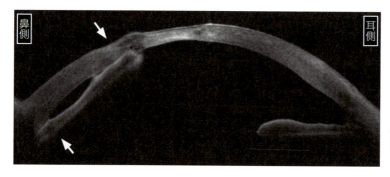

図1▶ 前眼部OCT
隅角癒着および虹彩前癒着（矢印）がみられる。術中に癒着解除の操作が必要である。

角膜以外の評価

　細隙灯顕微鏡検査や黄斑部OCTなどを用いて水晶体混濁や眼底疾患の有無を確認する。視野異常の可能性が否定できない場合には視野検査も行う。これらをふまえてPKP施行後の視力向上がどの程度期待できるかを検討しておく。

　アレルギー性結膜炎や眼瞼炎などの既往がある症例では，充血や血管侵入の程度を評価する必要がある。炎症が強い場合には術前に鎮静化させる必要があり，血管侵入の程度が強い場合には術後の拒絶反応のリスクが高いことを念頭に置く必要がある。

よくある質問 Q&A ①

Q：涙液の状態は術後の経過にどのような影響がありますか？

A：涙液の質や量は術後のグラフト角膜の上皮化に影響があります。涙液量の減少や涙液層破壊時間の短縮があると術後の上皮欠損が遷延化するリスクがあるため，術前にSchirmer試験やフルオレセイン染色を用いたオキュラーサーフェス（眼表面）の評価をしておく必要があります。

3 手術に必要な器具・準備（図2）

手術に必要な器具は以下の通りである。

- フリリンガリング
- キャリパー
- 8点マーカー
- トレパン
- ドナーパンチ
- スプリング剪刀
- カッチン氏角膜移植用剪刀
- 有鉤鑷子
- 無鉤鑷子
- コリブリ鑷子
- 粘弾性物質
- 縫合糸（7-0シルク，8-0シルク，10-0ナイロン：すべて角針）
- バナス剪刀
- ケラトリング

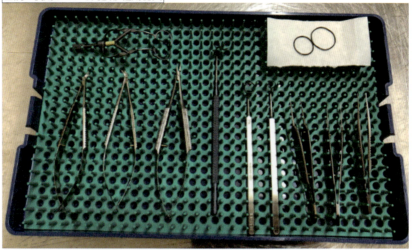

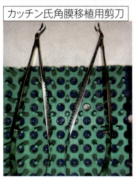 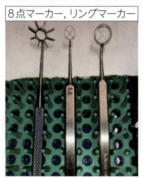 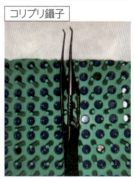

図2▶ 手術に使用する主な器具

> **大切なこと 1**
> 症例によって必要なものは異なります。術中に急遽使用する可能性のある器材は，すぐ使用できるように近くに準備しておきましょう。

4 手術方法（動画1，2）

麻酔および術前処置

PKPでは駆逐性出血のリスク軽減のため硝子体圧・眼窩内圧を下げることが重要となる。当院では，腎機能に問題がなければ術前に高浸透圧利尿薬を全身投与し，全身麻酔で行っている。

動画1

動画2

術中投薬

術中にセフェム系抗菌薬（セファゾリン1mgなど）とリンデロン®4mgの全身投与をそれぞれ感染予防および術中の消炎を目的として使用している。

強膜リングの縫着

眼球虚脱の予防目的でフリリンガリングを経結膜的に強膜に縫着する（図3）。7-0シルクで4針程度，均等な位置間隔で行う。角膜輪部からフリリンガリングまでの距離が一定になるように針を通す位置に気をつける。無水晶体眼や無硝子体眼では，より確実に強膜に縫着するよう注意を払う。

角膜切開径の決定

まずキャリパーを用いて角膜中心をマーキングした後に，角膜径や混濁の範囲から角膜切開径を決定する。次に，8点マーカーで放射状に角膜をマーキングする（図4）。

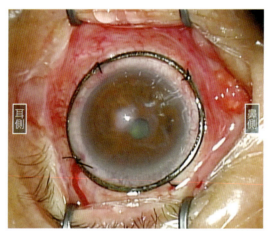

図3▶フリリンガリングの縫着
フリリンガリングを7-0シルクで4箇所に経結膜的に強膜に縫着する。

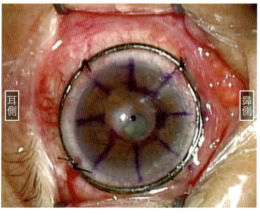

図4▶角膜のマーキング
角膜中央を決定し，8点マーカーで放射状にマーキングする。

移植片の準備

ドナーパンチを用いて強角膜片から移植片を作成する。ドナーパンチは，移植片径の大きさがレシピエント角膜径よりも0.25mm大きくなるものを選択することが多い。粘弾性物質で内皮面を保護した状態でドナー角膜を打ち抜く。

当院では全例で移植片角膜の保存液（Optisol®）および移植片の強膜上の擦過培養検査を実施している。術後早期に移植片から感染を生じた際の抗菌薬選択の参考とするためである。

レシピエント角膜の切除

吸引式トレパンを用いて角膜切除を行う。陰圧をかけながらトレパンの刃の中心と角膜の中心を一致させ，トレパンを角膜に吸着させる（図5）。その後，トレパンの刃を回転させ（1回転で約250μm進むことを目安に），レシピエント角膜を切開する。前房水の漏出がみられたら前房内に粘弾性物質を注入し，断端が垂直になるようにカッチン剪刀で切離していく（図6）。

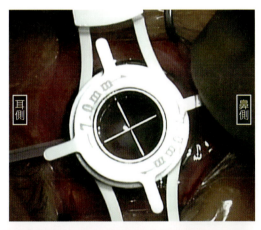

図5 ▶ トレパンを用いた角膜切開
トレパンの中央とレシピエント角膜中央を一致させ，垂直に吸着した状態で刃を回転する。

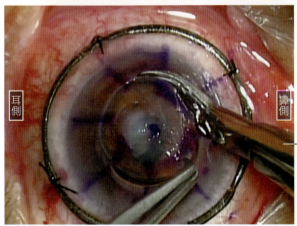

カッチン剪刀

図6 ▶ カッチン剪刀を用いた角膜切開
カッチン剪刀を用いて断端が垂直になるように全周を切開する。

仮縫合

仮縫合は8点マーカーを目安に縫合の位置を決め，8-0シルク糸で行う（図7）。移植片をゆがませないように鑷子で持ち，持ったところに針を通す。レシピエント角膜のデスメ膜直上の実質深層を通し，少し平行に針を進めバイト幅が等しいところで針を出す。通糸したら上皮側の断端を合わせながら締める。これは本縫合でも共通の基本的なポイントである。前房が浅いときは虹彩を針が通過しないように粘弾性物質を適宜注入する。8針の縫合の過程で張力や位置に不均衡があればやり直す必要がある。

本縫合

本縫合は，連続縫合，端々縫合があり，縫合数も16～24針と施設や術者によって様々である。当院では，10-0ナイロン糸を用い16針連続縫合で行っている（図8）。仮縫合と同様にデスメ膜直上のできるだけ実質の深層に針を通し，上皮側の断端を合わせながら締める。16針すべての連続縫合が終了したら，層

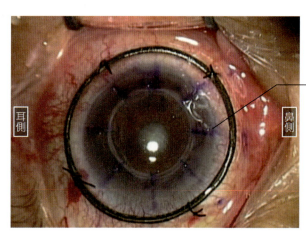

図7 ▶ 仮縫合
張力や位置が均等になるように8箇所に仮縫合を行う。

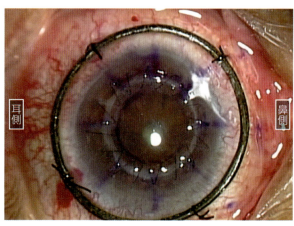

図8 ▶ 本縫合
16針連続縫合を行い，縫合糸に緩みがない状態で結紮する。

間から前房内に眼内灌流液を入れ粘弾性物質を除去する。

参考：連続縫合と端々縫合の使い分け

連続縫合は張力が均一にかかり，縫合にかかる時間が短い。しかし，術後にどこか途中で切れると再縫合が必要になる。端々縫合は縫合に時間がかかるが，表層角膜移植術など術後に抜糸による乱視矯正を早期に目指す場合に有利である。また，角膜感染症や基礎疾患に関節リウマチがある症例などでは術後に角膜融解のリスクがあるため端々縫合で行うことを考慮する。

結紮と乱視の調整

連続縫合を終えたら開始部位の対側から順次縫合糸を締める。この際，1回だけでは不十分であるため，2〜3回行う。レシピエントと移植片の縫合部位がやや隆起する程度が望ましい。縫合糸全体に弛みがないことを確認し，縫合糸を結紮する。その後，本縫合糸を切らないよう注意しながら仮縫合糸を抜糸し，フリリンガリングを外す。

続いて乱視の調整のためケラトリングを用いて縫合糸の張力の不均衡を調整する（図9）。角膜中央に映った角膜反射像を確認し，像の長径から短径方向に縫合糸をたぐる要領で行う。これを繰り返し，角膜反射像がおおむね正円になったところで終了する。

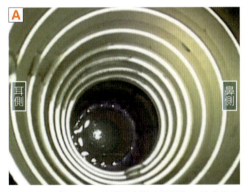

A ケラトリングを用いて角膜反射像を確認し，縫合糸の張力の不均衡を調整する。

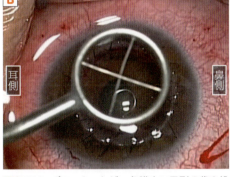

B 図2のリングマーカーなど，角膜上に円形の像を投影できる器具でも観察が可能である。

図9▶ 乱視の調整

術後点眼

当院ではモキシフロキサシン4回，ベタメタゾンリン酸エステルナトリウム1日6回で開始し，1週後より両点眼とも1日4回で1年間は継続使用する。その後，ベタメタゾンリン酸エステルナトリウムを0.1％フルオロメトロンへ変更

し，点眼回数を漸減するが，最終的に両点眼を1日1回は継続している。移植片の状態や眼圧変化に応じて，対応は異なる。

> **大切なこと 2**
>
> 最初はどの工程もうまくできず，やり直しも要するため手術時間がかかります。うまくいかなかった点はその都度どのように行えば改善できるかを考え，ステップアップを心がけましょう。

よくある質問 Q&A 2

Q：角膜縫合の深さが安定しないのですがどうしたらよいですか？

A：レシピエント角膜の実質深層を針先で触るとデスメ膜に二等辺三角形のラインが見えます（図10）。その深さで針を通せば実質深層を通糸することができるため，深さが安定します。

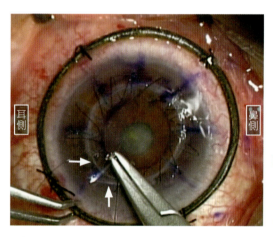

図10 ▶ 実質深層の通糸
実質深層を針先で触るとデスメ膜に二等辺三角形のラインがはっきり見える（矢印）。

5 手術後の主な合併症と注意点

眼圧上昇

　術後早期にみられる眼圧上昇は，眼内に残存した粘弾性物質が主な原因である。創間から前房穿刺を行うことでしだいに正常化することが多い。手術後急性期を過ぎると約30％の症例で眼圧上昇がみられる。ステロイド点眼薬の使用や術後の炎症，虹彩前癒着が原因となる。まずはステロイドの減量と降圧点眼の使用を行う。それでも眼圧コントロールが不良であれば緑内障手術を検討する。

感染症

術後早期は,内眼手術に伴う感染の有無を観察する必要がある。起炎菌はコアグラーゼ陰性ブドウ球菌や黄色ブドウ球菌などのグラム陽性球菌が多い。晩期では,拒絶反応対策としてステロイド点眼を使用するため角膜は易感染の状態となる。起炎菌は,黄色ブドウ球菌をはじめとする細菌感染が最多だが,真菌感染症や角膜ヘルペスのリスクも上昇する。感染を疑った際には,ステロイド点眼薬の中止と起因病原体に応じた治療を開始する。また,緩んだ縫合糸は感染のリスクとなるため,認めた時点で抜糸を検討する。

拒絶反応

PKP後の拒絶反応は約15%の割合で生じるとされ,術後3カ月と1年に発症のピークがある。それ以降発症頻度は減少していくが,術後何年経過しても拒絶反応の可能性がある。自覚症状には霧視,充血,視力低下などがあり,他覚所見には毛様充血,線状の角膜後面沈着物(Khodadoust line)と角膜実質浮腫などがある。拒絶反応が生じた場合には,リン酸ベタメタゾン点眼(6回/日)とステロイドの全身投与(メチルプレドニゾロン125mg/日を3日間)を行う。

primary graft failure

primary graft failureとは,手術が問題なかったにもかかわらず術後に移植片の透明性が一度も得られない状態である。PKP施行症例の約0.1%に発症するとされる[1]。primary graft failureと考えられた場合には再移植を検討する。

> **若手医師の間に必ず身につけておいて欲しいこと**
>
> 術後の移植角膜の状態は症例によって様々です。手術が順調に終わっても術後の角膜浮腫が予想以上に強いケースや,稀にprimary graft failureに遭遇することもあります。感染症や眼圧上昇などの急な対応が必要な場合を除き,一喜一憂せず丁寧に診察を続けることが大切です。

文献

1) Edelstein SL, et al:Report of the Eye Bank Association of America medical review subcommittee on adverse reactions reported from 2007 to 2014. Cornea, 2016;35(7):917-26.

5 角膜内皮移植

鈴木孝典，山口剛史

1 手術の概要

　角膜内皮移植はフックス角膜内皮ジストロフィなどによって生じる水疱性角膜症に対してに行われる。角膜内皮移植にはデスメ膜剝離角膜内皮移植術（Descemet's stripping automated endothelial keratoplasty：DSAEK）とデスメ膜角膜内皮移植術（Descemet's membrane endothelial keratoplasty：DMEK）がある。DSAEKは約100μmの実質＋デスメ膜，DMEKはデスメ膜を前房側から角膜後面に気体（空気，20％に希釈した六フッ化硫黄ガス：SF_6）で接着させる（図1）。術式選択の注意点として，角膜実質に瘢痕のある症例では，角膜内皮移植では混濁や不正乱視が残り十分な視力改善が得られないため，全層角膜移植を考慮する。

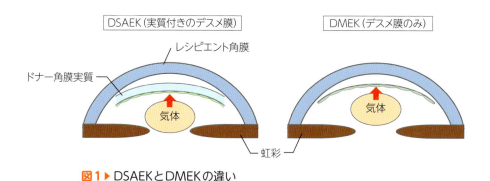

図1 ▶ DSAEKとDMEKの違い

2 手術に必要な器具・準備

当院で用いる角膜内皮移植の手術器具は，全層角膜移植の器具に加え，両術式でデスメ膜を剝離する逆向きシンスキーフック，グラフト挿入にDSAEKではDSAEK BUSIN グライドスパーテル（モリア・ジャパン社），DMEKではガラスチューブ（Jonesチューブ）を用いる（図2）。

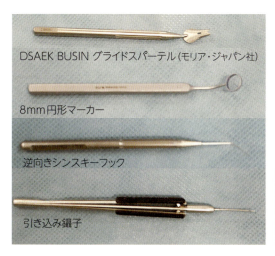
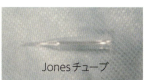

図2 ▶ 角膜内皮移植に使う器具

3 手術方法

DSAEK

ドナー角膜の準備

角膜グラフトを人工前房に固定し，マイクロケラトームで残存ベッド厚約100～150μmの角膜実質の水平切開をする。切除した上皮側の実質（キャップ）は戻しておく。マイクロケラトーム使用前にマーキングをしておくと，正確にキャップを元の位置に戻すことができる。

麻酔など

球後麻酔またはテノン囊麻酔で手術を行う。硝子体圧が高いと予想される症例ではホナンバルーン（イナミ社）で40mmHg程度の圧力で10～15分，術前に硝子体圧を下げておく。開瞼器は，角膜輪部からの器具操作や開瞼幅の微調整のしやすい，秦/三好氏調節式開瞼器吸引孔付（アシコ社）を好んでいる。

白内障合併例

　　水晶体(白内障)のある症例では，まず小切開白内障手術を行う。白内障手術での注意点は，①連続円形切囊(continuous curvilinear capsulorrhexis：CCC)を小さめにする[グラフト挿入時の前房虚脱でintraocular lens(IOL)脱臼をきたさないように。4mm]，②親水性アクリルIOLを避ける[術中，ビスコート®(日本アルコン社)や空気を使うため，術後混濁のリスクがある]，である。水疱性角膜症合併白内障手術では視認性が悪いことに加え，散瞳不良，強い核硬度，チン小帯脆弱，核処理中の灌流液による硝子体圧上昇(misdirection)など，白内障手術の難易度が高いことが多い。あらゆる場合にも対応可能な白内障手術の高い技術を要する。IOL挿入後に注射用アセチルコリン(オビソート®)で縮瞳させる。

マーキングと角膜切開

　　角膜上皮剝離後に直径8mmの円形マーカーで圧迫マーキングをし，先の細いメチルロザニリン(ピオクタニン®)ペンで点状のマークをし，オキシグルタチオン眼灌流・洗浄液あるいは空気灌流下でデスメ膜剝離を行う。術眼角膜径が小さい場合はマーキングの大きさを適宜小さくする。角膜切開創で重要なこととして，グラフト挿入時の角膜内皮障害を避けるため，グラフト厚に合わせて切開幅を決める。グラフト厚が100μm以下であれば角膜内皮に負荷なく4mmで十分挿入可能であるが，120μm前後であれば4.5mm，150μm以上であれば5mmの切開を選択する。

ドナー角膜の円形切開と挿入準備

　　ドナー角膜径は患者の角膜径で決定する。筆者はなるべく多くの角膜内皮細胞が挿入できるよう，患者の前房深度・虹彩前癒着・角膜径を考慮しできるだけ大きい径のドナー径を選択している。ドナーパンチでドナー角膜を円形切開し，輪部側を除去しハイドロダイセクション(hydrodissection)でDSAEKグラフトを実質から分離する。DSAEKグラフトをDSAEK BUSIN グライドスパーテルにスライドさせて載せ，分散型粘弾性物質で角膜内皮細胞を保護する。

DSAEKグラフトの前房内挿入(図3)

　　4〜5mmの切開創からDSAEKグラフトを挿入する際は，どれほど灌流しても前房は虚脱する。この際，虹彩脱出や損傷を避けるためのコツとして，ダブルグライドテクニックと適正な灌流圧が重要である。灌流圧が高すぎると虹彩が脱出し損傷しやすい。専用の鑷子をグラフト挿入の切開創対側のサイドポートから挿入し，眼外でDSAEKグラフトをしっかり把持し，眼内へグラフトを前房内へ引き込む。グラフト全体が前房内へ入ったことを確認し灌流を止め，グラフトを前房内でリリースし，切開創を10-0ナイロンで2〜3針縫合する。4〜5mm切開でのグラフト挿入では前房虚脱はほぼ必発であるため，筆者は有

水晶体眼など症例に応じてNS endo-inserter（HOYA社）を使用している。

空気注入と層間排液（図4）
　グラフトの外側をタップし前房内の水流でグラフトの位置を角膜中央に整え，角膜輪部から32G針をやや斜め方向で刺入し，グラフト直下で空気を注入し十分に眼圧を上げる。その後，stub incisionから層間に残る液を十分に排液する。グラフトの中央からレシピエント角膜後面に接着するように，ゆっくり空気を注入すると，グラフトの皺は残りにくい。

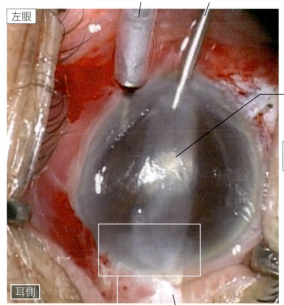

図3▶ DSAEKグラフトの前房内挿入
ドナー角膜を切開創と対側に置いたサイドポートから引き込み鑷子を用いて前房内に引き込んだ直後の様子。

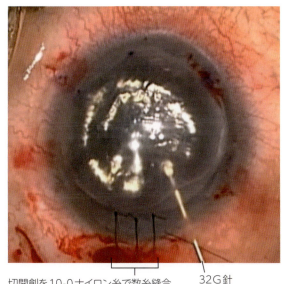

図4▶ 前房内空気注入によるDSAEKグラフトの角膜後面への接着

4章：結膜・角膜・強膜の手術　5 角膜内皮移植　155

DMEK

ドナー角膜の準備

　角膜グラフトのデスメ膜を剥離する。scuba法（submerged cornea using backgrounds away technique）は，ドナー強角膜切片の内皮面を上側に向けた状態で，シュレム管内側のデスメ膜をクレセントナイフやゴルフ刀で360°浅く切開を加え，その内側を無鉤鑷子にてゆっくりと持ち上げることでDMEKグラフトを作成する。剥離したデスメ膜は角膜内皮細胞を外側にした筒状の形態をとる。これを0.06%トリパンブルーで染色し患者に適した径にトレパンで円形切開し，Jonesチューブにセットして手術まで角膜保存液に保存する。デスメ膜の実質側に，表裏を識別できる"S"や"F"のマークをトリパンブルーで記しておくと，前房内で表裏を誤認するリスクが減る。

麻酔など

　球後麻酔またはテノン嚢麻酔で手術を行う。DSAEK同様，硝子体圧が高いと予想される症例ではホナンバルーンで術前に硝子体圧を下げる。

白内障合併例

　DSAEK同様，①小さいCCCで，②親水性アクリルIOLを避ける。DSAEKと比べ，DMEKでは前房にグラフト挿入後の展開操作が必要であるため，筆者は極度に白内障手術が難しいと予想される水疱性角膜症ではDMEKは避け，DSAEKを選択している。

マーキングと角膜切開

　DSAEKと同様，balanced salt solution（BSS）あるいは空気灌流下でデスメ膜剥離を行う。このとき，デスメ膜の剥離が少しでも不十分だと，DMEKグラフトが適切に圧着しない。グラフト挿入の角膜切開創は白内障手術同様2.2〜2.4mmで十分である。DMEKグラフト挿入後，速やかに創閉鎖できるよう，10-0ナイロンの前置糸を掛けておく。

DMEKグラフトの挿入（図5）

　前房内でグラフトの展開がしやすいよう，Jonesチューブを目視して，実質側が上になる向きでゆっくりとDMEKグラフトを水流で前房内へ流しこむ。DSAEKのような前房灌流は必要ない。前房内の眼圧上昇でグラフトが眼外へ脱出しないよう，サイドポートから少し前房水を抜き，低眼圧にしてJonesチューブの先端を創口から抜くとDMEKグラフトの眼外への脱出が避けられる。角膜切開創に掛けておいた10-0ナイロンを縫合する。

DMEKグラフトの展開と空気注入（図6）

　DMEKグラフトは，角膜内皮を外側にロールする性質がある。ロールを伸ば

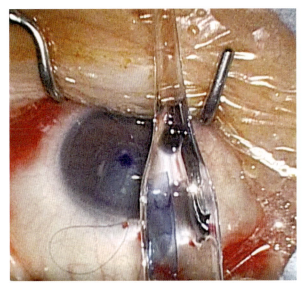

図5 ▶ Jones チューブに入った DMEK グラフト
挿入前に向きを確認する。

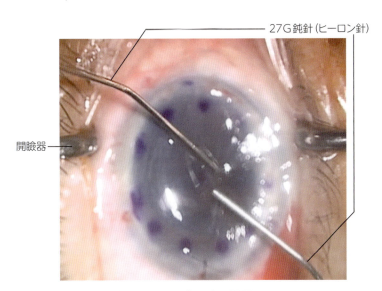

図6 ▶ 前房内の DMEK グラフトの展開

しグラフトを展開するため，前房内の水を適度に抜き，角膜を上からタップして前房内の水流でグラフトを展開する．裏表をマーキングで確認し，SF_6 ガスをグラフトの下に注入し，角膜後面へ接着させる．

4 手術後について：術後管理

　術後はモキシフロキサシン塩酸塩1日4回，ベタメタゾンリン酸エステルナトリウム1日4回の点眼を行うことが標準的である．手術当日は術後数時間ベッド上で仰臥位を保ってもらう．術後3時間前後で眼圧測定を行い，細隙灯顕微鏡でグラフトの接着や瞳孔ブロックや後房への空気迷入の有無を確認する．瞳孔ブロックの対処法として，①サイドポートから空気を抜く，②散瞳薬の点眼で後房から前房への房水の流出路を確保する，などがある．後房へ空気が回った場合にも，散瞳薬を点眼し，仰臥位にすると前房へ空気が戻ることが多い．

　術翌日以降の早期合併症として，グラフト接着不良とグラフト感染がある．グラフト接着不良は，空気再注入によりほとんどの症例で解決するが，2～3回空気を入れてもグラフトが接着しない場合は，角膜後面異常がないか前眼部OCTなどでチェックするとよい．術後2，3日おきに前眼部OCTで角膜厚の改善をチェックすると，角膜内皮機能で浮腫が改善していく様子が確認できる．グラフトが接着したように見えても浮腫が改善しない場合は，その後グラフト剝離が起きる可能性もあるので要注意である．グラフト感染は稀であるが，ドナー由来のことが多い．角膜保存液の培養検査でカンジダなどの微生物が検出された場合は，培養検査で感受性が高いと判断された抗真菌薬点眼などを処方し，グラフトに浸潤が出現したときにグラフト除去を含めた対応が必要になる．

　術後の晩期合併症として要注意なのが，術後眼圧上昇と拒絶反応である．術後眼圧上昇は一過性のものも含め角膜内皮移植後の20～30％にみられるが，ステロイド緑内障か術後炎症に伴う続発緑内障かの鑑別が治療方針を決める上で重要となる．虹彩前癒着の有無を前眼部OCTで評価し，ステロイド点眼を中止して，眼圧下降点眼で眼圧が正常化するかモニターする．十分な眼圧下降が得られない場合には，観血的治療も考慮に入れる．拒絶反応は，DSAEK後の約5～10％，DMEK後の約1％にみられる．角膜内皮移植後の拒絶反応は全層角膜移植と異なり，ステロイド点眼のみで寛解することが多い．

4章 結膜・角膜・強膜の手術

6 ドナー眼球摘出，ドナー強角膜片作成

鈴木孝典，山口剛史

1 手術の概要

　角膜移植で使用するドナー角膜は，ドナーから眼球摘出を行い，強角膜切片を作成し保存する。重要な点は，摘出した眼組織の物理的な細胞障害や，細菌等による汚染を防ぐこと，眼球摘出後のドナーの顔ができるだけ元に近い状態になるよう整容に細心の注意を払うことである。本項では，①ドナーからの眼球摘出，②強角膜片の作成を取り上げる。角膜の状態は遺体の保存状況にも影響を受けるため，摘出開始までは閉瞼状態を保ち，可能なら氷囊等で冷却する。

2 手術に必要な器具・準備

摘出に必要な器具は**図1**の通りである。以下に列記する。

眼球摘出に使用（図1）

- 穴あきドレープ
- 清潔ガーゼ
- 脱脂綿
- サージセル®（Johnson & Johnson社）
- ポビドンヨード
- PA・ヨード
- 生理食塩水
- 開瞼器
- 有鈎鑷子
- 斜視鈎
- 眼科剪刀
- 視神経剪刀
- モスキートペアン
- 保存瓶

強角膜切片作成に使用（図2）

- 有鉤鑷子
- 滅菌ガーゼ
- レザーブレード
- 角膜剪刀（スプリングハンドルでも可）
- 強角膜片保存容器〔Viewing chamber®（Krolman社）〕
- ポビドンヨード
- 生理食塩水

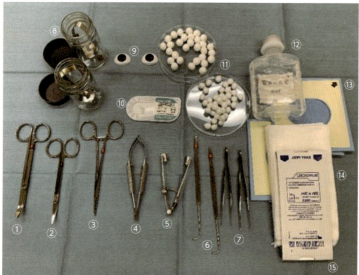

① 視神経剪刀
② 眼科剪刀
③ モスキートペアン
④ 持針器
⑤ 開瞼器
⑥ 斜視鉤
⑦ 有鉤鑷子
⑧ 保存瓶
⑨ 義眼
⑩ 6-0PDS糸
⑪ 脱脂綿
⑫ 生理食塩水
⑬ 穴あきドレープ
⑭ 清潔ガーゼ
⑮ サージセル®
　（Johnson & Johnson社）

図1 ▶ 眼球摘出に使う器具

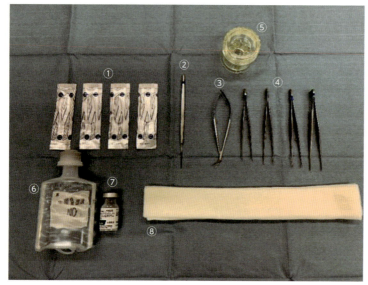

① レザーブレード
② スパーテル
③ カッチン剪刀
④ 有鉤鑷子
⑤ Viewing chamber®
　（Krolman社）
⑥ 生理食塩水
⑦ 抗菌薬瓶
⑧ 滅菌ガーゼ

図2 ▶ 強角膜片作成に使う器具

3 手術方法

ドナーの眼球摘出（図3）

清潔野の確保

眼周囲の皮膚をグルコン酸クロルヘキシジン希釈液で消毒する。術野は通常の眼手術同様，ドレープで清潔野を確保する。

眼球摘出

開瞼器をつけ，結膜を角膜輪部に沿って360°切開する。この際，眼瞼や睫毛を損傷しないように十分注意する。テノン嚢を鈍的に剝離し，斜視鈎を直筋下に挿入し引き上げ，筋腹を剪刀で切断する。上下・外直筋から処理し，内直筋を最後に残す。内直筋の筋腹をモスキートペアンで把持してから切断すると，

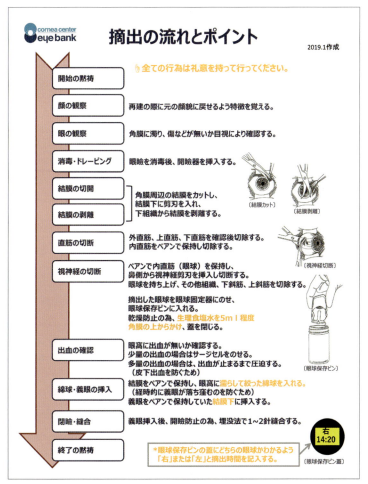

図3 ▶ 眼球摘出の流れ

（東京歯科大学市川総合病院角膜センター・アイバンク出典）

眼球の脱臼から視神経切断の操作がしやすくなる。視神経剪刀を鼻側より閉じた状態で挿入し，先端に視神経を触知したら剪刀を開き，視神経を切断する。結合組織を処理しながら眼球を摘出し，保存瓶に静置し，生理食塩水を眼球全体が湿る程度かける。

ドナー眼瞼陥凹の整容

　　眼球摘出後の眼瞼陥凹を整容し顔貌をできる限り元の状態に戻すため，眼球摘出後に眼窩内に脱脂綿を充填する。脱脂綿を生理食塩水で少し湿らせるとよい。充填量が多すぎると閉瞼が困難となり，少ないと不自然な顔貌になるため，小さいサイズの脱脂綿で量を微調整する。最後に義眼を挿入し，7-0ナイロン糸で1～2針，糸が外から見えないように瞼板縫合するようにする。

眼球摘出時の問題と対処法

　　眼球摘出時の問題点として，視神経切断部からの出血と眼球の穿孔がある。出血は，死因が脳出血等の頭蓋内出血性疾患の場合に生じることが多い。通常はガーゼによる圧迫止血やサージセル®を用いた止血法も有用である。出血を放置すると，瞼裂から血液が漏出するため，止血が十分でないうちは閉創すべきではない。視神経切断はブラインドでの操作となるため，強膜を穿孔する可能性がある。強膜穿孔があっても，角膜移植を行う移植片としての機能には問題はない。

ドナー強角膜片作成

　　清潔操作で行う。当院ではクリーンベンチ内で，滅菌ドレープの上で行っている。保存瓶から眼球を取り出し，PA・ヨード希釈液で消毒する。滅菌ガーゼを眼球の赤道部に巻き，角膜輪部が露出した状態で把持する。ガーゼを巻くことで，切開部から硝子体が脱出しても眼球が滑ることを予防できる。輪部から約5mmまでの残存結膜を丁寧に剥離し，レザーブレードを用いて輪部に平行に5～7mm幅で切開する。この穿孔創から角膜剪刀を挿入し，輪部から約5mmの強膜を円形切開する。この幅が広すぎると，トレパンで切開するときに強膜の端が邪魔になる。この幅が短いとDSAEKグラフト作成時の人工前房の固定ができない。

　　次に，虹彩および毛様体を強角膜片側から丁寧に除去する。この操作中に角膜内皮を損傷しないように細心の注意を払う。その後，強角膜片を専用の滅菌した強角膜切片保存容器（当院では角膜内皮細胞が観察しやすいViewing chamber®）に，上皮側を下に向け静かに固定する（図4）。当施設では角膜保存液はOptisol®（Bausch＋Lomb社）を用いている。強角膜片が完全に角膜保存液に入っている状態を確認したら，蓋を閉め，シールを用いて密閉する。

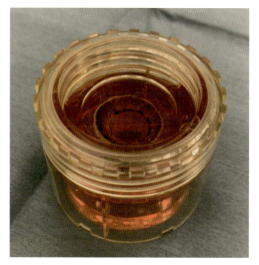

図4 ▶ Optisol®の入ったViewing chamber®による強角膜片の保存

4 ドナー強角膜片作成後のプロトコル

　ドナー眼球摘出前後の検査（血液検査・感染症），書類手続きやドナーファミリーのケアはアイバンク業務になるため，ここでは割愛する。ドナー強角膜片作成後のプロトコルについてここで取り上げたい。

　強角膜片は専用の保存容器に入れたあと，常温でスペキュラマイクロスコピーを用いて，角膜移植前の角膜内皮細胞密度を測定する。角膜移植に使用できるかどうか，細隙灯顕微鏡で角膜上皮の状態（欠損があるか），角膜実質の状態（混濁の有無），角膜内皮面の皺の程度，過去の手術切開創の有無を評価する。当然のことだが，凍結保存をすると細胞障害が起きるため，冷凍は禁忌である。角膜移植手術までは4℃で冷所保存をし，手術の数時間前に常温に戻す。やみくもに冷所／常温の温度変化のサイクルを繰り返すと，角膜内皮細胞の障害の原因となるため極力避ける。角膜内皮細胞密度が2,000cells/mm^{2}以下，角膜混濁などの基準に支障がある場合，凍結保存をして，角膜穿孔や表層移植に使用する。

4章 結膜・角膜・強膜の手術

7 結膜裂傷・角膜裂傷・強膜裂傷縫合術

岡本史樹

1 手術の概要

　眼外傷の中でも開放性眼外傷は比較的稀な疾患ではあるものの，緊急性が高く，失明率も高い疾患である。開放性眼外傷は鈍的外力によって眼球内圧が上昇し裂創が発生する眼球破裂と，鋭的外力によって穿破する穿孔性眼外傷に大別される。日本における開放性眼外傷374眼を解析した報告では，全体の中で眼球破裂が55％と穿孔性眼外傷の45％と比較して若干多かった。また穿孔性眼外傷は86％が男性であるのに対し，眼球破裂は男性61％，女性39％と比較的女性の割合が多い。また穿孔性眼外傷よりも眼球破裂のほうが初診時視力，最終視力ともに不良である[1]。

　開放性眼外傷の手術の基本はまずは裂傷の縫合である。特に角膜・強膜の裂傷縫合は眼球を閉鎖腔にして感染から守るだけではなく，視機能維持のためにも大切な手技である。

2 検査・画像診断

　眼球破裂と穿孔性眼外傷では診断も手術戦略もまったく異なる。破裂の場合は創が前方か後方かで治療戦略が変わるので，術前の診断は特に重要である。

　図1に，創が前方，つまり前眼部付近にある眼球破裂症例の前眼部と，その症例に対応した術中所見を示す。裂創が前方にある場合，創よりぶどう膜が脱出して嵌頓していることが多い。また白内障術後であると手術時の創がそのま

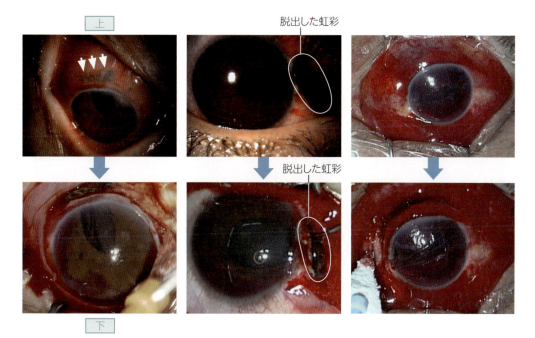

図1▶ 創が前眼部付近にある眼球破裂症例の前眼部（上段）と症例に対応した術中所見（下段）

（左）上方に虹彩がひきつれ，結膜下に色素を認める（白矢印）。白内障手術の既往があり，手術創が裂創となった破裂である。

（中）向かって右に虹彩がひきつれていて，虹彩が脱出している。

（右）結膜下出血を全周に認め，特に上方がやや暗赤色である。その部分に裂創あり。

ま破裂創となっていることがある。そして結膜下出血の下に色素沈着が認められる場合，それは虹彩やぶどう膜の可能性があり，その部分に裂創がある場合が多い。

図2に，創が後方，つまり赤道部付近にある破裂症例の前眼部と，術中の破裂創，CT画像を示す。前眼部の写真は一見特徴がないように見えるが，高度な結膜下出血や浮腫がある。結膜下出血の存在する位置の後極側に破裂創のあることが多い。また眼圧はほぼ0で測定不能，そしてCT画像では眼球の変形や，眼球内部の駆逐性出血，小眼球などの所見を認め，これらより総合的に深部裂傷の眼球破裂と診断できる。

穿孔性眼外傷では，問診と前眼部写真，CTによる眼内異物画像で診断は可能である。**図3**の前眼部写真はすべて眼内異物の患者のものである。前房中に異物があればすぐに診断がつくが，異物がなくても角膜に自己閉鎖性の創があったり，輪部より離れたところに異物や刺入創があったり，角膜混濁（裂創）とともに外傷性白内障があれば，異物を疑って必ずCTをオーダーする。

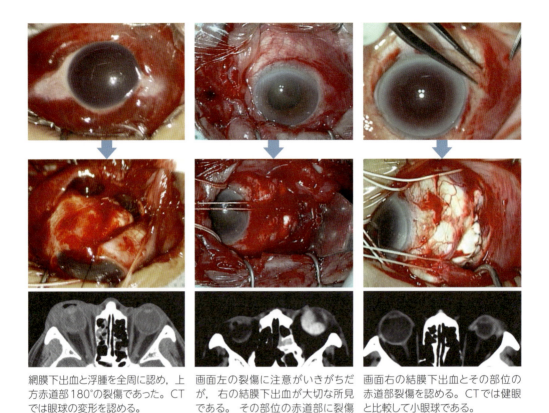

| 網膜下出血と浮腫を全周に認め，上方赤道部180°の裂傷であった。CTでは眼球の変形を認める。 | 画面左の裂傷に注意がいきがちだが，右の結膜下出血が大切な所見である。その部位の赤道部に裂傷があり，CTでは眼球の大半を占める駆逐性出血を認める。 | 画面右の結膜下出血とその部位の赤道部裂傷を認める。CTでは健眼と比較して小眼球である。 |

図2▶ 創が後方にある破裂症例の術前の前眼部写真と対応する術中の破裂創，CT画像

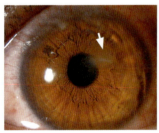

角膜より硝子体腔内に飛入した鉄片異物。わずかな角膜混濁（裂創）を認め，自己閉鎖しており，前房は保たれている。

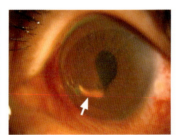

前房内の鉄片

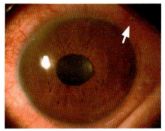

輪部より2mm上方に金属ワイヤーを認める。

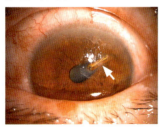

前房内の釘

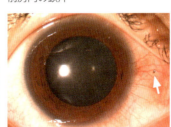

輪部より3mm離れた位置にわずかな異物の刺入創を認める。異物はここより硝子体腔に飛入した長さ12mmの金属ワイヤーであった。

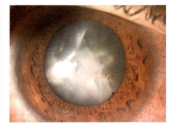

角膜より水晶体を貫通し，硝子体腔内に飛入した鉄片異物。外傷性白内障を認める。

図3▶ 眼内異物による穿孔性眼外傷患者の前眼部

> **よくある質問 Q&A 1**
> **Q**：外傷の既往のある患者の前眼部所見が正常に見えても，破裂や異物を疑わなければいけませんか？
> **A**：はい，破裂や異物を見逃すと手術時期を逸してしまい，失明させたり訴訟になったりします。問診をしっかりとり，何かが眼に当たったという既往があれば，前眼部所見で異常がなくてもCTを撮ることを心がけましょう。前眼部診察をすると必ずサインはあります。結膜下出血や浮腫，異物の刺入部などが見逃されることがあるので注意深く観察しましょう。

3 手術に必要な器具・準備

　基本的には縫合するための器具である（持針器，針糸，強角膜鑷子，縫合鑷子など）。そのほか，白内障手術や硝子体手術，網膜剥離手術を行う場合があるため，それらの手術に準じたセットを準備する。

> **大切なこと 1**
> 眼科医にとって，眼外傷手術は最後の砦です。すべてを一期的に治療することはできないにしても，裂創を必ず探してしっかりと縫合して閉鎖腔をつくるんだ！　という強い意志で臨みましょう。一方で冷静さを失わず，深追いはせずに，上級専門医と緊密な連携をとりながら進めていきましょう。

4 手術方法

麻酔

　基本は全身麻酔である。眼球破裂が疑われる症例ではどこに裂創があるかわからない。眼球の深部に裂創がある場合，局所麻酔では難しい。前房内異物などの穿孔性眼外傷で，眼球後方は正常であるという確証があれば，局所麻酔を選択してもよい。

角膜縫合

10-0ナイロンを用いる。閉鎖することが目標であるが，糸を締めすぎると容易に角膜乱視や不正乱視を生み出し，視機能に著明な悪影響を及ぼす。そのためバイトを長めにとり，角膜辺縁が隆起しない程度の強さで縫合する。不規則に切れた創口縁は通糸するごとに崩れて挫滅し，なかなかタイトに縫合できない。そのためにもバイトを長くとったほうがよい（動画1）。縫合するときはすべての糸の締め付けを同程度にしないと，相対的に締め付けの緩いところができてそこから房水が漏出するので注意が必要である。

動画1

強膜縫合

しっかり締め込みやすいナイロンを好む術者と，バイクリル®（Johnson & Johnson社）を好む術者にわかれる。糸の太さは6-0から8-0を使用することが多い。まずは4直筋を確保して，創を探す。創が深く，直筋が邪魔な場合は一時的に直筋を切腱する。創を探すときに直筋の制御糸を引っ張りすぎると眼球が虚脱することや，上脈絡膜腔出血を誘発する場合があるので注意が必要である。破裂創のすべてを一度に術野に露出することが理想であるが，出血や虚脱をコントロールできないため，まず破裂創の一部を見つけたら，縫いやすいところから縫合していくのが実践的である。できれば創の端から順番に縫合していくと，しだいに閉鎖性が増してきて，裂創の全容を探せるようになってくる（動画2）。最終的に閉鎖性があるかどうかを確認し，漏れていたら再度そのあたりを探して縫っていく。可能な限り脈絡膜を噛まないように縫合することもポイントである。

動画2

よくある質問 Q&A 2

Q：外傷，特に眼球破裂のオペをするときに，硝子体手術をしたくても，駆逐性出血や網膜剝離があると思うと，怖くてポートが全然立てられません。

A：やみくもにポートを立てると網膜下灌流，脈絡膜下灌流となり，後で痛い目にあいますので，とにかく硝子体腔にしっかりとポートを立てる，ということからオペが始まります。そのために，まずは経角膜的に硝子体腔をきれいにして，最周辺部がどうなっているかを確認し，その後にポートを立てるとよいかと思います。

5 手術後について

　　眼球破裂や穿孔に対する縫合や内眼手術は，1回で治癒させることは非常に難しい．術後は無水晶体眼となることや，増殖硝子体網膜症や水疱性角膜症に進展することがあるため，複数回の手術と根気強い治療が不可欠である．術後の視力改善が乏しくても粘り強く，最後まで面倒をみる覚悟が必要である．

若手医師の間に必ず身につけておいて欲しいこと

眼球破裂や穿孔性眼外傷は緊急性が高く失明に関わる疾患なので，手術治療は上級専門医が行うことがほとんどです．まずは正確な診断をすることが大切です．そのためにはしつこいくらいの問診を行い，的確な検査を施行します．CTを撮らずに後で眼内異物が見つかってしまった！ などということがないように，責任を持って診療にあたって下さい．

文献

1) Okamoto Y, et al：Clinical characteristics and outcomes of open globe injuries in Japan．Jpn J Ophthalmol，2019；63(1)：109-18．

超音波乳化吸引術（D&C）

河野通大

1 手術の概要

　超音波水晶体乳化吸引（PEA）装置を開発したCharles D. Kelmanは1967年にPEA装置を用いた白内障手術を始め，当初は角膜内皮障害，虹彩損傷，後嚢破損などが容易に生じていた[1]。その後PEA装置はペリスタルティックやベンチュリ方式による吸引制御，破砕効率の向上，超音波発振による発熱，吸引中のサージ現象を抑えるハイテクを駆使した様々な技術が登場し，安全性は飛躍的に向上した。日本白内障屈折矯正手術学会のレポートによると過去10年の後嚢破損率は0.6％前後と低い数値になっている[2]。

　現在の核分割の基本手技は，二手法によるdivide & conquer（D&C）と，Phaco chop法が一般的と思われる。D&Cは溝の深さを確認しながら核を処理できる安全な手技で，二手法による超音波白内障手術の最初に習得する基本手技として指導されている。

　本項ではD&Cをメインに白内障手術前半部分について解説する。

2 術前検査

　術前に前眼部写真を撮影し，散瞳の状態，核硬度などを指導医に報告する（図1～3）。

　外傷，偽落屑症候群，アトピー性皮膚炎，緑内障発作，糖尿病，$α_1$遮断薬内服の有無等を確認し，術中起こりうる現象について予測を立てる。

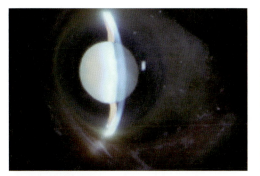

図1▶ 過熟白内障
前囊染色し小さめの連続円形切囊（CCC）を意識する。ハイドロダイセクションは過量注入すると破囊の危険がある。

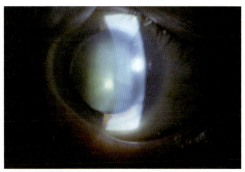

図2▶ 外傷眼
9時〜12時のチン小帯が外れている。水晶体囊外摘出術（ECCE）へのコンバートも考慮する。

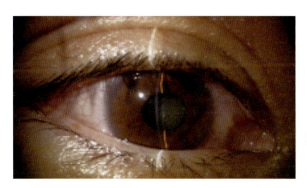

図3▶ 急性閉塞隅角緑内障眼
チン小帯脆弱に注意。前房が浅すぎて眼内操作が難しい場合は硝子体タップも考慮する。

　　　　術前矯正視力が1.0を超えるほぼクリアレンズの場合も初心者の執刀にはふさわしくないと考えている。

3 手術に必要な器具・準備（図4）

　　　　D&Cで手術をする場合，フックは分割君タイプのものを利用するのが最も安定して操作ができるのでお勧めである。チョッパーでも分割は可能であるが，先端が平べったく核にめり込みにくい分割君タイプのものが安全と思われる（図5）。

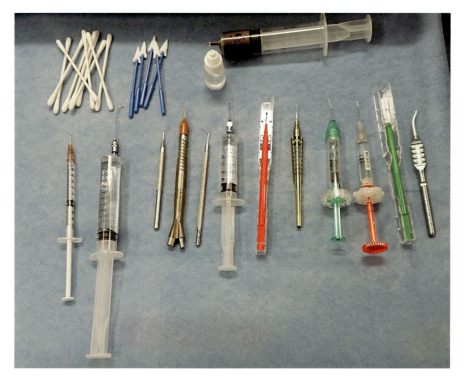

図4 ▶ 手術器具

上段左から：綿棒，M.Q.A.®（イナミ社），点眼麻酔〔オキシブプロカイン（ベノキシール®）〕，PA・ヨード
下段右から：コリブリ鑷子，20G Vランス，シェルガン（分散型），プロビスク（凝集型），前嚢鑷子，2.2mmスリットナイフ，ハイドロダイセクション用のbalanced salt solution（BSS），分割君，灌流吸引（I/A），レンズフック，助手用のBSS，結膜下注射用〔ベタメタゾン（リンデロン®）〕

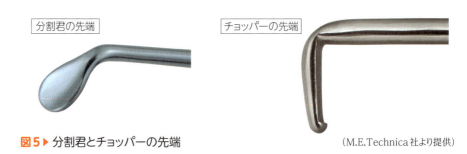

分割君の先端　　　チョッパーの先端

図5 ▶ 分割君とチョッパーの先端　　　（M.E.Technica社より提供）

4 手術方法 (動画：一連の流れ)

サイドポート作成，粘弾性物質注入

動画

施設にもよるが，ここでは上方強角膜切開を念頭に置いて話を進める。
　サイドポートは術者から見て2～3時と9～10時を目安に作成する。そのサイドポートで何をするのかをイメージして作成する必要がある。筆者の場合は

9時側のサイドポートは前囊鑷子を操作するためやや大きめに，3時側のサイドポートはフックを操作するためやや小さめに作成している。

注意点として，結膜を巻き込まないように角膜のみを穿刺すること，水晶体前囊を刺さないようにすることが大事である。また穿刺後，ナイフを抜くときにぶれてしまうと切開創が広がってしまうので注意を要する。

全例でソフトシェルテクニックを使用している。分散型の粘弾性物質を注入後，凝集型の粘弾性物質を分散型の下に注入する。

粘弾性物質注入，CCC

最初の関門であり，この出来具合で白内障手術の難易度が変わってくる。

道具はチストトームと前囊鑷子があるが，鑷子のほうが難易度は低く，リカバリーには鑷子を用いるため初心者は鑷子を使うことをお勧めしたい。

まず鑷子の先端を前囊の中心に突き刺し，直線切開する予定の連続円形切囊（continuous curvilinear capsulorrhexis：CCC）半径の6～7割を目安にしている（図6）。続いて前囊を鑷子で掴んでフラップをつくり翻転していく。

眼内操作器具は常に点対称の動きをすることが重要である（図7）。

またCCCをしていると外側に流れるベクトルを意識しなければならない。

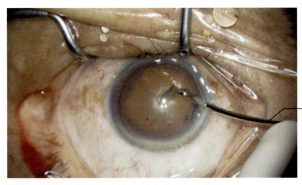

図6▶ 最初のきっかけは切りすぎないこと

前囊鑷子

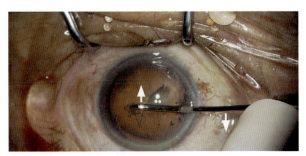

図7▶ 鑷子の先端と手元側の動きは点対称を意識

周辺部ほど外側に流れるベクトルが大きくなっている。そのためCCCが流れそうなときは手を止めていったん粘弾性物質をCCCの進行方向に注入し，状況を確認する[3]（図8，9）。

前囊鑷子で引っ張って戻せないときは，CCCを始めた位置に戻り虹彩剪刀で切開を入れ逆方向にCCCを作成する。

切開線を見失ったらトリパンブルーなどで前囊染色する。粘弾性物質で前房が置換されて染色が悪い場合はいったん抜いてまた入れ直す。

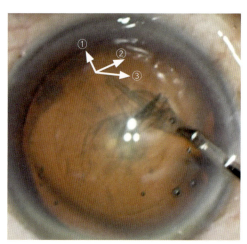

図8▶ ベクトル
① 外側に流れるベクトル
② フラップ縁が進むベクトル
③ 鑷子で引くベクトル

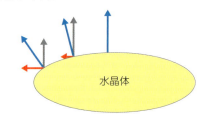

図9▶ 水晶体内圧とCCC
水晶体内圧は前囊に対し垂直方向に作用する。
周辺部ほど赤道方向へのベクトルは大きくなる。
（文献3より転載）

メイン創口作成

強角膜切開のほうが角膜切開より惹起乱視が少なく，創口強度も強いため無難であると考える。

従来は結膜を切開し，確実に3面切開をつくることが必要だったが，小切開化が進んでおり，強角膜一面切開での手術が増えてきているように思う。

一刀で仕上げる切開であるがいくつか注意点がある。

まず，強膜と角膜の曲率半径の違いを意識しないと角膜トンネルが極端に短くなってしまい，早期穿孔になってしまう（図10）[4]。ただしトンネルが長すぎても術中視認性が悪くなり，上方の核処理が困難になる。

また，右利き術者の場合はナイフが右に倒れやすい。輪部と垂直，角膜中央方向に刃を進めなければ，創部が不整になり術中前房が安定しない（図11）。意図した切開創でなくとも手術を継続できる場合もあるが，無理せず縫合し，別の部位に新しい切開創をつくり直したほうがよい。

切開の両脇を結膜切開することで術中の結膜水腫を予防することができる（図12）。

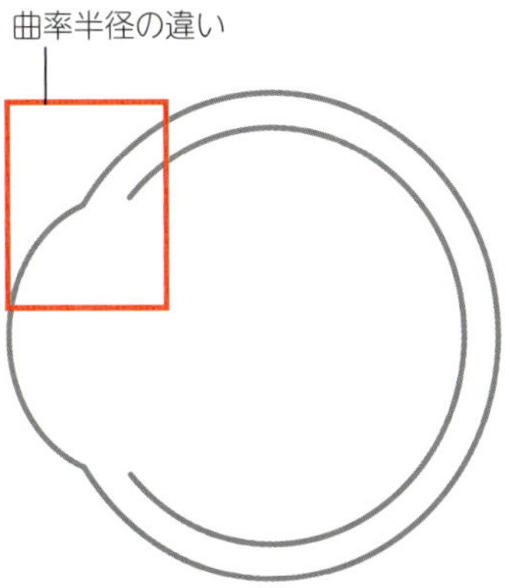

図10 ▶ 角膜と強膜の曲率半径の違いを意識し，早期穿孔に注意

（文献4より転載）

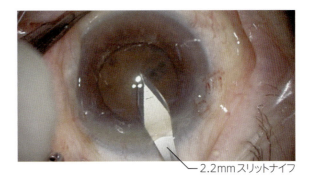

図11 ▶ 輪部と垂直，角膜中央方向に

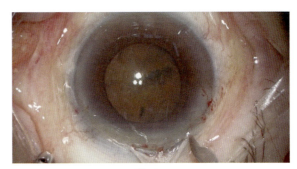

図12 ▶ 切開創左右の結膜を切開

フェイコマシーン

　眼科手術用超音波チップ（USチップ）の開放吸引と閉塞吸引の違いについて理解しておく必要がある。チップの先端が開放している場合と閉塞している場合では吸引力がまったく異なる。

　開放吸引はUSチップの先端を塞がないで吸引する。その場合チップの閉塞が起こらず，基礎吸引圧のみしか生じない。溝を掘るとき，それらを拡大するときなどに行う。

　閉塞吸引はUSチップの先端を完全に塞いで吸引する。その場合内圧が上昇し吸引圧が上昇するため，核片を引き付けて効率よく吸引することができる。

　核片を閉塞吸引で吸引しているときに，チップが核片を突き抜けることがある。その場合，先端が開放されて前房内のbalanced salt solution（BSS）が吸引されることにより前房が一気に不安定になる。これはサージと呼ばれている。閉塞吸引でサージが起こらないように手術を進めていかなければならない。

　上記を理解し，今度はフェイコマシーンの数値を見てみる。

　溝掘りモードは超音波パワーが高く，吸引圧が低い（図13）。逆に吸引モードは超音波パワーが低く吸引圧が高くなっている（図14）。場面ごとに最適なモードを使いこなすことで効率よく安全に手術を進めることができる。

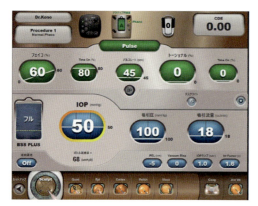
図13 ▶ 溝掘りモード

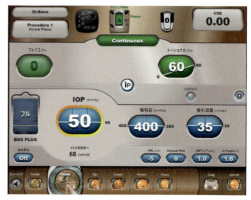
図14 ▶ 吸引モード

核の溝掘り

ハイドロダイセクション（hydrodissection）を終えたら灌流ONにしてベベルダウンでUSを眼内へ挿入する。

そのまま核の表面の皮質をCCC縁に沿って乳化吸引した後、ベベルアップにして溝掘りを行う。溝を掘るときはチップの先端を閉塞させず薄く核を削っていく。手前から中心まではチップを立てるように、中心からはアッパーカットのようにチップを寝かせる（図15[5]，16）。

溝の深さはチップ2.5個分程度を目安にしている。チップの直径が約1mmで水晶体中央部厚を4mmと考えるならば2/3程度掘り進めることとなる。手前の溝掘りはチップを立てなければならず不十分になりやすいが、手前から中心においては思い切って深く掘っても大丈夫である。これは、吸引口が後囊に対し平行になることにより後囊を吸引しづらくなるためである。

一方、中心から周辺に向かう場合には吸引口と後囊面が直角に近くなるため容易に後囊損傷を引き起こす。核硬度が柔らかいときは思ったより溝が深くなる場合もあり、注意が必要である。

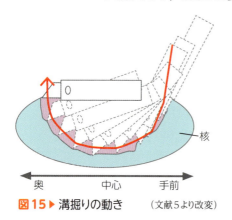
図15 ▶ 溝掘りの動き　（文献5より改変）

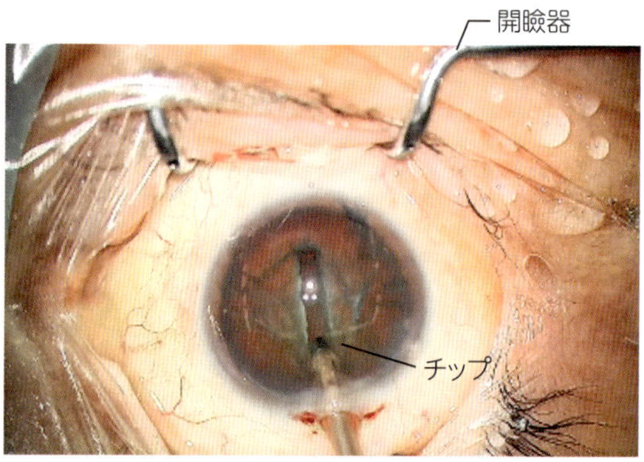

図16 ▶ チップを立てて手前側を掘る

溝の幅はスリーブを考慮してチップの幅よりも少し広げた程度が適正である。細すぎるとフックとチップが入らず，太すぎると分割の力が伝わりづらく，その後の分割が難しい。

　溝の長さはCCC径と同じ程度掘れていれば十分と考える。

　溝を掘り進めつつ，深くなっていく溝の底に顕微鏡の焦点を随時合わせて核の底の透け具合をしっかり認識する必要がある。

　以上から，必ず手前を意識しチップを立てて，アッパーカットの動きで2.5個分程度削れば十分な溝が完成する。これがdown-slope phaco[6]を意識した溝掘りである（動画1）。

動画1

> **大切なこと 1**
>
> 溝掘りを始める前にセンタリングを確認しておいたほうがよいです。慣れないうちは，手術を始める前，USを始める前に一度顕微鏡から目を離し，手術モニターのセンタリングがきちんと合っているか確認することをお勧めします。後でビデオを見ても端しか映っておらず，何をやっているのかわからない，ということがないようにしましょう。

よくある質問 Q&A 1

Q：USのとき眼球が下転してしまいます……。

A：ハイドロダイセクションのときまでまっすぐだった眼球が，USを始めると下転することを考えると，USで創部を持ち上げて下転していると考えてよいでしょう。下転したときにUSで創部を持ち上げていることに気づき（図17），眼位が保てるような力のかけ方を確認します。下転していると溝が浅くなりがちなことを意識しましょう。

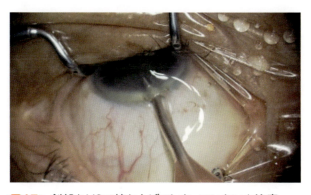

図17 ▶ 創部をUSで持ち上げてしまっていないか注意

5章：白内障手術　**1** 超音波乳化吸引術（D&C）

核の分割（2分割）

　十分な溝が掘れたら，次は分割である。ここできれいに割れると一安心である。割れないと核を引き寄せられず皿状になり，手術時間もかかってしまう場合が多い。

　まず2分割ができない原因として，溝が不十分な場合がある。

　不十分な溝で分割操作を繰り返すと核の表面に亀裂が入り，核の引き寄せの際に核片が寄ってこない。慣れればしっかりと溝が掘れるようになるが，それまではチップ2.5個分程度掘れているか指導医に確認してもらい，不十分な溝での分割操作を繰り返さないようにしたい。

　次に原因として考えられるのは，チップとフックが核の底に当たっていないことである。初心者の場合は浅い場合が圧倒的に多いが，溝を押してしまうとチン小帯に負荷がかかってしまうため，深くしすぎないように気をつけたい。

　核分割のフックの動きはクロスに動かすものとオープンに動かすものがある。

　クロスに動かすとフックを押し込む方向に動かすので，分割君タイプで推奨される動きである。オープンに動かすとフックを引く方向に動かすので，チョッパーで推奨される動きである（図18）。初心者ではどうしてもフックが浅くなりやすいことを考えると，分割君タイプでクロスに動かすのがよいと考えられる。またチップとフックを同時に動かしたほうが効率よく割れるが，同時に動かすとチップとフックの位置が安定しづらいので，チップの位置は核の底に固定して，フックだけ動かしても特に問題なく割れる。

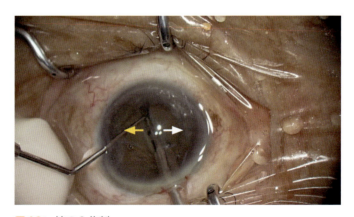

図18 ▶ 核の2分割
チップとフックを核の底に当てる。フックを黄色矢印方向に動かす（オープンに動かす）と引く動きのため，フックが浅くなりやすい。フックを白矢印方向に動かす（クロスに動かす）と押す動きなので，フックが深くなりやすい。

よくある質問 Q&A ❷

Q：うまく核が割れません。どうしたらよいですか？

A：筆者も最初は核をうまく割ることができませんでした。筆者の場合はチップとフックを掘った溝の底にしっかりつけるのが苦手でした。左手がどうしても浅くなってしまうのです。そこで指導医の先生に勧められたのが核スプリッター（図19）です。適切な深さの溝さえ掘れていれば，一手法で右手だけの操作で分割することができ，スムーズに手術を終えられるようになりました。

プレチョッパー（図20）で十字に割って1/4核をつくる方法も試したのですが，溝掘りのスペースがない分1/4核が寄ってきづらいので，溝を掘るほうがお勧めです。そのうちに慣れてきて，フックでも分割ができるようになりましたので，最初は道具に頼ってみるのもありだと思います（動画2，3）。

動画2

動画3

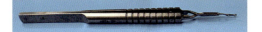

図19 ▶ 核スプリッター

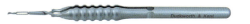

図20 ▶ プレチョッパー

（M.E.Technica社より提供）

大切なこと ❷

柔らかい核

適切な溝，適切な分割操作でも，柔らかすぎるとフックが核にめり込みます。そんなときは円周方向に引き裂くように分割すると割れる場合があります。それでも割れない場合はそのまま乳化吸引へと進んでも問題ないと思います。

硬い核

核硬度Emery-Little分類 Grade III程度ならばしっかり溝を掘れば，割れないことはないと思いますが，後嚢下混濁が強く割りづらい症例はあります。核が硬い場合は，まず超音波のパワーを上げなければ溝が掘れていかないですし，チン小帯にも負担がかかってしまいます。その都度パワーを上げるか，硬い核専用の設定をつくっておきましょう。いつもの溝の深さで割れなければdown-slope phacoを意識してさらに溝を深く掘って割るしかありません。それでも割れない場合はPhaco chop法で割り，割れたものから取ってしまうしかないと思います（初心者向けではありませんが……）。2分割さえできていればなんとでもなる場合が多いので，なんとか最初の分割を成功させるとその後の手術難易度が変わってきます。

核の分割（2分割後）

ここまでで核は2分割できているはずである。

ここからは1/2核を90°回す。きれいに核が割れれば後嚢側に水が回り，フックで核を回していける。回らない場合はいったんUSを抜いてハイドロダイセクションを追加，もしくは，前房内を粘弾性物質で置換して利き手を使ってフックで回してみると回る場合が多い。それでもできない場合は，核を一部吸引してスペースをつくると回り始めることもある。

一般的に，2分割後は1/2核をPhaco chop法で4分割し，4分割した核を除去したあと，残りの1/2核を回転させまたチョップするという方法が勧められている（動画4）。

動画4

動画5

しかし，最初はあえて1/2核をつくった後も溝掘りし，1/4核を4つ完成させてから乳化吸引に移るほうが簡単であるし，見ていて安定感があるように思う（動画5）。

チョップは慣れないうちは核の打ち込みが浅くなることが多く，フックで分割できない場合が多い。また初心者のうちはチョップするときに前嚢を引っ掛けてしまうリスクもある。そしてチョップで分割に失敗してから溝を掘ると核が崩れて溝がきれいに掘りづらい。きちんと溝を掘るとスペースもできるので，最初の1/4核も簡単に寄ってくる。1/4核を4つ完成させる前に核を吸いたくなるが，吸ってしまうと逆に核の動きが不安定になり難しくなる。

1/2核を1/4核に掘っていくときには中心の最も厚みのある部分をしっかり掘ることが重要である（図21）。1/2核をつくるときに核の厚みがわかっているので，それを意識してしっかりとした深さの溝を掘ることが重要である。

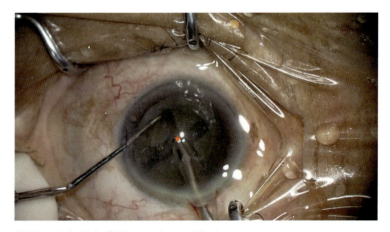

図21 ▶ 中心（★）が掘れていないと割れない

> **大切なこと 3**
>
> フックで核を回すためにはポートを支点とした点対称の動きが必要です。思っているより大げさに，回したい方向と逆にフックを持っていかないと核がスムーズに回りません（図22）。角膜に皺が寄ったり，前房水の漏出が多くなったりしたときは，その動きができていないと思ったほうがよいでしょう。
>
>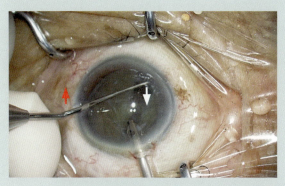
>
> **図22 ▶** 核とフックを白矢印方向に操作するためには，手元は赤矢印方向に操作する

核の乳化吸引

　最初の1/4核はスペースがないので出てきづらい。

　チップを打ち込んで先端を閉塞したら，超音波を止めて水晶体嚢をイメージする。前嚢に沿って核片を持ち上げ，それでも引き寄せづらい場合はフックで周りの核片をどかしてスペースをつくると（図23），きちんと分割できていれば寄ってくると思われる。

　核片の処理は真ん中から行わず，周辺から徐々に取る。りんごの皮むきにたとえられることもあるが，絶えずチップの先端を閉塞させ新しいところを処理していくのがよい。

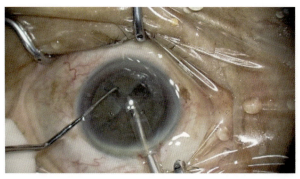

図23 ▶ フックでスペースをつくる

動画6

核片をコントロールするためにフックを使う（動画6）。

フックは，核片をどかしてスペースをつくる，チップに捕獲された核片を外す，核片を手繰り寄せたり，あえて押さえて後囊が寄ってこないようにしたりと，有効に使いたい。最後の1/4核を処理するときは後囊が寄ってきやすく（図24），最もpunch outしやすいシチュエーションである。

フックで核片を押さえたり，後囊を押さえたりという方法もあるが，あえてフックは抜いたほうが初心者のうちは前房が安定する可能性が高い。超音波も意識して断続的に発振し，サージが起こらないように注意を払いながら処理を進める。

術中後囊破損を疑うケースがあれば無理に操作を続けてはいけない。左手のフックを粘弾性物質に持ち替え，灌流ボトルを下げてチップをゆっくり引き抜く。その後破囊処理に移っていく（動画7）。

動画7

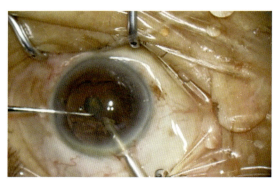

図24 ▶ 重しがないため，後囊が寄ってくる

皿状の核

上記がうまくできたらＤ＆Ｃの部分としては成功の可能性が高いが，なかなかできないことも多い。皿状の核が残ってしまった場合，再度の分割を試みて溝を掘ると割れることもある。割れない場合はかなり核が薄くなっていると思われるため，チップを抜いて前房を虚脱させると核が脱臼してくる（図25，動画8）。その裏に粘弾性物質を入れて核を持ち上げて処理をしていく。

動画8

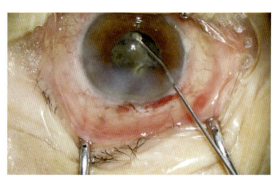

図25 ▶ チップを抜いて核を脱臼させる

若手医師の間に必ず身につけておいて欲しいこと

モニターで見ていると白内障手術は二次元で意識しますが，自分でやり始めると三次元の意識が重要です。切開のときの角膜と強膜の曲率半径の違い，CCCのときの水晶体前面のカーブ，溝の深さ，虹彩下に広がる水晶体嚢……。初めて執刀医になったとき，これらを全然意識できていなかったと今思い返しています。

筆者自身，白内障手術をやり始めると簡単そうに見えて奥深く，そしてバリエーションの多さに驚きました。完投した後，非常にスムーズに手術ができることもあれば，自分が思ったように手術が進まず指導医に助けてもらうこともあり，波を経験すると思います。1分でも早く手術を終わらせようと気持ちが焦ることもあるでしょう。

手術機器の進歩もあり破嚢は少なくなっていますが，不要な焦りから予期せぬ合併症が起こる可能性は常にあります。術前の説明をしっかりと行い，丁寧に切開創をつくり，完全なCCCをし，確実に核を分割すれば合併症は減り，手術時間も自然と短縮されます。

手術ビデオを振り返り，指導医に質問し，また指導医の手術を見てどこが自分と違うのかを確認する。そういった習慣づけをすることが白内障手術に限らず眼科手術の上達に必要なことだと思います。

文献

1) Kelman CD：Phaco-emulsification and aspiration．A new technique of cataract removal．A preliminary report．Am J Opthalmol, 1967；64(1)：23-35．
2) 佐藤正樹：2020 JSCRS clinical survey．IOL & RS, 2020；34(3)：412-32．
3) 小川智一郎：CCCとハイドロダイセクション．大鹿哲郎，他監：眼科スゴ技 白内障手術 第一線で活躍するサージャンの手技，最新デバイスがわかる！ メディカ出版，2018, p43-6．
4) 大内雅之：白内障手術上達に役立つ解剖知識と基本テクニック．眼科手術, 2021；34(2)：159-65．
5) 永本敏之，他編：白内障手術．銀海舎，2007．
6) Gimble HV：Down slope sculpting．J Cataract Refract Surg, 1992；18(6)：614-8．

2 超音波乳化吸引術 (Phaco chop)

5章 白内障手術

杉原一暢

1 手術の概要

　Phaco chop法は超音波チップを核に打ち込み，フェイコチョッパーで水晶体線維に沿って核を割る手法である。divide & conquer (D&C) 法と比較し，超音波発振の時間を短くすることができ，手術時間が短くなるなどの利点がある一方，チョッパーの操作によって核を押してしまいチン小帯断裂を起こすなど，前房内操作に慣れていないと手術合併症を起こしてしまう可能性がある。

　Phaco chop法は非常に効率が良く，手術時間も短く終わる核分割法である。なぜ，この手術法の効率が良いと言われているか。それは過去，先人の努力により，様々な変遷を経て進化してきたこの術式を振り返るところから始めたい。

　超音波水晶体乳化吸引装置を使った白内障手術は1967年にCharles D. Kelmanによって開始された。1968年には一手法によるdivide and conquerが考案された。これは超音波チップで溝を十字に掘った後，鑷子で分割する方法である。その後，超音波乳化吸引装置の進歩とともに二手法による手術が開発された。それが今のD&C法とPhaco chop法である。

　D&C法は1991年にGimbelらによって開発されたが，溝の深さを確認しながら実施でき，習得しやすい術式である。わが国でも，レジデントをはじめ，多くはこの術式で始めるであろう[1]。

　しかしながら，溝を掘る手技は超音波発振時間が比較的長くなる傾向がある。そのためのいくつかの変法があり，Stop and Press Techniqueなど，柔らかい核に有効な方法などもある[2]。

2 手術に必要な器具・準備

フェイコチョッパーは，術式の開発者である永原による永原式フェイコチョッパー（イナミ社）をはじめ，D&C法にもそのまま移行できる形状の製品など，様々なタイプが各社から発売されている。

本項に登場する器具を以下に示す。
- 手術用ナイフ［本症例では20G MVRナイフ，2.2mmスリットナイフ（いずれもマニー社）］
- 池田氏マイクロカプスロレキシス鑷子（M.E.Technica社）
- フェイコチョッパー（イナミ社）
- 眼内レンズフック（イナミ社）
- ハイドロ針（アシコ社）

3 手術手技

Step1 メインポートおよびサイドポートの位置

メインポートとサイドポートの位置関係は，Phaco chopの場合は45～50°程度離すのが理想である。あまり離しすぎるとチョップの動作が難しくなり，近すぎると操作が窮屈となる。D&Cの場合は90°程度の角度を離したほうが良い。

Step2 適切なCCCとハイドロダイセクションおよびハイドロデリニエーション

適切な大きさの連続円形切囊（continuous curvilinear capsulorrhexis：CCC）を行うのが第一歩である（図1）。大きすぎれば後発白内障が起きやすくなり，小さすぎれば水晶体の脱臼とともに前囊に亀裂が入るトラブルや，ハイドロダイセクション（hydrodissection）時に囊内圧が上昇することがある。またPhaco chopを行う際にCCCにチョッパーを引っ掛けてしまいチン小帯を断裂させてしまうことも経験する。

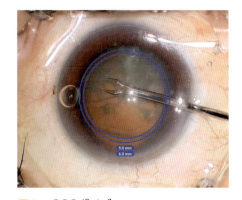

図1 ▶ CCCガイダンス
簡易的なCCCガイダンスを用いると大きさのイメージがしやすい。

ハイドロダイセクション，ハイドロデリニエーション

前嚢切開後に超音波乳化吸引術（PEA），皮質の吸引を容易に行うために重要である．本手技は，前房内圧の過剰な上昇を避けるため，メインポートから行う（図2）．

各社から様々なタイプのハイドロ針が発売されている．当院では5mLのシリンジと組み合わせて使用している．ロックタイプではないシリンジを使用する場合，ハイドロダイセクション中にハイドロ針が外れ，眼内へ発射される事故報告されているため注意が必要である．ハイドロ針の25Gと27Gの相違やシリンジ（多くは3mL，5mL，10mL）によって押す抵抗も違うため，留意されたい．ハイドロダイセクションを行うコツは，一定圧でハイドロを行えることと強く灌流しすぎないことである．できるだけ皮質を傷つけないように嚢の下に針を進め，嚢と平行になるように意識し，ゆっくりとbalanced salt solution（BSS）を注入する．筆者は基本的に2箇所にハイドロダイセクションを行っている．8時あたりから行った後，3時あたりにも追加で行うことで後の操作でチン小帯に負担がかからないよう意識している．

ハイドロダイセクションとハイドロデリニエーション（hydrodelineation）は混同しがちであるが，厳密には異なるため注意が必要である．ハイドロダイセクションは水晶体嚢と皮質を分離する手技，ハイドロデリニエーションは水晶体核と残存核周囲皮質（epinucleus）を分離する手技である（図3）．

ハイドロデリニエーションを適切に行うことで核処理をしやすくなるほか，epinucleusが水晶体核と後嚢の間に介在することで核吸引時の後嚢後嚢破損を予防することができる．epinucleusが厚く残ることがあるが，epinucleusは灌流吸引（I/A）で吸引することも可能なので，経験の浅い術者にとって水晶体

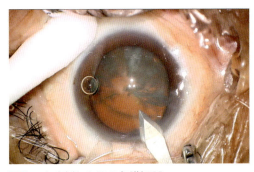

図2 ▶ 本症例における角膜切開
本症例は11時から2.2mm角膜切開を行う．余計な結膜出血などを予防するため，左手のカウンターは鑷子などではなく，綿棒で眼球を軽く押さえる程度にしている．

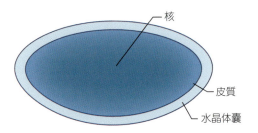

図3 ▶ 水晶体の層構造
ハイドロデリニエーション時には，核と皮質を意識する．

後嚢破損（破嚢）を回避するためには有効な手段のひとつである．ただし，最近の白内障手術機械は前房安定性が非常に高いため，行わなくても良い．

実際の手技

ハイドロ針はメインの創口から挿入する．針先端をCCC切開線から水晶体嚢下に挿入する（図4）．この際，針の先端があまりに手前だと注水時の圧力が前房内に逃げるため不適当である．ある程度，赤道方向へ挿入するのが理想だが，深く入れる際に水晶体皮質を触りすぎると圧力が逃げてしまうため，適当な深さが必要で，CCCの裏側にわずかに入る程度で十分ある．嚢と水平に，水圧を低めに注水していくと，後嚢に水流が広がっていく様子のが観察できる（動画1）．反対側まで到達したら注水をやめる．注水したほうとは反対側で少し核を押さえるようにすることで，注水側とは反対側の前嚢の下も皮質分離ができる．同部位から軽く注水するとより確実である．

注入の際に注入圧が高すぎると，切開創が早期穿孔することや，術中虹彩緊張低下症候群（intraoperative floppy iris syndrome：IFIS）の症例などで虹彩が眼外に出てくることがあるので，優しい手技を心がける．

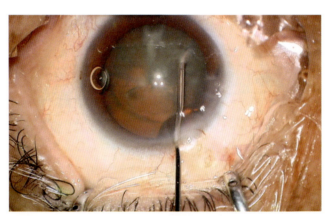

動画1

図4 ▶ ハイドロ針はCCCの裏側に軽く入っている状態

ハイドロに伴う合併症

infusion misdirection syndrome（IMS）

灌流液がチン小帯を通って前部硝子体膜を破り，後方（硝子体）へ回ってしまうと，前方に戻る際に毛様体ブロック（ciliary block syndrome）を起こし前房が消失する．その場合は軽度であれば10分程度待てば手術を再開できることもあるが，手術を継続しようとすると，硝子体切除を必要とする場合もある．翌日落ち着いてから再手術をするのも1つの選択肢である．

虹彩脱出

術中虹彩緊張低下症候群（intraoperative floppy iris syndrome：IFIS）や浅前房の症例で起こりやすい。IFIS症例ではiris hookやマリュージンリングなどを使用して回避する。また，ハイドロダイセクションの注入を強くしすぎないことが大切である。

前囊破損

小さなCCCの場合，硬い大きな核を前方脱臼させると前囊に亀裂が入る場合がある。

後囊破損

無理に注水をすると，水晶体囊内圧が上昇し，最も薄いところである水晶体の後極が破れる。予防は無理な注水をしないことである。

注意点

サイドポートからハイドロダイセクションを施行すると，眼内から粘弾性物質（OVD）が漏出しないため前房内圧が急激に上昇し，網膜中心動脈閉塞を起こす可能性がある。

Step3 チップの打ち込み

皮質の上からチップを打ち込むと，核へしっかりと打ち込みができているか，わかりにくいことがあるため，吸引でCCC内の前部皮質を除去し，核を露出させる。そのほうが核への打ち込みを観察しやすい（Pre phaco）（図5）。その後，チップの先端が核の中心へ向かうように手前側からチップを打ち込む（図6）。チップを打ち込む際，大事なのはチップを打ち込む深さと核を押さないことである。核は中心が一番硬いため，チップを固定させるためには中心に向かって打ち込む（図7）。柔らかい核の場合は，超音波を使用すると突き抜けて危ない場合もあり，吸引のみで押し付けて閉塞することも可能である[2]。打ち込

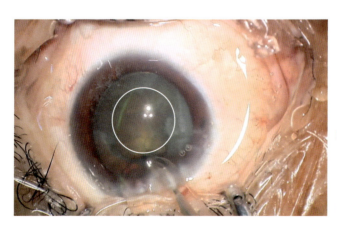

図5 ▶ 皮質除去
チップを打ち込む前に，前面の皮質をある程度除去しておくと，その後の操作でチップが入る深さを確認しやすい。本症例では囲った部分の皮質が除去してある。

みが浅いと次のStepの吸引保持が難しくなる。眼球が下転する場合は，ハンドピースが立ち過ぎていることがあるため，やや寝かせ気味に持つと良い。鉛筆持ちの場合，ハンドピースを寝かせるのは難しいので，持ち方を工夫する必要がある。また，どうしても下転する場合は，サイドポートからチョッパーを挿入し，カウンターを当てるとよい。眼球が下転したまま操作を行うと，核の最も厚い場所を誤認してしまい，分割不十分や突き抜けなどによる後嚢破損（punch out）の原因となる（図8）。

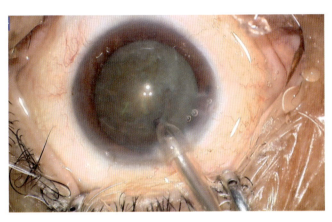

図6▶ 核への打ち込み
手前側から行わないと，核の中心をとらえにくい。

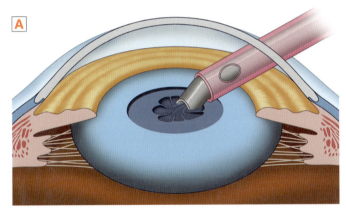
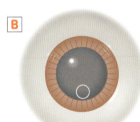

図7▶ チップの打ち込み
Aのように中心で核深くまでチップを打ち込むために，実際には顕微鏡では，Bの位置のように中心よりも手前からチップを打ち込む。

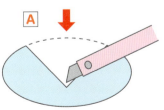
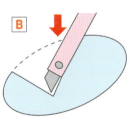

眼球が正位の状態。

このように眼球が下転した状態でUSを行うと，中心からずれた位置を最も深い場所と誤認してしまい，punch outの原因となる。

図8▶ 後嚢破損の原因

Step 4 吸引保持

　　超音波を停止し，チップを核で閉塞させ核を吸引保持する。超音波発振を続けると核を削り続けるため，吸引のみを行う。フットスイッチを踏み込み，削った分だけハンドピースを進め，核を押さないように注意する。核を押しすぎるとチン小帯にダメージを与えることになる。

Step 5 2分割・フックの操作

　　核分割時にチップとチョッパーで起きる力は大きく3つの力に分類される。①離解力：左右に離すように分割する力，②切断力：チョッパーで核を切るような力，③剪断力：ものをずらす方向に働く，入れ違う力である。剪断は身近な例で言えば「ハサミ」のようにすれ違う力を利用して切断する力のことである。実際には，これらのそれぞれの力を組み合わせ，あまり意識することなく流れるように利用している術者が多いが，熟練の術者の手術動画をこれらの力を意識して右手，左手に注目することが手術上達の近道である。

　　核を保持したままフェイコチョッパーを水晶体前嚢下に滑り込ませるように挿入し，赤道部から手前に引き，チップとフェイコチョッパーで核の一番硬い部分を挟むようにする（図9）。その際，超音波チップは固持し，チョッパーのみを動かして赤道部からチップに近づけるのが切断である。基本的には水晶体中心から周辺への放射状の水晶体線維に沿って切断するように意識する。メインポートとサイドポートが離れ過ぎていると力のベクトルがずれてしまい分割失敗の原因となる。

　　剪断力は，核を保持し，チョッパー（左手）がチップ（右手）に近づいてきたあたりで，チョッパーを少し右奥側にずらすように意識すると良い（ハサミのように挟み込む形を意識する）。

　　分割時に保持が外れた場合，多くの場合，再度保持するのは困難であるため溝掘りを追加して離開力を用いて分割するほうが安全である。チョップ動作時に核が回転してしまう場合，十分に割れないことも多い。その場合はメインポートとサイドポートの位置を見直すと改善することが多い（図10）。

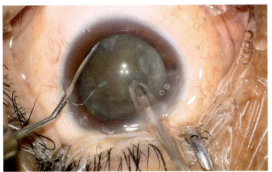

超音波チップを前嚢下から赤道部へと滑り込ませる。チン小帯断裂に注意する。

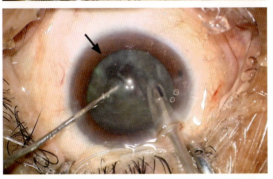

分割後，しっかりと底面まで割れていることを確認する(矢印)。底面までしっかり分割ができていれば，眼底からの反射が確認できる。

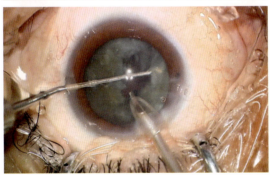

分割が確認できたら核を回転して，さらに分割を行う。

図9 ▶ 2分割・フックの操作

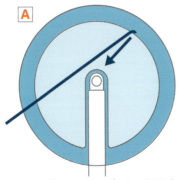
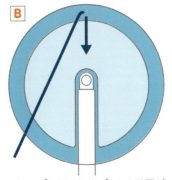

メインポートとサイドポートの位置が離れていると，チョップの力が回転運動となり，核が回転しやすい。

メインポートとサイドポートの位置が近いと，チョップの力を効率的に核へ伝えることができる。

図10 ▶ メインポートとサイドポートの位置関係

Step 6 4分割

　核を4分割する際は，2分割後の核を90°回転し，超音波チップを核へ軽く打ち込む。柔らかい核の場合は無理に超音波を出す必要はない。閉塞吸引の際は，①水晶体囊を壁に見立てて超音波チップを進め，チョップする方法，②真ん中で核を引き寄せて保持し，チョッパーで挟み込んで分割する方法がある（図11）。②は，核が動いて不安定となるため，基本的には①をお勧めする。チップを水晶体核に近づけるときに吸引を開始してしまうと核が寄ってきて安定しないため，灌流のみでチップで核を赤道部に軽く押し当て固定してから吸引・打ち込む動作を行う。

　核を回転させるときは，中心に近い部分で操作をすると核自体を押すだけで回転運動とならないので，赤道部に近い部分でやや外側に回す力をイメージする（図12）。

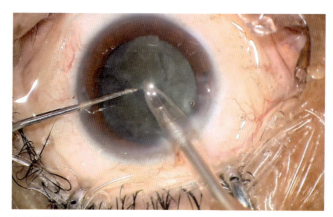

1/4を吸引する。

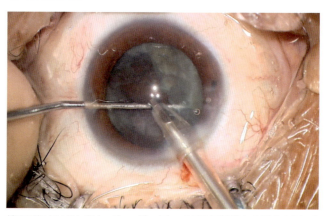

核を回転させるときは，チョッパーをしっかりと周辺側から回すようにする。無理に回すとチン小帯断裂となるため注意する。

図11 ▶ 4分割

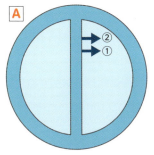 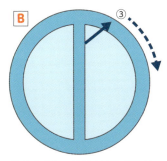

①の位置では核自体を押してしまう．②の方向でも，核を赤道部に押し付けるような力となる．

③の方向に，やや外側に押しはじめ，回りはじめたら赤道部側で核を推して回転させる．

図12▶核の回転時の力のレベル

核が回転しない場合

　フックを赤道部に近いところまで挿入し，核を回す動作を意識する．中心に近い部分で核を回そうとしても，核自体を横に動かすだけで，回転の動作とならず，チン小帯断裂を起こす原因となるので注意する．ハイドロダイセクションが十分に回っていないと判断した場合は，一度ハンドピースを抜いてハイドロダイセクションを再度行う．

核分割が不十分な場合

　もう一度チョップを試みるのが1つの手である．しかし，核が中途半端に割れてしまっているなど，難易度が高い場合が多い．その場合は丁寧に溝を掘ってD&C法のように分割するか，皮質を吸引して視認性をあげた上で，OVDを核の割れた部位に注入して丁寧に分割してやるとよい．

核が保持できない場合

　核が保持できない場合は，①超音波乳化吸引装置の設定が不適切，②核への超音波チップへの不十分な打ち込み，③超音波チップ先端の長さが不適切，④保持時に超音波を発振している，⑤核が柔らかすぎる，⑥チョッパー挿入時に両手が動いてしまい保持が不十分，などが考えられる．フットスイッチも含め，機械の設定や手技の見直しが必要である．

核が硬すぎる・柔らかすぎる場合

　核が硬すぎる場合は後述する．

　柔らかい核の場合は Step 3 におけるチップ打ち込みの際，超音波を発振すると容易に核を突き抜け，後嚢破損を起こしてしまう（punch out）ため，吸引のみ，もしくは吸引も使わず，ほんの少し押し込むような意識でチョップを行う．ただし，柔らかい核の場合は不完全な分割でも一気に吸引除去できることが多いため，あまり分割にこだわらないことが重要である．柔らかい水晶体に対する手術は，豚眼などのウェットラボで練習が可能である．

分厚いepinucleusが残ってしまった場合

時にepinucleusが分厚く残存することがある。超音波チップのほうが吸引の効率はよいが，安全性を考えると少し時間はかかってもI/Aチップで吸引するのがよい。I/Aチップの吸引孔を後嚢側に向けて吸引する。後嚢を吸引してしまいそうになれば孔を側方〜上方に向けてepinucleusを吸引していく（図13）。

皮質吸引，ポリッシュ

I/Aチップの向き（図14）

I/Aチップの形状はストレート，曲がりなど，様々なタイプがある。使い慣れたものを選ぶ。どの部位から始めてもよいが，12時の皮質吸引が最も難しい。

基本的に6時方向の皮質吸引時はチップの孔が正面になるように行うが，側方は孔を皮質のある方向に向けて行う。前嚢縁の下に孔の先端が来る程度にして吸引を行う。吸引口の深さに注意し，CCCより少し奥側になるように留意する。12時の吸引時にはI/Aチップの孔を真下に向ける。あまりハンドピースを立てると創口が変形し視認性が落ち，誤吸引に気づかないことがあるため注意が必要である。深さが意識できていないと虹彩を誤吸引することが多い。難しいようであればバイマニュアル法等を用いて皮質吸引を行う。手技としては前嚢下で吸引して皮質で閉塞させ，チップを中心に持ってくるような動きで吸引をしてもよいが，場合によっては水晶体嚢を吸引して，そのままチン小帯断裂を引き起こすことがあるのでチン小帯脆弱例では特に注意が必要である。安全に行うためには，I/Aチップを動かさず皮質を閉塞吸引，取れなくなったらI/Aチップを移動させてさらに吸引，と続けていく（動画2）。効率的な皮質吸引を目指す場合は，皮質を閉塞

動画2

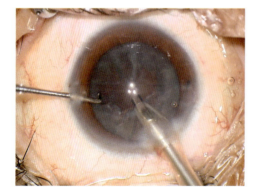

図13 ▶ epinucleusの吸引
上級者はUSモードで皮質をどんどん吸引していくが，後嚢破損を起こしやすい。皮質が残っていても，I/Aで吸引ができるため，深追いは避ける。

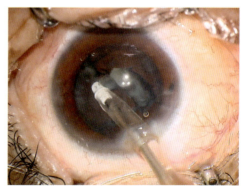

図14 ▶ I/Aチップの向き
I/Aは基本的に吸引孔が上を向くようにすることで，後嚢の誤吸引を防ぐことができる。

吸引した後，中心方向ではなく赤道部に沿ってぐるっと回していくことである。基本的に後嚢を吸引してもチップを動かさなければ破嚢はしないため，焦って動かさないことと，後嚢の動きを見逃さないことを忘れないようにする。後嚢を吸引した場合はフットペダルを緩めるか，それでも吸引が外れない場合はフットペダルでバックフラッシュをかける。バックフラッシュは普段はあまり使わないため，自分の設定でバックフラッシュが入っているか確認をしておく。設定が入っていない場合は，吸引チューブを片手でしっかりと折り曲げると，チューブ内のbalanced salt solution（BSS）が逆流し閉塞が解除される。CCCに亀裂がある場合は，亀裂の周囲でI/Aチップを動かすと亀裂が広がることがあるため，I/Aチップを少し奥まで持っていき，その場で吸引をかけてあまりチップを動かさないようにする。

ポリッシュ（図15）

　ポリッシュは後嚢を破ることなく，後嚢に残存した皮質を吸引する。顕微鏡の倍率を上げて拡大し，ピントを適切に調節することで見逃すことなく除去することができる。ポリッシュをしっかりと行わないと，後発白内障発生の原因になるため，しっかりと後嚢研磨を行う。カプセルポリッシュモードは基本的に吸引がほぼゼロであるので後嚢を誤吸引しにくい。チン小帯脆弱などで後嚢が不安定で誤吸引が起きそうな場合は，あまり神経質にならず，術後視機能に影響を与えそうであれば外来でYAGレーザーによる後嚢切開を行う。また，手術時に後嚢にBSSを吹きつけてflashする手技（動画3）も有用である。

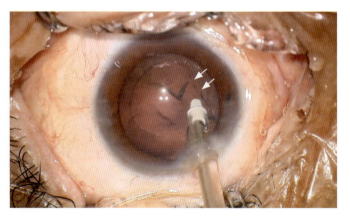

動画3

図15▶ポリッシュ
吸引孔を横に向けると，I/A時に後嚢を吸引して皺が確認できる（白矢印）。

眼内レンズ（IOL）挿入

　　初めて白内障手術で部分的に担当するのはIOL挿入ではないだろうか。各社とも工夫を凝らしたIOL，プリロードシステムがあるが，微妙に相違があるため事前にウェットラボ等で十分に慣れておくのがよい。トーリックIOLやローパワーレンズではプリロードシステムがない場合もあり，手技の習熟が必要である（図16）。

　　IOL挿入時に最も注意が必要なのは，眼表面に存在する菌を眼内に入れないことである。水晶体囊をOVDで拡張した後，眼内レンズを準備する前にPA・ヨードにより眼表面の消毒をすることが望ましい。

眼内レンズの選定

　　様々な素材（疎水性アクリル，親水性アクリル，ポリメチルメタクリレート等）や形状（シングルピース，マルチピース，プレート）のレンズが各社から発売されているが，ほとんどのIOLがシャープエッジと呼ばれる形状をしており後発白内障が出にくくなっていて，グリスニングも起きにくいよう改良がなされている。各社それぞれ挿入のしやすさや，切開する創口のサイズなどで選定すればよい。

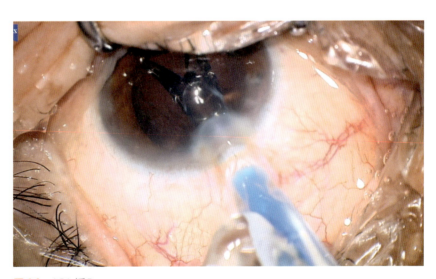

図16 ▶ IOL挿入

眼内レンズの度数決定

眼内レンズ度数決定は様々なIOL度数計算法が存在する。最も有名なのは第3世代のSRK/T式であるが，それ以降の第4世代のHaigis式やHolladay Ⅱ式，さらには人工知能を使用したKane式 [www.Iolformula.com] や，Hill-RBF式 (Hill-RBF calculator version 3.0 [https://rbfcalculator.com/]) など，計算式のアップデートがなされている。また，最近ではアルコン社よりORA術中波面収差解析装置も発売され，測定を行い，最適な眼内レンズ度数を決定することができる。当院ではBarrett Universal Ⅱ式を常用としている。また，最近多くみられるLASIK術後眼は従来の計算式では度数ズレが起きるため，式を使用したり，円錐角膜眼に対してはKANE keratoconus式やBarret True-K keratoconus式を使用するなど，各眼に対応した計算式を使用することが必要である。ASCRS (American Society of Cataract and Refractive Surgery) [https://ascrs.org/] やAPACRS (Asia Pacific Association of Cataract & Refractive Surgeons) [https://www.apacrs.org/] から，様々な計算式を使用できる。

粘弾性物質注入および眼内レンズ挿入

眼内レンズの挿入時には，まずOVDを注入する。注入時に前房が虚脱していると針先が後嚢を穿刺してしまうため，OVDを押し出しながら針を進める。レンズの種類によっては先行ループが後嚢に接触することも多く，前房内にOVDを注入するのではなく，あくまで嚢内に注入することを意識し，しっかりと後嚢を押し下げるようにOVDを注入する。CCCに亀裂（tear）がある場合，OVDを入れすぎるとtearが周辺に回ってしまったり，レンズを挿入した際に眼圧が上昇し，tearが回ることがあるので入れ過ぎには注意が必要である。

眼内レンズはインジェクターを用いて挿入するが，インジェクターにはプッシュ式のものと回転式のものがある。プッシュ式は片手で操作ができるため，空いた手でフック等を用いて眼球のコントロールが可能である。回転式は両手での挿入になるが，挿入のスピードを術者がコントロールできるため安全である。実際に使用する前にウェットラボで眼内レンズの挙動をよく確認しておく。最近の白内障手術は小切開化が著しく，小さな切開創からではインジェクターが窮屈で入らない場合がある。創口を広げるのが簡便であるが，カートリッジ先端を創口に当てて少しだけ挿入し，切開のトンネルをレンズ挿入の経路として使用するwound-assisted法を用いれば窮屈な切開創からでも挿入が可能である。

粘弾性物質吸引

　IOL挿入後，I/Aを用いて前房内に残っているOVDを除去する。特にIOL後面にOVDが残っていると細菌が定着しやすく術後眼内炎の原因となってしまうため，眼内炎予防として重要な手技である。IOL前面にI/Aチップを固定した状態で吸引を行っても後面のOVDは十分に除去できない。IOL後面にI/Aチップを潜り込ませるbehind-the-lens techniqueを用いて後面を直接洗浄することが必要である。しかし，慣れないうちや，小瞳孔例，チン小帯脆弱例では行いにくいことも多いため，IOLを傾けるようにI/AチップでIOLの端を左右交互に押さえるタッピング法でも後面洗浄が可能である（図17）。

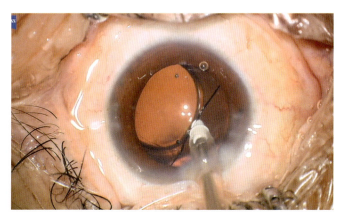

図17▶ IOL後面の吸引

トーリックIOL挿入時の注意点

　トーリックIOL（toric IOL）による術中乱視矯正は，良い術後矯正視力を得るためには必須である。このとき，完全にOVDを吸入した後に無闇に眼内レンズを回転させると後嚢破損を起こすことがあるため，ある程度の軸を調整してからOVDを除去し，最後に微調整をする。もしくはOVDを除去した後でもI/Aチップを挿入し灌流した状態であれば嚢は広がっているため，フックで眼内レンズを回転させることも問題なく可能である。トーリックIOLの軸マークの確認は，眼が正面を向いている状態（手術用顕微鏡の角膜面の反射と眼内レンズ面の反射が一致している状態：第一プルキンエ像）で行うことが必要である。

　事前に行うマーキングの方法には，前眼部写真（虹彩紋理・結膜血管）法，術前に坐位での水平マーキングやスリットで角膜に圧痕をつける方法，術前のデ

ータを用いてheads-up手術時にトーリックガイダンスマーカーを表示する方法など，数多くの方法がある．多少の手間や機材が必要になる方法もあるため，自分に合った方法を選択する．

創口閉鎖（図18）

　ハイドロ針をメインポート，サイドポートに垂直に当てて角膜創口に浮腫をつくり，創口閉鎖する．このとき，少し前房内を洗浄するイメージを持つと良い．I/Aによる吸引だけでは，周辺部に残った核をすべて吸えないことがある．吸引よりもハイドロ針による灌流のほうが周辺部の虹彩の裏などに残った核片などを動かして，見逃すことなく手術を終了できる．ある程度の眼圧で房水が漏れていないことを確認し，眼圧調整をして手術を終了する．

　メインポートなどの大きな創口が閉鎖しない場合は，角膜切開であれば10-0ナイロンで1針縫合し，1週間程度のちにスリット細隙灯などで抜糸する．強膜切開であれば9-0シルク等で縫合する．角膜切開前弁に30G針もしくは34G針を刺入し，浮腫をつくることで創口閉鎖することもある．

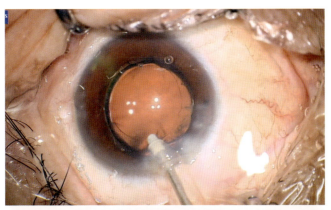

I/Aを創口に当ててhydrationを行う．

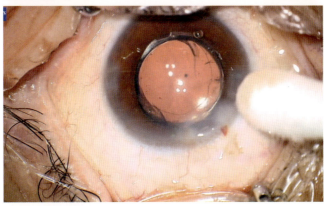

綿棒等で前房からの房水流出がないか確認する．

図18 ▶ 創口閉鎖

抗炎症薬結膜下注射

ベタメタゾンリン酸エステルナトリウム等を結膜下に注射し手術を終了する。強膜に穿刺しないよう留意する。

術後の点眼

一般に抗菌薬点眼，消炎薬〔ステロイド点眼，非ステロイド性抗炎症薬（NSAIDs）点眼〕を使用する。

4 術中・術後の感染症対策

白内障手術では，細菌は創口から前房内へ侵入する。術中・術後のいずれの侵入もありうるが，眼内炎は一度発生してしまうと，患者にとっても医療者にとっても悲惨な結末を迎えてしまうため，周術期にできるだけの対策をしておくことは必須である。

術前滅菌法

術前3日前から抗菌薬点眼を使用するのがわが国の通例であり，ほとんどの施設で行われている。「術後感染予防抗菌薬適正使用のための実践ガイドライン」では，リスクファクターのある水晶体再建術についても術前3日間の点眼は推奨グレードC1，エビデンスレベルⅢにとどまっており，強いエビデンスとなる無作為化比較対照試験やsystematic reviewは見当たらない。

術前に注意すべき患者

術前に慢性眼瞼炎，麦粒腫，結膜炎，涙道感染等がある場合は手術を中止する。

手術機器の清潔性維持

ハンドピース，手術顕微鏡の清潔部分など，患者ごとに変えることができるものはすべて交換して清潔を維持する。灌流液ボトルのセッティング時なども清潔操作が肝要で，介助する看護師，MEなどにも教育が必要である。

術前の消毒

皮膚を10%ポビドンヨードで洗浄する。殺菌作用はヨードの接触時間に依存するため，急がず30秒以上行う。範囲は，上方は眉毛を含めて消毒し，下方は

鼻翼あたりまで，内側は鼻梁を少し超えた程度までしっかりと行う。10％ポビドンヨードは角膜障害が起きるため，眼は閉じておいてもらう。その後，0.25％ポビドンヨードもしくはPA・ヨード8倍希釈を用いて綿棒等を用いて結膜嚢をしっかりと展開しつつ，十分量洗浄する。このとき，マイボーム腺開口部等，眼脂が付着していることがあるので，綿棒でしっかりと除去しておく。ヨードアレルギーのある患者には，皮膚消毒に0.5％クロルヘキシジングルコン酸塩，結膜嚢洗浄には0.05％クロルヘキシジングルコン酸塩を使用している。最後にガーゼを軽く押し当てて拭き取る。その際に瞼縁の水分をしっかり取っておくと，ドレーピング時に貼りやすい。

ドレーピング

穴あきドレープを貼付後，フィルムドレーピングを行う。上眼瞼・下眼瞼それぞれの睫毛が外に向くよう，ドレーピングを行う。基本的に手術中の睫毛は不潔なものだと思って手術を行ったほうがよい。フィルムドレーピングには様々な貼り方がある。

1) 片手で上・下眼瞼を押さえて外反させた状態で2つ折りにしたフィルムを貼付する。
2) フィルムを2分割し，上・下それぞれ，綿棒等で外反させながらフィルムを貼付する。
3) 上方視してもらいつつ，下眼瞼側を軽く牽引しつつフィルムを貼付し，下方視してもらいつつ，上眼瞼を綿棒等で外反させて上眼瞼側のフィルムを貼付する。

どのような貼り方でもよいが，睫毛をしっかりと処理する理想的なフィルムドレーピングを心がける。

術中の注意事項

長時間の手術，後嚢破損，創口の閉鎖不全などは眼内炎のリスクファクターである。前房内に細菌が混入するのは，レンズ挿入時に注意が必要で，レンズ挿入前に眼表面を希釈ヨウ素系消毒薬で洗浄するのが有効である。その後のIOL裏面のOVD残留も感染の原因となりうるため，しっかりと除去することが大切である。

眼内炎予防法

ヨード等による術中の術野滅菌法のほか，眼内炎の予防法として，モキシフロキサシンの前房内投与が挙げられる。海外では多く行われているが，わが国では適応外使用である。

5 難症例への対応

硬い核

以前はECCE（extracapsular cataract extraction）を選択していた症例も，白内障手術機器の改良により，超音波で対応できるようになった反面，術中の超音波エネルギー量の増加に伴う内皮減少や，機械的なストレスによるチン小帯断裂が問題となる。術後の内皮減少を予防するためにソフトシェルテクニックを併用するのが基本である。また，CCCが小さいと核が脱臼したときに前囊に亀裂が入ることがあるため，適切な大きさでコンプリートしたCCCを作成する。核が硬いと徹照が悪い場合が多く，前囊染色をして視認性を確保したほうが良い。

実際の核処理は慣れている方法で行うのが良い。しかし核硬度がEmilly-Little分類で4か5程度の場合，hole-assisted法を用いても割り切れないことがあるため，筆者はD&C法を用いる場合が多い。D&C法の場合，溝掘り時は慎重に掘り進める。勢いよくチップを前進させると，超音波が核を削るスピードが追いつかず，核を押してしまうことで手前側のチン小帯に負担をかけてしまう。また，硬い核にスリーブがつかえてしまい，有効に核を破砕できないことがあるので，スリーブが入る程度のできるだけ細く深い溝を掘る。目安としては1.5スリーブもあれば十分である。後囊側の底の部分が割れにくいため，可能な限り溝は深く掘って分割する。

核分割時はできるだけ深い場所を，核の底を横に割くように横に割る。浅い位置で割ると蝶番のように開くだけで割れない。ここを中途半端に行うと次以降のStepで非常に困難が生じる。中途半端に割れて，何が起きているかわからなくなったときは，周りの皮質を吸引して視野を確保し，OVDを割れ目に注入して現状を確認する。第2分割以降も通常通り行うが，硬い核の場合，筆者はここでソフトシェルテクニックを追加で行っている。分割を4分割にしてもよいが，核が硬くて大きい場合は6〜8分割程度の大きさにすると乳化吸引の際に核の断端が内皮や後囊に接触するリスクを減らすことができる。

Phaco chop法も同様だが，チップを核に打ち込む際に，核自体を押すとチン小帯断裂の原因となるので注意する．通常の設定で核が削れない場合は，超音波のパワーを強くした，いわゆる「ハードモード」を設定しておき，超音波発振のタイミング・強さなどをすぐに変更できるようにしておく．また，硬い核の場合は，最後に皮質がまったく残らず，後囊だけになる場合がある．その状態で小さい核片が残っている場合，無理にUSチップで吸引すると後囊をpunch outする場合がある．その場合はUSチップを回転させて灌流の向きを変えたり，粘弾性物質で核片を移動させたり，先に眼内レンズを挿入し，眼内レンズ上で残った核片を除去するなどの方法が有効である．

チン小帯脆弱

脆弱例では，水晶体が完全に偏位していて水晶体囊内摘出術（ICCE）が必要な場合と，水晶体動揺のみで超音波乳化吸引術（PEA）が行える場合がある．最近は，手術中に前房に硝子体が脱出してこない限りできるだけ通常通りPEAを行い，最後に囊のみ摘出する小切開ICCEが主流である．ICCEについては他項を参考にしてほしい（☞5章6）．水晶体動揺のみの場合はチン小帯に負担をかけないように慎重に手術を行う．特に溝掘り時や分割時にチン小帯を意識することと，皮質吸引時に後囊を誤吸引しないようにする．US時に後囊が上がってきそうな場合や，ハイドロダイセクションが不十分で核の回転時にチン小帯への影響が強いと思われるときは，2分割後に分割した部分からOVDを後囊に向かって注入すると，後囊に沿ってOVDが水晶体囊と水晶体を分離し，核が回転するようになるし，分散型OVDを注入しておけば，凝集型のOVDと比較して空間滞留力が高いため，クッションのような役割を果たし，後囊が勢いよく上がってくるのを予防できる．一部のチン小帯が断裂しているときは諦めてICCEを行うか，水晶体囊拡張リング（capsular tension ring：CTR）を挿入するか，CCCにカプセルエキスパンダーを掛けて手術中に囊を保持する方法がある．CTRは標準型CTRと毛様溝に縫着する縫着用CTRがある．標準型CTRは約1/3以下のチン小帯断裂・軽度〜中等度のチン小帯脆弱が適応である．CTRは日本眼科学会で実施医基準を設けており講習会の受講が必要である．破囊時の対応は他項（☞5章5）も参考にしてほしい．

浅前房

浅前房の原因として多いのはチン小帯脆弱か，レンズ厚の増加によるものである。前者は先述を参照してほしい。後者は白内障の進行によるものであり，核が硬くないか注意が必要である。手術時の注意点は前房の浅さから来る，①角膜内皮への接触，②切開創の作り方である。

創口作成時に通常通り施行すると，スリットナイフで虹彩および水晶体を損傷してしまう場合がある。創口をいつもより角膜中央寄りに作成するか，強角膜切開術症例であれば割り切って角膜切開をするとよい。スリットナイフを前房に少しだけ刺入し，OVDを前房内にしっかり注入して前房を深くしてから創口を完成させるのも有効である。特に凝集型OVDの中でも高分子凝集型のヒーロンV®が有効である。いつもの切開部位から刺入する場合，スリットナイフを寝かせすぎると長いトンネルとなり，術中の角膜浮腫で手術継続が困難となることがあるので注意が必要である。どうしても前房形成されない場合は，トロッカーを立てて硝子体を少量切除（ドライビト）すると前房形成が容易になるため，急性原発閉塞隅角緑内障などで前房が全くできない場合などに有効な手段として覚えておくと良い。また，手術中に急に前房ができなくなった場合はIMS（infusion misdirection syndrome）などを疑い，手術続行の可否を判断する。

角膜混濁眼

手術を続けていると先天性角膜混濁，角膜ジストロフィや角膜潰瘍治癒後など，角膜混濁を有する症例を担当することがある。混濁が小範囲であれば，通常通りの術式で注意深く施行すればよい。

前囊染色

ブリリアントブルーG溶液やインドシアニングリーン等で前囊染色を行うことで前囊の視認性を上げて手術を行うことができる。強い角膜混濁の場合はCCCの切開線が行方不明になることも多く，染色自体は手技としては簡便であるため，難症例であればできるだけ行ったほうがよい。

スリット照明

手術顕微鏡の機種によってはスリット照明を利用できる。スリット照明は照明の前方散乱が少なく，眼内視認性がよいため，CCCを見失ったときなどに切り替えて探すのもよい。術前に細隙灯顕微鏡でスリット光・拡散光を切り替えて見え方のシミュレーションをしておくとよい。

眼内照明

シャンデリア式照明ファイバーを硝子体腔内に挿入し眼底からの徹照を用い

ると視認性が向上する．サイドポートから硝子体手術用のライトガイドで眼内を照明すると見やすい場合がある．その場合，手術顕微鏡は暗くしておく．

小児白内障手術

　小児白内障手術は特殊な白内障手術である．組織が柔らかいため創口の自己閉鎖は望めないと言ってよい．基本的に眼球が小さく，2歳以下における眼内レンズの挿入はコンセンサスが得られていない．前房内スペースも小さく，水晶体自体も球形に近く，嚢の性状も大人と違うため，CCCが周囲に流れやすい．小児は後発白内障が起こりやすく，後発白内障切開を施行するのが困難であるため，連続後嚢切開も必須である．眼内レンズを挿入しないのであれば水晶体は柔らかいため，サイドポートを2箇所つくるのみで，バイマニュアルで吸引可能である．自己閉鎖が悪いため，手術終了時に創口閉鎖していると思っても，術後に容易に創口が開いてしまうため，10-0ナイロン等で縫合する．事前に通糸のみしておき，バイマニュアルを抜く前に助手に縫合してもらうと前房が虚脱しなくてよい．

若手医師の間に必ず身につけておいて欲しいこと

　筆者が初めて白内障手術を執刀したのは後期研修1年目の秋のことです．当時，筆者の所属している医局には年齢の近い医師がおらず，ベテラン勢ばかりでした．直属の指導医はPhaco chopで手術を行っており，初学者の自分のためにD&Cを見せてくれました．当時は20分も30分もかけて白内障手術をしていた筆者には，5分で手術を終わらせる指導医は神のような存在に見えました．手術時間を短くしたい一心でPhaco chop法を練習したものです．創口の作り方ひとつをとっても，強角膜3面切開から経結膜・強角膜1面切開へと術式を変更したり，様々な変遷がありました．

　最初は水晶体の核の深さを理解するためにはD&Cで手術をするのが好ましいと思います．しかし，核の破砕の効率性など，Phaco chopも魅力的です．最終的には慣れた術式で安全に手術を行うのが一番ですが，若手の皆さんにとっては，"できる手技"を増やし応用していく，手術の楽しみを感じて頂ければ幸いです．

　また，手技に習熟していくためには，録画されている手術動画の「画面外」の手の動き（ハンドピースやチョッパーの持ち方，支え方）がとても重要です．手術動画を見るだけではなく，実際に手術に同席して上手な指導医の「画面外の手の動き」を模倣してみるのも上達の糸口です．

■文献

1) Gimbel HV：Divide and conquer nucleofractis phacomulsification：development and variations. J Catarct Refract Surg, 1991；17(3)：281-91.
2) Matsuura K, et al：The stop and press technique；an occlusion free stop-and-chop technique in cataract patients with soft to moderate nuclei. Clin Ophthalmol, 2022；16：3283-7.

3 チン小帯脆弱例への対処

西村栄一

1 手術の概要

　チン小帯脆弱例への白内障手術は，いまだすべての白内障術者における悩みの種である．術中チン小帯脆弱を悪化させ，チン小帯断裂を生じると，核落下，硝子体脱出・嵌頓などを併発し，適切に処置を行わないと視力予後不良につながる重大な合併症を生じてしまう．

　チン小帯脆弱は手術前に気づくことができたなら，上級医に相談したり，手術の戦略を練ったり，場合によっては症例数豊富な病院に紹介するという方法も選択することが可能である．しかしチン小帯脆弱に気づくタイミングの多くは術中であり，その対処には慣れとコツを要する．チン小帯脆弱例に対する術前・術中対処法について，そして術後観察の注意点について述べてみたい．

2 検査・画像診断

　病歴聴取はチン小帯脆弱に気づく重要なポイントである．外傷歴，眼手術歴などはチン小帯脆弱を生じる原因なのでしっかり聴取する．そして細隙灯顕微鏡検査では瞳孔の不整，落屑物質の瞳孔や水晶体への付着の有無，前房深度の左右差などを慎重に診る．外傷歴や手術歴がある場合は，眼球を動かしてもらい水晶体振盪の有無を見落とさないようにする．また坐位と仰臥位，無散瞳と散瞳で水晶体の位置の変化を生じることがあるので，仰臥位での診察も追加で施行することが重要である．チン小帯脆弱を生じやすい病歴，所見をまとめた（**表1**）．

表1 ▶ チン小帯脆弱を生じやすい病歴と所見

病歴	所見
外傷	水晶体振盪
緑内障発作眼	狭隅角
眼科手術歴	偽落屑症候群
虹彩切開術	前房深度の左右差
裂孔閉鎖術	
硝子体手術	
ぶどう膜炎	
先天性疾患	
網膜色素変性	
アトピー性皮膚炎	
加齢	

3 手術に必要な器具・準備

　チン小帯脆弱・断裂例の手術は難易度が高く，できるだけ早い段階でその所見に気づき，適切な対処を選択することが重要である。

　術前にチン小帯脆弱を疑う所見がある場合，まずは自身の技量で水晶体乳化吸引術（phacoemulsification and aspiration：PEA）が可能か検討する。自身の技量で難しい場合，同施設に上級医がいれば相談する。いない場合は症例数豊富な病院への紹介を検討する。

　自身でPEAを施行する場合は，水晶体手術補助器具の準備をする。近年，水晶体手術補助器具を併用することで安全にPEAを施行することが可能になっている。水晶体手術補助器具とは虹彩リトラクター，カプセルエキスパンダー[1,2]，水晶体囊拡張リング（capsular tension ring：CTR）[3,4]である。特徴は表2[5]に記した。使用するタイミングはチン小帯脆弱・断裂に気づいた，まさにそのときである。チン小帯脆弱・断裂を悪化させる前に，早めに使用することがポイントである。

　実際のチン小帯脆弱は，まず術中に気づくことが多い。特に前囊切開の開始時にチストトームで前囊穿刺を試みるも，チン小帯脆弱が存在すると，前囊の張りがなくうまく穿刺することができず，穿刺部から水晶体赤道部に向かって深い皺を認めることがある（図1）。これはチン小帯脆弱を示す代表的な所見であり，そのような所見に気づいた際は水晶体手術補助器具の使用が推奨される。また前囊切開が開始できても，部分的にチン小帯脆弱・断裂を認めると，途中からチストトームでの前囊切開の継続が難しくなることもある。そのような場合は前囊鑷子を使用して前囊切開の継続を試みることや，それでも継続が困難

な場合は，既に切開した前嚢縁に虹彩リトラクターやカプセルエキスパンダーを設置して水晶体を支持すると，水晶体が安定化して前嚢切開の継続が可能となる（図2）。

表2 ▶ 水晶体手術補助器具の比較

	虹彩リトラクター	カプセルエキスパンダー	水晶体嚢拡張リング
器具			
水晶体嚢拡張	× 拡張作用なし	○ 部分的に可能	◎ 全周性に可能
水晶体嚢支持	○ 点で支持，外れやすい	◎ 面状に支持	× 支持作用なし
手術終了時	抜去が必要	抜去が必要	嚢内に留置可能
挿入	容易	容易	比較的容易
抜去	容易	容易	難
保険収載	なし	なし	あり

（文献5より転載）

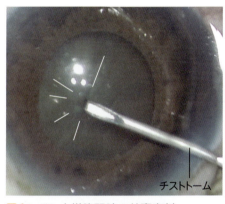
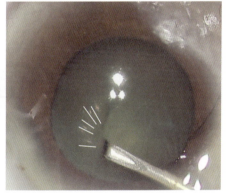

図1 ▶ チン小帯脆弱時の前嚢穿刺
前嚢切開開始時，チストトームで前嚢に穿刺しようとすると穿刺部から水晶体赤道部に向かって深い皺（白線）を認めることがある。チン小帯脆弱・断裂の予兆である。

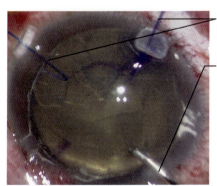

図2 ▶ 前嚢切開時の水晶体支持
チン小帯が脆弱で前嚢切開の継続が厳しい場合は，既に切開した前嚢縁に虹彩リトラクターやカプセルエキスパンダーを設置すると水晶体が安定化して前嚢切開の継続が可能となる。

次に気づくのはPEA時である。溝掘りの際に通常よりも大きく水晶体が振盪するときや，核分割がしにくいようなときはチン小帯脆弱・断裂の徴候である。特に核分割の際，無理に核を後方に押し込んでしまって，医原性にチン小帯脆弱・断裂を悪化させてしまうこともある。筆者はそのようなときも水晶体を支持できる虹彩リトラクターやカプセルエキスパンダーを早めに設置することにより合併症を予防している。

灌流吸引（irrigation/aspiration：I/A）時は，水晶体囊の形状を維持する核がないため，チン小帯脆弱・断裂があると容易に囊赤道部を吸引してしまうことがある。このような所見があるときは，囊赤道部を支持・拡張する補助器具を使用する。

カプセルエキスパンダーの使用本数は外傷などによるチン小帯部分脆弱・断裂であれば，その部位に2本程度掛けることにより，水晶体囊が安定化し，PEAの継続が可能となる（図3A）。しかし，加齢や偽落屑症候群のように全周性にチン小帯が脆弱である場合は，90°ごとに4本掛けて支持をしたほうが水晶体が安定する（図3B）。既に水晶体が亜脱臼しているような症例では5本掛けたほうがより水晶体が安定化し，PEAの完遂を可能にする（図3C）。

| A チン小帯部分脆弱・断裂の場合 | B チン小帯が全周性に脆弱の場合 |

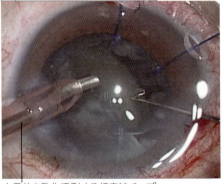
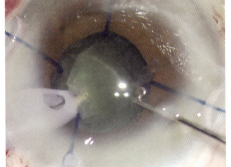

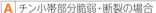
水晶体を乳化吸引する超音波チップ

| C 水晶体が亜脱臼している場合 |

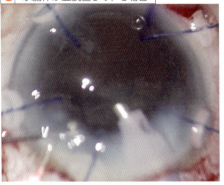

図3 ▶ カプセルエキスパンダーの使用本数

カプセルエキスパンダーの使用本数は，外傷などによるチン小帯部分脆弱・断裂であれば，その部位に2本程度掛けることにより，水晶体囊が安定化する（A）。しかし加齢や偽落屑症候群のように全周性に脆弱の場合は，90°ごとに4本掛けて全周性に支持をしたほうが，水晶体が安定化する（B）。既に水晶体が亜脱臼しているような症例では，5本掛けたほうがより水晶体が安定化し，PEAの完遂を可能にする（C）。

> **大切なこと 1**
> 水晶体手術補助器具の使用は手技的にそれほど難しくはありません。しかし，実際の手術で急に使用すると慌てるので，日頃から豚眼実習などを行い，使用方法を練習しておくとよいと思います。

4 手術方法

実際の症例を2例，提示する。

症例1 69歳，男性（動画1）

- 既往歴：右眼は20年前に網膜剥離にて輪状締結術を施行している。

左眼白内障のため，左PEA＋眼内レンズ（intraocular lens：IOL）挿入を予定した。前嚢切開の際，6〜9時方向（surgeon's view）の前嚢切開片のチストトームによる回し込みがやや難しかった（図4A）。PEAによる溝掘り，核分割は可能であったが，1/4分割した核を吸引する際，6〜9時方向のチン小帯断裂に気づいた（図4B）。直ちにPEAを中断し，前嚢切開縁下に粘弾性物質を注入し，6時と9時の2箇所にカプセルエキスパンダーを設置した。カプセルエキスパンダー設置後，粘弾性物質で核を脱臼させ（図4C），チン小帯断裂を悪化させることなくPEAの継続が可能となった（図4D）。I/A終了後，約90°以内のチン小帯断裂であったため，IOLを嚢内固定し，術後の水晶体嚢形状維持のためにCTRを挿入した（図4E）。前房洗浄時に硝子体が脱出したため剪刀で切断し（図4F），縮瞳薬を注入し，硝子体嵌頓がないことを確認して手術を終了した（図4G）。

動画1

症例2 46歳，女性（動画2）

- 既往歴：特記すべきことはない。

3年前より仰臥位時の複視を自覚していたが放置していた。近医にて両眼の水晶体亜脱臼を指摘され，手術目的で紹介受診した。まずは左PEA＋前部硝子体切除＋強膜内固定術を予定した。

手術は8時方向の毛様体扁平部に1portを作成し，前房水を抜き水晶体を前方へ移動させる（図5A）。前房を粘弾性物質で満たし，前嚢鑷子で前嚢をつまむようにきっかけを作成，前嚢切開を始める（図5B）。水晶体赤道部に向かって皺が生じ，水晶体自体も不安定で

動画2

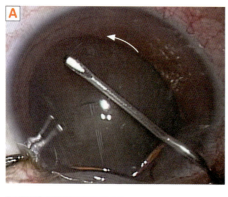
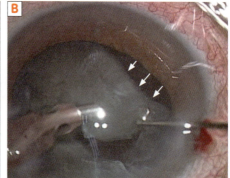
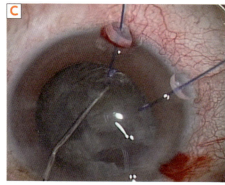
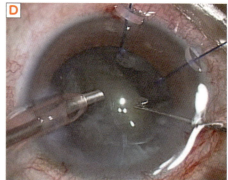
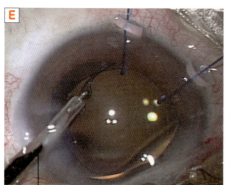

硝子体の脱出

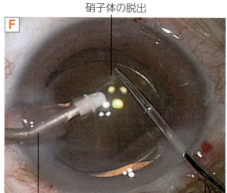

IOLを囊内に挿入　　　　　　　前房を洗浄　　　　　　　剪刀で切断

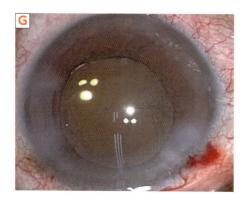

図4 ▶ 症例1（90°チン小帯断裂例）

前囊切開の際，6～9時方向の前囊切開片のチストームによる回し込みがやや難しかった（A）。1/4分割した核を吸引する際，6～9時方向のチン小帯断裂（矢印）に気づいた（B）。前囊切開縁下に粘弾性物質を注入し，6時と9時の2箇所にカプセルエキスパンダー設置後，粘弾性物質で核を脱臼させ（C），PEAを継続した（D）。I/A終了後，IOLを囊内挿入し，囊内にCTRも挿入した（E）。前房洗浄時に硝子体が脱出を認めたため剪刀で切断し（F），縮瞳薬を注入し，硝子体嵌頓がないことを確認して手術を終了した（G）。

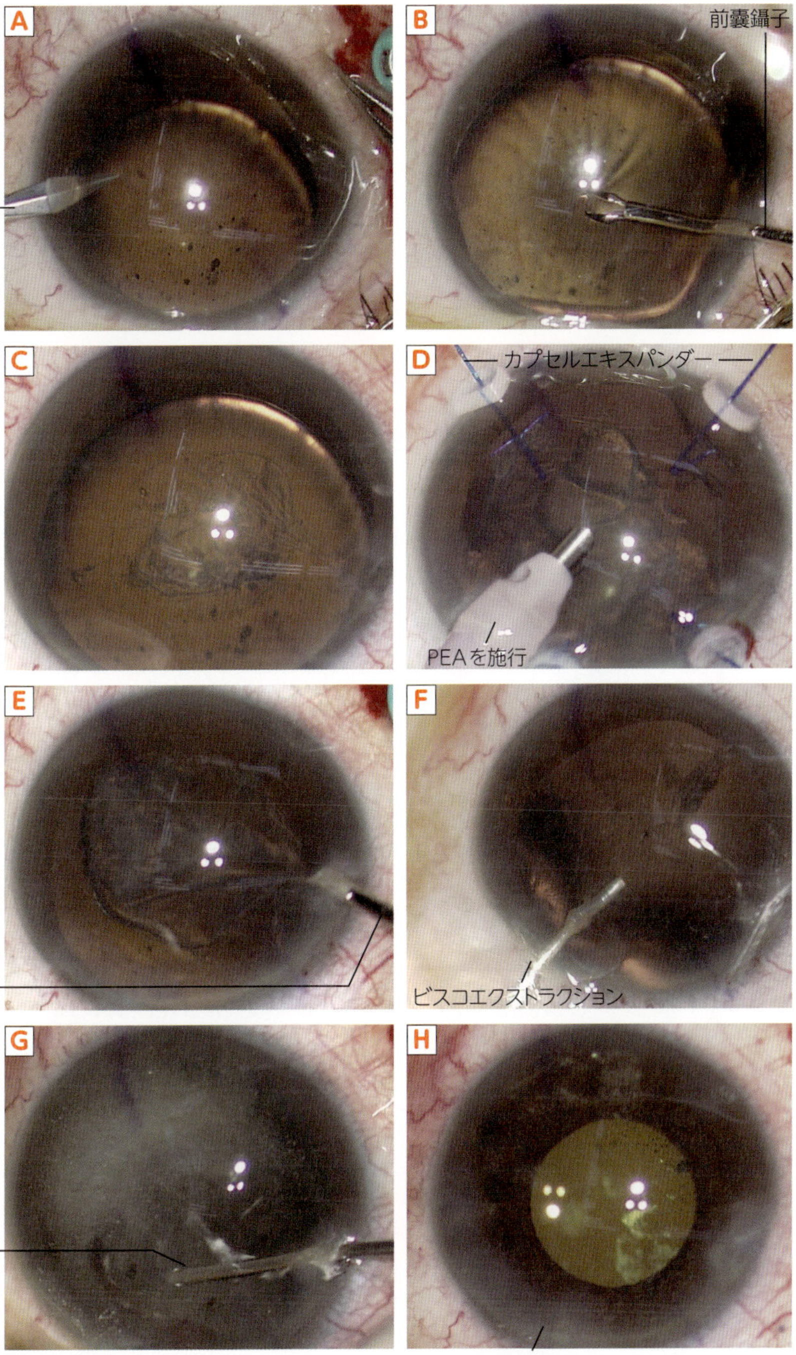

A Vランスで前房に刺入し，前房水を抜いている	B 前嚢鑷子
C	D カプセルエキスパンダー / PEAを施行
E 前嚢鑷子でチン小帯を全周外した	F ビスコエクストラクション
G トリアムシノロンを注入し，硝子体を染色して，前部硝子体を切除	H 虹彩切開

図5 ▶ 症例2（水晶体亜脱臼例）

左眼の水晶体亜脱臼に対し左PEA＋前部硝子体切除＋強膜内固定術を施行した．手術はまず8時方向の毛様体扁平部に1portを作成し，前房水を抜き水晶体を前方へ移動させる(A)．前房を粘弾性物質で満たし，前嚢鑷子で前嚢切開を始める(B)．水晶体が不安定だったが，どうにか小さいながらも前嚢切開が完成した(C)．カプセルエキスパンダーを4本掛けてPEAを施行し(D)，核処理を終了した段階で，カプセルエキスパンダーを撤去し，前嚢鑷子でチン小帯を全周外し(E)，ビスコエクストラクションにて皮質と水晶体嚢を除去した(F)．トリアムシノロンアセトニド（マキュエイド®）で硝子体を可視化して前部硝子体切除を行い(G)，その後，フランジ法にて強膜内固定術を行い，虹彩切開を1時に施行して終了した(H)．

前嚢切開の継続は難しかったが，どうにか小さいながら，前嚢切開が完成した（図5C）．カプセルエキスパンダーを計4本掛けてPEAを施行し（図5D），核処理を終了した段階でカプセルエキスパンダーを外し，前嚢鑷子でチン小帯を全周外し（図5E），ビスコエクストラクションにて皮質と水晶体嚢を除去した（図5F）．トリアムシノロンアセトニド（マキュエイド®）で硝子体を可視化し，前部硝子体切除を行い（図5G），その後，フランジ法にてIOLの強膜内固定術を行い，虹彩切開を1時に施行して終了した（図5H）．

大切なこと 2

カプセルエキスパンダーの挿入は難しくはありませんが，症例によって少し慣れとコツを要します．まずは豚眼などで練習をしてみるとよいと思います．核が厚く硬い場合には前嚢下にスペースがないので，粘弾性物質でスペースを確保し，フックで柄を押すなどの手技が必要です．また水晶体が傾いている場合は，毛様体扁平部にポートを作成し，挿入したカッターやライトガイドで水晶体を後方から前方に押し上げると，水晶体が安定し前房内の手技が容易になります．

よくある質問 Q&A 1

Q：IOLの固定方法はどのように選択していますか？

A：当院では軽度〜中等度のチン小帯脆弱，90°以内の非進行性の断裂の場合は，水晶体手術補助器具を用いてPEAが完遂できたのであれば，水晶体嚢をそのまま温存してIOLを嚢内に固定しCTRを挿入します．加齢や落屑症候群など進行性の脆弱，高度な全周性の脆弱，90°以上断裂の場合は，水晶体嚢を摘出して，毛様溝縫着術または強膜内固定術を選択します[5]．

5 術後経過

症例1は術後炎症も軽度で術後6カ月の時点で，左眼視力（1.2×−2.25◠cyl−1.25 A75），眼圧16mmHg，IOLの偏位0.64mm，傾斜6.4°（図6A）であった．症例2は術後3カ月の段階で左眼視力（1.2×◠cyl−1.50 A155），眼圧14mmHg，IOLの偏位0.56mm，傾斜5.5°と経過良好である（図6B）．しかし経時的変化により，症例1ではチン小帯脆弱が悪化してIOL偏位・脱臼を生じる可能性がある．また症例2も強膜内固定術の長期経過は不明なため，慎重な経過観察が必要である．

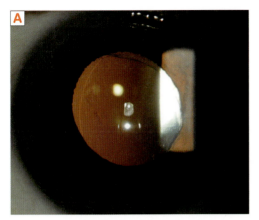 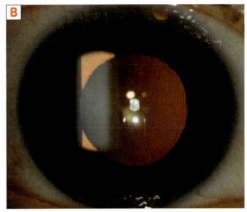

症例1は術後炎症も軽度で術後6カ月の時点で，左眼視力（1.2×−2.25◯cyl−1.25 A75），眼圧16mmHg，IOLの偏位0.64mm，傾斜6.4°であった。

症例2は術後3カ月の段階で，左眼視力（1.2×◯cyl−1.50 A155），眼圧14mmHg，IOLの偏位0.56mm，傾斜5.5°と経過良好である。

図6▶症例の術後細隙灯顕微鏡写真

若手医師の間に必ず身につけておいて欲しいこと

チン小帯脆弱例は白内障術者が最も忌み嫌う症例です。特に術中直面すると，慣れた術者でも冷や汗を流しながらの対処となることが多いものです。いざ直面したときの対処法を，事前に自身の技量と相談してシミュレーションを作成しておくとよいでしょう[6]。そして，手術補助器具の使用方法など事前に練習をしておき，実際の手術時に焦らずに使用できるよう，準備をしておくことが重要と言えます。

文 献

1) 谷口重雄：手術器具 カプセルエキスパンダー．IOL & RS，2004；18(1)：82-3．
2) Nishimura E, et al：Capsular stabilization device to preserve lens capsule integrity during phacoemulsification with a weak zonule. J Cataract Refract Surg, 2006；32(3)：392-5.
3) Hara T, et al："Equator ring" for maintenance of the completely circular contour of the capsular bag equator after cataract removal. Ophthalmic Surg, 1991；22(6)：358-9.
4) Nagamoto T, et al：A ring to support the capsular bag after continuous curvilinear capsulorhexis. J Cataract Refract Surg, 1994；20(4)：417-20.
5) 西村栄一：カプセルエキスパンダー．IOL & RS，2019；33(2)：326-33．
6) 西村栄一：チン小帯脆弱・断裂例の対処法．IOL & RS，2016；30(3)：375-84．

4 小瞳孔例への対処，前囊染色

神谷和孝

1 手術の概要

　　偽落屑症候群や虹彩後癒着がある症例では，散瞳不良となりやすく，瞳孔括約筋切開，全幅虹彩切開，虹彩リトラクター，瞳孔拡張リングを用いた瞳孔拡張を行い，できるだけ広い術野を確保するが，微小多重瞳孔括約筋切開が一般的である。また，角膜内皮機能不全，角膜混濁，成熟白内障などの症例では，前房内にトリパンブルーやインドシアニングリーン染色液を注入し，前囊自体の視認性を向上させると，連続円形切囊（continuous curvilinear capsulorrhexis：CCC）など一連の手術操作が容易になる。いずれも難症例の白内障手術に対する安全性を向上させる手技である。

2 検査・画像診断

小瞳孔例

　　術前散瞳を行うも瞳孔径が5mm以下と散瞳が不良である。その際，偽落屑（pseudoexfoliation：PEX）様物質の沈着（図1），ぶどう膜炎の既往がある場合，虹彩後癒着や炎症の有無を確認しておく（図2）。明らかなチン小帯脆弱例では，水晶体動揺や偏位を認める。

前囊染色例

　　角膜内皮機能不全（図3），角膜混濁，成熟白内障（図4）などがあり，前囊の

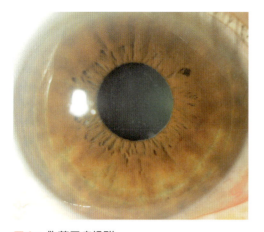

図1▶偽落屑症候群
散瞳不良となりやすく，チン小帯脆弱を合併することもある。

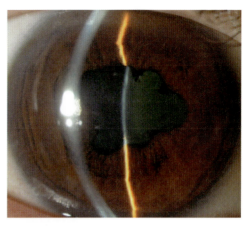

図2▶虹彩後癒着
ぶどう膜炎の既往があり，虹彩後癒着があると，散瞳不良となりやすい。

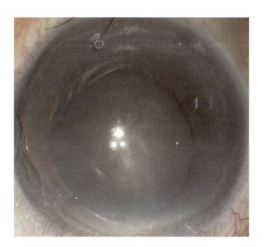

図3▶角膜内皮機能不全
角膜の視認性が不良となりやすい。

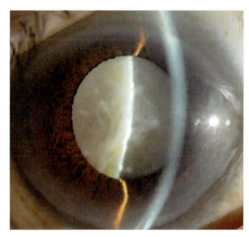

図4▶成熟白内障
水晶体がやや膨化している。

視認性が不良となる疾患を確認しておく。

大切なこと 1

小瞳孔例では，散瞳時の瞳孔径のみに意識が向きやすいですが，偽落屑症候群やぶどう膜炎など，対象疾患に起因するチン小帯脆弱の有無にも留意しましょう。

3 手術に必要な器具・準備

通常の白内障手術に必要な器具に加えて，以下を準備する。
- 八重式虹彩剪刀（図5）
- 虹彩リトラクター
- 瞳孔拡張リング
- トリパンブルー染色液
- インドシアニングリーン染色液

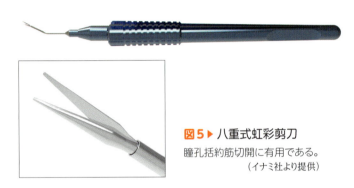

図5 ▶ 八重式虹彩剪刀
瞳孔括約筋切開に有用である。
（イナミ社より提供）

よくある質問 Q&A ①

Q：瞳孔括約筋切開，虹彩リトラクター，瞳孔拡張デバイスのどれが有用でしょうか？

A：いずれも広い術野を確保するのに有用な方法ですが，虹彩リトラクターや拡張デバイスは様々な制約もあって未導入の施設も少なくありません。汎用性や経済性の観点からは，瞳孔括約筋切開が広く行われています。

---

4 手術方法

小瞳孔例（動画）

　小瞳孔例の拡張方法として，術中ボスミン液を前房内注入する。虹彩後癒着などがある場合は，粘弾性物質などを注入しながら，鈍針の先を用いて虹彩後癒着を物理的に解除しておく。術前散瞳不良である場合，術中にできるだけ広い視野を確保するため，外科的な虹彩切開が必要となることも少なくない。微小多重瞳孔括約筋切開と全幅虹彩切開があるが，本項では，一般的な瞳孔括約筋切開について取り上げる。

前房内に粘弾性物質を入れた後，八重式虹彩剪刀を用いて微小切開をほぼ全周にわたって行う（図6）。通常，2方向から行うと全周への切開が容易である。その後粘弾性物質を再注入し，瞳孔を一定に拡大した上で（図7），連続円形切嚢（CCC）に移行する。そのほか，虹彩リトラクター（図8）や瞳孔拡張リング（図9）などのデバイス使用も有用である。偽落屑症候群や遷延性ぶどう膜炎後では，チン小帯脆弱を合併することもあり，必要に応じて水晶体嚢拡張リング（capsular tension ring：CTR）の使用も考慮する。

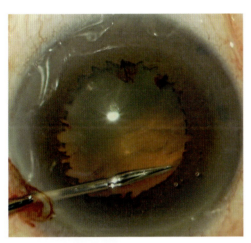

図6▶ 瞳孔括約筋切開
八重式虹彩剪刀を用いて，微小多重瞳孔括約筋切開を加えている。

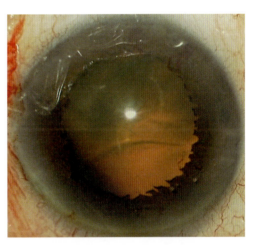

図7▶ 瞳孔括約筋切開後の粘弾性物質注入
粘弾性物質を注入すると，瞳孔が拡張され，広い術野が確保できる。

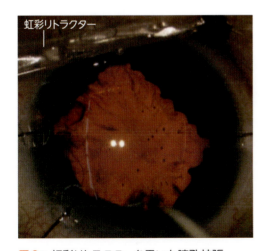

図8▶ 虹彩リトラクターを用いた瞳孔拡張
〔大内雅之先生（大内雅之アイクリニック）ご提供〕

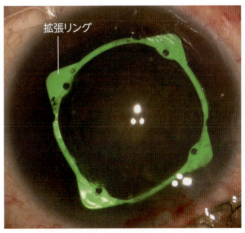

図9▶ 瞳孔拡張リングを用いた瞳孔拡張
拡張リングによって広い術野を確保できる。
〔大内雅之先生（大内雅之アイクリニック）ご提供〕

前囊染色例

通常白内障手術に準じて，角膜・強角膜主創口切開後に前房内にトリパンブルーを注入し（図10），しばらく経過した後に前房内に粘弾性物質を十分に注入して，染色液を眼外へ排出すると，前囊が青く染色されていることがわかる（図11）。成熟白内障では，水晶体膨化していることが多く，小さなCCCを作成し，灌流吸引（I/A）などで囊内を減圧し，その後CCCを拡大することも有用である。通常染色液はI/Aなどでウォッシュアウトしていないが，視認性は特に悪化することなく，そのままCCCに移行可能である。I/Aでウォッシュアウトした後に粘弾性物質を注入した上で，CCCを行うこともできる。

よくある質問 Q&A 2

Q：前囊染色液はI/Aなどで一度ウォッシュアウトが必要でしょうか？

A：もちろんウォッシュアウトしても問題ありませんが，そのまま粘弾性物質を注入しても前房内の染色液が創口から排出されるので，通常のCCCに移行可能であり，手術手技を1ステップ減らせます。

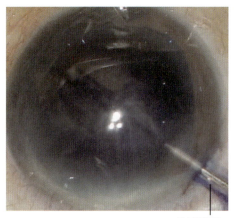

27G鈍針

図10 ▶ トリパンブルーの前房内注入
主創口切開後にトリパンブルー染色液を前房内に注入している。

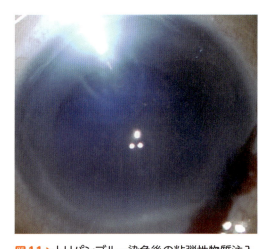

図11 ▶ トリパンブルー染色後の粘弾性物質注入
しばらく経過した後に前房内に十分に粘弾性物質を注入すると，染色液が排出されて，前囊が青く染色されていることがわかる。角膜内皮機能不全のため，ライトガイドを併用している。

5 手術後について

　小瞳孔例では，瞳孔括約筋切開を加えても対光反応は保持されることが多いが，術後炎症反応がやや強くなりやすい。偽落屑症候群では，術後眼圧の変動も少なくないので，適宜視野検査などの緑内障の検査も行う。ぶどう膜炎の既往がある症例では，病状の再燃に注意する。前囊染色例では，前囊染色自体が原因となって，明らかな角膜内皮細胞密度低下を起こすことはない。しかしながら，対象となる疾患の手術難易度は高いことが多く，角膜内皮細胞密度低下など手術全体の侵襲について評価しておく。

> **スキルや心構え 1**
>
> 小瞳孔例では，瞳孔括約筋切開を加えてもCCCが小さくなりやすいことに注意します。USチップやI/Aチップを操作する際，虹彩を誤吸引しやすいので，なるべく瞳孔中央部寄りでの操作を意識しましょう。フェイコマシンの設定は通常よりも低い値にしておくのが望ましいです。偽落屑症候群や遷延性ぶどう膜炎後では，チン小帯脆弱を合併しやすいことも念頭に置いておきます。前囊染色例では，角膜混濁や内皮機能不全などがあり，手術全体の操作において視認性不良のことが多いです。成熟白内障では，水晶体膨化が強いと，囊内の圧が高く，CCCが周辺部に流れやすくなります。いずれの症例も総合的な手術難易度が高くなることを前もって意識しておく必要があるでしょう。

若手医師の間に必ず身につけておいて欲しいこと

　先に述べたように，追加する手技そのものは比較的容易です。しかし，いきなりこのような症例にチャレンジすると痛い目にあう可能性が高いです。通常とは異なり，対象となる疾患の白内障手術は難症例となりやすいので，できれば手術指導医のもとで，基本的な白内障手術手技を十分にマスターした上で執刀することが望ましいでしょう。その上で，それぞれの症例によって想定しうる状況を十分考慮し，適切な手術計画を考えて，手術に臨むようにしたいものです。

破囊時の対応（前部硝子体切除, IOL囊外固定）

庄司拓平

1 手術の概要

わが国において現在，白内障手術は人体の中で最も多く施行されている手術であり，医師からも患者からも「安全で短時間で終わり，視力も劇的に改善する」と信じられている大変期待度の高い手術である。水晶体後囊破損（破囊）は白内障手術時の代表的な合併症のひとつであり，手術方法や機器の発達によりその発生頻度はかなり低くなったが，ゼロにはならない。

破囊の特徴として，患者要因だけでなく，術者側にも要因があることが過去の文献でも多数指摘されている。特に経験年数が浅い術者の破囊率は熟練した術者の破囊率と比べて格段に高いことが知られている。どんなに熟練した術者であっても，過去の初心者だった頃に破囊を経験する。

破囊時の対応が悪いと後日追加手術が必要になるだけでなく，眼内レンズ（IOL）偏位，虹彩偏位，角膜内皮細胞減少などのさらなる合併症を引き起こし，最終的に術前以下の視力しか得られないこともあり，患者にとっても術者にとっても不幸な転帰となる。

破囊時の対応をマスターしておくことは，白内障術者として自立するためには大変重要である。破囊時の対処法について，どの時点で破囊に気づいたかによって場合わけして記載する。

本項では破囊時点からの対応について述べる。破囊時の処理工程を**表1**に示す。

表1 ▶ 破囊時の処理工程

0	破囊に気づく
1	残存核処理
2	残存皮質処理・前部硝子体切除
3	IOL挿入
4	嵌頓硝子体処理

2 手術に必要な器具・準備 (図1)

手術に必要な器具は以下の通りである。
- 有鈎鑷子（M-5R，イナミ社）
- 無鈎鑷子（M-171R，イナミ社）
- 輪匙
- 持針器（M-739R，イナミ社）
- クレセントナイフ（CPU-22AGF，カイインダストリーズ社）

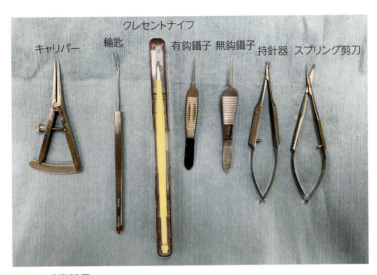

図1 ▶ 手術器具

3 手術方法

破嚢への気づき

破嚢に早く気づけるか否かによって，その後の操作の難易度が変わってくる。破嚢に気づかずに眼科手術用超音波（US）を続けると，①後嚢の破損領域が拡大し，②前房内に脱出する硝子体の量が増えるため，核落下や硝子体牽引による医原性網膜裂孔のリスクが増大する。破嚢に気づいたら速やかにUS操作を中断すべきである。核処理がほぼ終わる段階では直接後嚢が視認でき，破嚢を確認することができるが，核処理の前半から中盤では後嚢は直接視認できないため，核片の動きから破嚢に気づく必要がある。破嚢時のサインを表2に記す。これらの徴候が認められた際には破嚢が起きている可能性を考慮する。

表2 ▶ 破嚢のサイン

- 突然核片が大きく傾く
- 突然核片が沈む（硝子体方向に落ち込む）
- 核片がUSチップに寄って来なくなる

ハンドピースの引き抜き，および状況判断

　破嚢すると硝子体が前房に脱出するため，破嚢前の灌流のみで操作していた際とは核片の動きが異なる。

　まずはUSをかけるのを中断し，連続灌流状態で前房中に硝子体が脱出していないか確認する。もしも破嚢のサインに気づいたら，ハンドピースを引き抜く必要があるが，突然の引き抜きはさらに状況を悪化させる可能性があり，危険である。前房と後房に圧格差が生じ，前房虚脱→硝子体の前房内移動→後嚢破損の拡大を引き起こす可能性がある。よって，前房内の虚脱を防ぐためにサイドポートから粘弾性物質を入れ，前房内を全置換した後に引き抜く（図2，動画）。この操作は通常，利き手とは異なる手（右利きの術者ならハンドピースを右手に持ったまま左手）で行うことになる。破嚢時は術者も動揺していることが多く，初心者には容易でない操作となることもある。助手が指導医なら，指導医にこの操作をお願いすることも考慮する。破嚢とわかったときにしてはいけないこと（べからず集）を表3に示す。この行為を行うと状況が悪化するので，決して行わないようにしたい。

動画

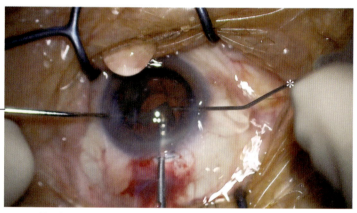

前房内を粘弾性物質で全置換している

図2 ▶ 粘弾性物質による破嚢部からの硝子体脱出防止
破嚢の初期対応。術者から見て右側から助手が粘弾性物質を注入（＊）している。

表3 ▶ 破嚢時「べからず集」

- 破嚢に気づいたらUSを継続してはいけない
- 破嚢時にUSをすぐに引き抜いてはいけない
- USで硝子体を吸引してはいけない（硝子体はUSでは切れない）
- 核片残存時にA-vitを過度に行ってはいけない

残存核片が大きい場合

ビスコエクストラクション法か娩出法か

まずは核の娩出を行う（図3）。娩出方法には粘弾性物質を使用するビスコエクストラクション法と，輪匙などを用いた娩出法がある。それぞれの長所・短所を表4に示す。

後囊破損が少なく，核が前房内にとどまっている場合はビスコエクストラクション法が安全かつ低侵襲である。既に核が傾いている，後囊がほとんど残っていない場合はビスコエクストラクション法では状況がさらに悪化する可能性があるため，娩出法を選択する。

創口拡大（図4）

残存核の大きさや硬さにもよるが，切開創を広げないと娩出できないことが多い。角膜切開で手術していた場合は，強角膜創を別途作成したほうがよい場合も多い。強角膜創を作成する際には，娩出後閉鎖しやすく，縫合もしやすいように強膜トンネルは長めに作成し，フラウン切開することも考慮する。

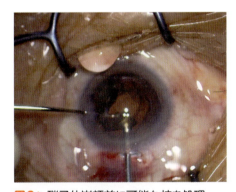

図3 ▶ 硝子体嵌頓前に可能な核を処理
本症例では術者が硝子体脱出は軽微と判断し，一部核処理を行っている。破囊が大きい場合はこの瞬間に核落下する可能性もあるので，この過程を行うべきでない場合もある。

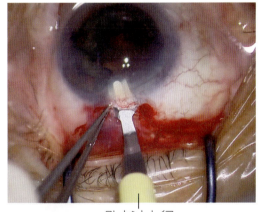

クレセントナイフ

図4 ▶ 創口拡大
核を娩出するため創部を拡大する。輪匙を挿入できる程度まで拡大する。

表4 ▶ ビスコエクストラクション法と娩出法の利点と欠点

	ビスコエクストラクション法	娩出法
利点	・創口を広げる必要がない ・眼圧変動が少なく駆逐性出血のリスクが低い ・角膜内皮への負担が小さい	・大きな核片でも対応可能 ・粘弾性物質は必要に応じて使用するが大量には必要としない
欠点	・大きな核では娩出不可能 ・小さな核の娩出に手間取ることがある ・粘弾性物質を大量に消費する点で不経済	・切開創を広げる必要あり ・娩出時に低眼圧になるため駆逐性出血のリスクがある ・手技によっては角膜内皮に障害を与えることがある

1) ビスコエクストラクション法

前房内に粘弾性物質を注入し，粘弾性物質の流れに沿って核を眼外へ出す方法である．粘弾性物質を大量に必要とするが，躊躇せず使用する．破囊部位が小さいときには破囊部位に少し粘弾性物質を置いておくと，硝子体が脱出しづらくなり，その後の操作が容易になる．しかし，硝子体腔に落ちかかっている核片を無理に引き上げようとすると，大量の粘弾性物質が硝子体に回り，術後の高眼圧の原因になるため注意する．粘弾性物質は創部の対側から挿入し，核が眼外へ出るような流れをつくる（図5）．

2) 娩出法

核片は顕微鏡下では平面構造に見えるが，実際は立体構造をしており，娩出する際の切開創は見えている核片よりも1〜2mmは大きめに作成しないと娩出できない．娩出する際が，駆逐性出血など最も重篤な合併症が起きやすい場面である．切開創が小さすぎると娩出にもたつき，合併症発症リスクが増大する．すべての核が一度に娩出できなかった場合には，一度輪匙を抜き，再度前房内を粘弾性物質で満たす（図6）．

創口の仮縫合

核が娩出できた後に速やかに仮縫合を行い，虚脱状態を改善させる．核が半分以上残っている場合には，仮縫合を核娩出前に行うこともある．縫合する際に硝子体が嵌頓しないようにA-vitカッターで脱出硝子体を切除する．すべての硝子体をこの時点で処理することは不可能なので，ある程度郭清できれば縫

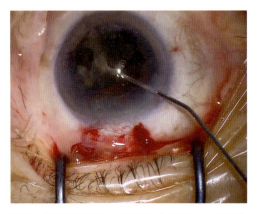

図5▶ 粘弾性物質による残存核の創口への移動
創部の対側から粘弾性物質を注入し，残存核を娩出しやすい位置まで移動させる．

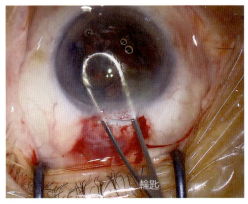

図6▶ 輪匙による核娩出
輪匙を用いて，粘弾性物質とともに核を娩出する．手前（強膜側）を少し押し下げるとスムーズに核が娩出される．このとき低眼圧になり，駆逐性出血が起こりやすいため，円滑に進める．すべての核が娩出できなかった場合には，輪匙を抜き，前房内に粘弾性物質をしっかり充塡した後に再度娩出を試みる．

合を急ぐ．8-0ナイロン，9-0ナイロン，9-0シルクなどが用いられることが多い．

残存核周囲皮質（epinucleus）処理

輪匙で娩出し切れなかったepinucleusを処理する．このとき前房内は脱出硝子体，残存水晶体，粘弾性物質が混在している．epinucleusは前部硝子体カッターでも処理可能であるが，カッターの回転数を上げると硝子体の牽引するリスクは軽減される反面，核片は蹴られてしまうことが多い．硬い核片やepinucleusをA-vitカッターで処理するには時間を浪費するだけでなく，硝子体も切れるため核片が次々と硝子体中に沈んでいき，核落下をきたす．硝子体カッターでの核処理は最小限にとどめるべきである．その後は後述する皮質処理に移る．

残存核片が小さい・皮質のみが残存した場合

ある程度の経験を積んだ術者になってくると，大きな核片が残存しているときの後嚢破損の頻度は低くなり，残存核片がわずかになった際に後嚢を誤吸引してpunch outしてしまうことが多くなる．実際の頻度としてはこちらの場面のほうが高いと思われる．前述同様に粘弾性物質を入れながらハンドピースを引き抜き，状況を確認する．A-vitカッターでの処理に時間がかかるほどの核片が残存していた場合は先に述べたビスコエクストラクション法を行う．ほぼ皮質のみの場合は前房内をよく観察し，残存皮質と後嚢破損部位をよく確認する．

無灌流硝子体切除（dry vitrectomy）

前房内に脱出した硝子体を無灌流で切除していく．硝子体可視化剤〔トリアムシノロンアセトニド（マキュエイド®）〕が使用できる環境であれば，使用したほうが可視化は容易になる．灌流ポートを立てると残存皮質落下の危険性がある．

残存皮質処理，前部硝子体切除

前房内に脱出した硝子体を処理できたら残存皮質の処理を行う．A-vitカッターモードでは硝子体は処理できるが，皮質は処理できない．一方，灌流吸引（I/A）モードでは皮質は処理できるが，硝子体が嵌頓すると吸引できなくなる．灌流吸引（I/A）→A-vitカッターモードで極力硝子体が嵌頓しないように皮質を処理していく．皮質の傍まで吸入口を近づけて，皮質で吸入口を閉塞させてから吸引圧を上げるように心がける．A-vitカッターで硝子体をすべて処理するのは不可能なので，カッターの使用は必要最小限にとどめる（図7）．

IOL挿入

皮質処理まで終わったら，IOL挿入を行う．IOLの選択や固定方法については，次に詳述する．

破嚢領域が限局している場合，または円形のpunch outのみで残存後嚢が安

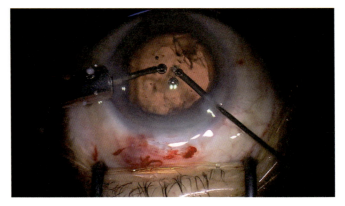

図7 ▶ A-vitによる脱出硝子体と残存皮質の処理
「I/A→A-vit cut」モードと「A-vit cut→I/A」モードを使いわけ，残存皮質を処理する。後嚢が大きい場合，灌流をすると皮質落下することがあり，その場合は灌流を行わず，dry vitrectomyで処理を行う。A-vitですべての硝子体を処理することは不可能である。脱出した硝子体の，創口への嵌頓を外すことを主目的として行う。

定して残存している場合を除き，通常は嚢外固定を選択する。原則として3ピースレンズを選択する。嚢外固定を行う場合，毛様溝に確実にIOLのhaptics（IOLの足部分）が固定できるように，粘弾性物質でスペースをつくる（図8）。IOLは術者が慣れたもので行う。前方ループが前嚢の後ろに入り込んだ場合，hapticsは硝子体腔へ落ちるため，その後の操作にさらなる時間と困難を要する。自信がなければまずは虹彩の上に前方ループを載せ，その後フックなどで虹彩下に固定することも考える（図9）。また，後方ループにあるのが虹彩上か虹彩下にあるのか，見分けがつかない症例も経験する。特に老人環などがある症例では上方の角膜輪部の視認性も悪い。IOLを慎重に回転させ，虹彩下にループが固定されていることを確認する（図10）。

IOLレンズ固定，脱出硝子体の確認

縮瞳薬〔アセチルコリン塩化物（オビソート®）〕を創口よりゆっくり注入し，瞳孔形状を確認する（図11）。勢いよく注入すると再び硝子体が創口に嵌頓するので慎重に行う。創部に硝子体が嵌頓していると縮瞳した際に涙滴状の瞳孔になる。その際にはサイドポートからワイパリングを行い，嵌頓した硝子体を解除する。

結膜縫合

吸収糸により創部を結膜でカバーする（図12）。創口の露出は術後感染症のリスクを上昇させると考えられている。

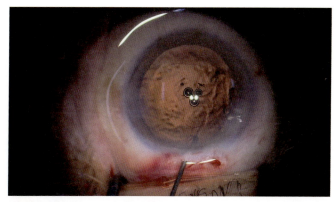

図8 ▶ IOL挿入スペースの作成
虹彩と前嚢の間にIOLを挿入するためのスペースができるよう，粘弾性物質を注入する。

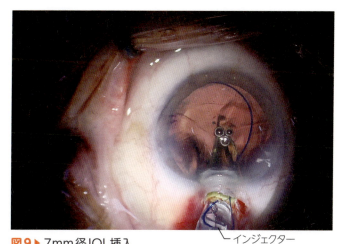

図9 ▶ 7mm径IOL挿入
前方のhapticsが硝子体腔に落ちていないことを確認しながら慎重にIOLを眼内に挿入する。

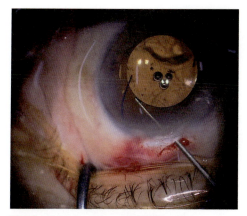

図10 ▶ IOL hapticsを毛様溝に固定
後方のhapticsも毛様溝に固定されるように，IOLを回転しながら位置を調整する。

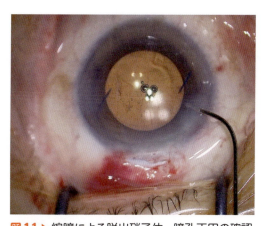

図11 ▶ 縮瞳による脱出硝子体，瞳孔正円の確認
縮瞳薬（アセチルコリン塩化物）を創口よりゆっくり注入し，瞳孔形状を確認する。

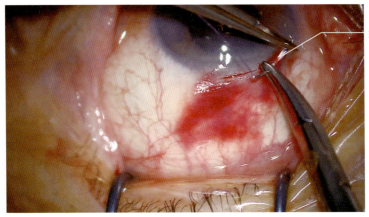

図12 ▶ 結膜縫合
結膜断端を吸収糸(8-0バイクリル®, Johnson & Johnson社)で縫合する。

IOL選択と固定方法

IOL径の選択

　光学径が6mmのIOLを選択するか，7mmのIOLを選択するかは術者の経験と残存水晶体嚢の状態による。それぞれの特徴を**表5**に示す。

　7mm IOLであれば多少術後にIOLが偏位しても視軸は光学部でカバーされているが，切開創の拡大や，挿入後より多くの切開創縫合が必要となる場合がある。IOL挿入に慣れている術者であれば3ピースの7mm IOLを選択することが多いが，手術室に7mm IOLの準備がなかったり，挿入に自信がなければ3ピースの6mm IOLを選択する。

IOL optic captureの可否

　また，optic captureが施行可能か否かも残存水晶体嚢の状態による。

　optic captureが可能であれば当初の予定レンズ度数と同じか，0〜0.5D減じたIOL度数を選択する。行わない場合は当初の予定レンズから0.5〜1.5D減じたIOL度数を選択する。

　元来近視眼（長眼軸眼）で，近視を残す予定であれば一般的にIOL度数も低

表5 ▶ 6mm径IOLと7mm径IOLの利点と欠点

	6mm IOL	7mm IOL
利点	・挿入しやすい ・術者が挿入手技に慣れている ・創口を拡大する必要がない	・術後多少IOL偏位しても瞳孔領はカバーできる ・縮瞳時の嵌頓硝子体の処理は容易
欠点	・IOL偏位が起こると瞳孔領をカバーできないことがある ・嵌頓硝子体処理が難しくなることがある	・創口拡大が必要になることがある ・挿入手技が難しい ・術者が扱いに慣れていないことがある

く，近視に多少ずれても日常には影響が出づらいため，減弱する度数は少なくてよい．しかし，遠視眼や正視狙いの場合は選択するIOLパワーも大きくなる場合が多い．IOLパワーが大きいほど，IOL位置による術後屈折値の変化も大きくなる．術前遠視眼の患者が術後近視になった場合は，遠方が見えない不満は大きい．そのため，特に遠視眼や短眼軸眼では必ずIOL度数は変更する．

4 手術後について

硝子体の嵌頓がないか確認する．IOLが偏位している場合は，①hapticsが不適切な場所に固定されている，②硝子体が嵌頓している，などを考慮する．フックや可視化剤を使用して見きわめる．①の場合は翌日にIOLが硝子体腔に落下していることもあるので，必ず修正する．②の場合は硝子体カッターで嵌頓を解除する．

硝子体嵌頓の確認

術後にIOLを中央で固定させ，正円の瞳孔を得るためには硝子体が嵌頓していないことを確認することが重要である．IOLが中央に固定されていることが確認できれば縮瞳を行い，瞳孔が正円になるか確認する．多くの場合創口に硝子体が嵌頓していることがあるため，dry vitrectomyまたはワイパリングで嵌頓を解除する．

後嚢破損眼は術後の眼内炎リスクが10倍程度上昇すると報告されている[1, 2]．特に創口に硝子体が嵌頓したままになると，瞳孔不整により術後良好な視機能が得られないだけでなく，細菌感染，術後眼内炎の原因にもなる．

手術終了時の眼内圧，創口縫合

前部硝子体切除のみで硝子体のすべてを処理することは不可能である．眼圧を上げると再び創口に硝子体が嵌頓する危険性があるので，眼圧を上げすぎないことが重要である．破囊すると白内障術後眼内炎の発生頻度が大きく上昇することが知られている．術後の感染のリスクを低減するためには創口を縫合しておくほうが安全である．ただし，縫合時に眼球が虚脱したり，硝子体が嵌頓することもある．眼圧を上げない状態で，術後乱視が生じない程度の張力で縫合するには経験が必要かもしれない．現在は無縫合白内障手術が主流であるため，強膜創や角膜創の縫合に手間取ることもある．結膜・強膜・角膜はそれぞれ強度が異なるので，豚眼などであらかじめ訓練しておくとよい．

術後の対応について

破嚢症例は手術時間もかかり，術後の視力改善にも日数を要することが多い。手術中の動揺は局所麻酔下の患者にも当然伝わっているので，患者本人や家族から「失敗された」と不信感を抱かれることもある。術中の状況や，術後予想される転帰について誠意をもって説明することが重要である。また，上述の通り，術後感染症の危険性は跳ね上がるので，慎重に経過観察する。

若手医師の間に必ず身につけておいて欲しいこと

破嚢は術後に様々な合併症リスクを上昇させるため，引き起こさないに越したことはありませんが，最近の統計でも1〜2%[3,4]（熟練した術者であっても0.1〜0.3%程度）の頻度で遭遇すると言われています。破嚢したと気づいたら，目の前の症例をいかに安全に終了させるかに頭を切り替えることが重要です。破嚢時の達成目標を表6に示します。この項目をすべて達成できれば，術後多少時間がかかっても，やがては視力改善する可能性が高いと言えます。

表6 ▶ 破嚢時の達成目標

- 核片を硝子体中に落下させない
- 術中に硝子体に牽引をかけ，医原性網膜裂孔をつくらない
- epinucleus，皮質を残さない
- IOLを中心固定させる
- 脱出硝子体を創部に嵌頓させない
- 縮瞳させ瞳孔正円を確認する
- 術後眼内炎リスクが上昇するので，術後も慎重に経過観察する

文献

1) Sun J, et al：Acute infectious endophthalmitis after cataract surgery：epidemiological characteristics, risk factors and incidence trends, 2008-2019. Infect Drug Resist, 2021；14：1231-8.
2) Creuzot-Garcher C, et al：Incidence of acute postoperative endophthalmitis after cataract surgery：a nationwide study in France from 2005 to 2014. Ophthalmology, 2016；123(7)：1414-20.
3) Inoue T, et al：Incidence of endophthalmitis and the perioperative practices of cataract surgery in Japan：Japanese Prospective Multicenter Study for Postoperative Endophthalmitis after Cataract Surgery. Jpn J Ophthalmol, 2018；62(1)：24-30.
4) Ti SE, et al：A 5-year audit of cataract surgery outcomes after posterior capsule rupture and risk factors affecting visual acuity. Am J Ophthalmol, 2014；157(1)：180-5.e1.

水晶体嚢内摘出術

松岡陽太郎

1 手術の概要

　水晶体嚢内摘出術（intracapsular cataract extraction：ICCE）はかつて，白内障手術の主流であった。角膜輪部の半周近くを切開し，術後は＋10D前後の眼鏡装用が必須であった。2〜3mmの小切開水晶体乳化吸引術（PEA）＋眼内レンズ（IOL）が通常の手術である現在から比べると，一昔も二昔も以前の手術術式である。

　しかし，現在でもICCEが必要な症例は存在する。水晶体脱臼・亜脱臼がそれである。疾病や外傷によって水晶体嚢を支えるチン小帯が脆弱化することにより，チン小帯が部分的に断裂し，一部落下しているものを水晶体亜脱臼，チン小帯が完全に断裂して前房や硝子体側に落下したものを水晶体脱臼と言う。実際には症例の頻度からしても主に水晶体亜脱臼に対する術式として，最も多く施行されていると思われる。筆者らは，Akuraらが提唱した無縫合ICCE[1]]をベースに，無縫合にこだわらない方法を用いてICCEを行っている。本項では，あまり行われなくなった今の時代だからこそ，なるべくシンプルに行える術式として，ICCEを解説したい。

2 検査・画像診断

　水晶体亜脱臼症例は，細隙灯顕微鏡による検眼鏡所見で診断可能である。初期の段階（チン小帯断裂の範囲が限定されている場合）では，水晶体振盪のみ

であるが，断裂の範囲が広範囲に及ぶと，無散瞳でも瞳孔領に水晶体嚢の赤道縁が見えるほど偏位している症例もある．水晶体亜脱臼の場合，同じ診断名でも程度の幅が大きいため，チン小帯がどの程度ルーズになっているのか，なるべく正確に術前にわかることが，術式の選択や準備のためには必要である．少し水晶体振盪がある程度であれば，水晶体嚢拡張リング（capsular tension ring：CTR）を用いて通常のPEA＋IOLができる可能性もあり，振れ幅が大きい場合はICCEが必要となる．

よくある質問 Q&A ①

Q：振れ幅が少ない水晶体亜脱臼を見逃さないためにはどこに注意したらよいですか？

A：散瞳前の状態をよく見ておくことです．散瞳後だと，毛様体筋が弛緩している分，チン小帯の張りがあり，水晶体振盪がマスクされてしまうことがあります．無散瞳では，毛様体筋がある程度収縮している分，チン小帯は弛緩するため水晶体は動きやすくなり，振盪がわかりやすいのです．また，水晶体自体の揺れだけではなく，それによる虹彩の揺れに注意しましょう．頭のどこかにその意識があれば，虹彩の揺れが眼に映ったとき，"違和感"を感じるはずです．自身が感じた"違和感"は，臨床上大事なヒントになっていることが多いため放置せず，何に違和感を感じたのか，必ず突き止める習慣をつけましょう．

3 手術に必要な器具・準備（図1）

手術に必要な器具は以下の通りである．

- 開瞼器
- 有鉤鑷子
- スプリング剪刀
- サイドポート用ナイフ（20G）
- スリットナイフ
- 強角膜創切開用ナイフ
- クレセントナイフ
- 粘弾性物質〔OVD（低分子量と高分子量のもの）〕
- 斜視鉤
- 灌流付き輪匙
- 無鉤鑷子
- 糸（9-0もしくは8-0のシルク糸か吸収糸）
- 持針器
- キャリパー
- レンズフック
- 硝子体手術用セット（カセット，カッター，ライトガイド，トロッカー）
- ワイドビューシステム
- 綿棒
- 剪刀
- 布鉗子

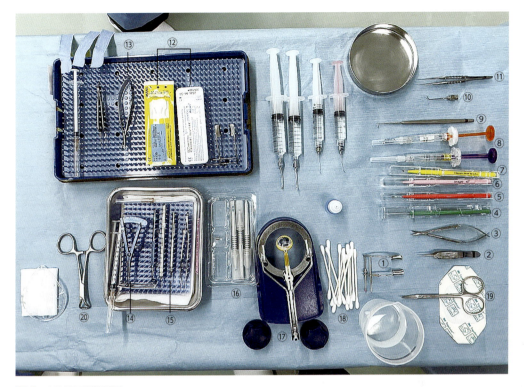

図1 ▶ ICCE手術器具
①開瞼器，②有鉤鑷子，③スプリング剪刀，④サイドポート用ナイフ（20G），⑤スリットナイフ，⑥強角膜創切開用ナイフ，⑦クレセントナイフ，⑧粘弾性物質〔OVD（低分子量と高分子量のもの）〕，⑨斜視鉤，⑩灌流付き輪匙，⑪無鉤鑷子，⑫糸（9-0もしくは8-0のシルク糸か吸収糸），⑬持針器，⑭キャリパー，⑮レンズフック，⑯硝子体手術用セット（カセット，カッター，ライトガイド，トロッカー）※写真はトロッカーのみ，⑰ワイドビューシステム，⑱綿棒，⑲剪刀，⑳布鉗子

大切なこと 1

術前の検査で「振盪は軽度」と判断しても，実際に手術を始めてみると前囊切開を開始した時点でまったくつっぱりがなく，押したら押しただけ硝子体側に逃げていくような症例に遭遇することが案外あるものです。あくまで「こういう場合もあるかもしれない」との想定は行っておく必要があります。想定に必要な手術器具をすべて出しておくことはありませんが，必要になったときにすぐに出せるよう，手術スタッフには「こういう場合もありうるから，○○も準備して，すぐに出せるようにしておいてね」と伝えておき，円滑に手術を行いましょう。

4 手術方法

結膜切開・麻酔

　10時の位置から，スプリング剪刀で結膜に切開を入れ，そこから輪部に沿って結膜を剥離・切開していく．切開するときは開いた剪刀の刃の片方で結膜を引っ掛けて輪部に持っていくようにした状態で行うと，きれいに切れる（**図2**）．ICCEのみの場合は強角膜創の幅が十分とれる範囲まで（後述），IOL縫着など行う場合は，必要な部位まで切開を拡大する．結膜切開した後，テノン嚢麻酔を行う．麻酔はポートを刺入する象限や，縫着を同時に行う場合は通糸の位置が含まれる象限には行うようにする．

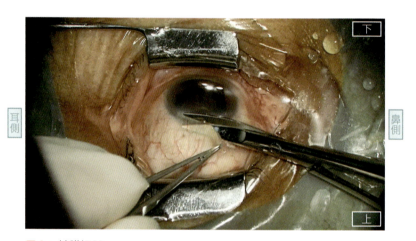

図2 ▶ 結膜切開

ポート設置

　筆者はICCEを行うときは毛様体扁平部に硝子体手術用の灌流ポートを設置する．水晶体摘出後の前房虚脱防止や前部硝子体切除（A-vit）のためなら前房メインテナーでもよいが，場合によってはpars plana vitrectomy（PPV）が必要なこともあり，硝子体手術用のトロッカーを用いたポートを設置しておいたほうが対応力はある．

> **大切なこと 2**
> トロッカー挿入は強角膜切開などの後に行うとやりにくいため，この時点で行っておきます．最初からPPVの予定であれば，このあと行う強角膜切開において邪魔にならない位置を見きわめて設置しましょう．

サイドポート作成・粘弾性物質注入

ICCEでは内皮保護のため，ソフトシェルテクニック[2]は必ず行うが，あまりチン小帯が脆弱な症例に思いきり行うと，水晶体が硝子体側に沈み込んでしまうため，水晶体の位置に注意しながら行う．

強角膜切開（図3）

上方強角膜のフラウン切開を行う．柔らかい水晶体であれば，トンネル通過時に変形するため8mm程度でも摘出できるが，硬い核の大きな水晶体の場合（茶色を通り越して黒いような水晶体の場合），10mmは必要で，フラウン切開のカーブが緩いとさらに大きな切開が必要になる．しかし，ICCEを行う症例自体が少ない現在，普段行わないフラウン切開をよりきつめに，といっても無理がある．この術式を選択した時点で小切開にこだわる必要はなく，8mmでも10mm以上になっても縫合する数は変わらないため，ストレスなく水晶体を摘出するためには全例10mmにして，足りなければ拡大する，でよい．切り始めの位置でフラウン切開の半径が決定する．輪部より遠くから開始すると急なカーブが必要になり，摘出は楽になるが，トンネルが長くなり，無用な出血など合併症をまねくこともあるため，欲張らないこと．

切り始めの位置から，頂点を意識して切開する．頂点の位置が角膜に近すぎると，水晶体摘出直後に自己閉鎖しにくいため，輪部より1mm程度のところに決めるとよい．慣れると一気に切開を行ってもよいが，不慣れなうちは頂点まで/頂点から最後までにわけてもよい．浅すぎると次のクレセントナイフのトンネル切り上げが行いにくく，深すぎると前房に穿孔するため，最初の切開の深さが大切である．

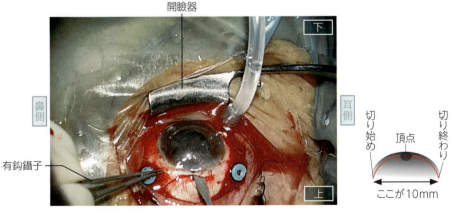

図3 ▶ 強角膜切開

強角膜トンネル作成

作成した切開の頂点部分を，クレセントナイフで透明角膜に少し入るまで切り上げ，最も角膜寄りの位置から，なぞるようにして引き切りして，左右に拡大していく（図4）。

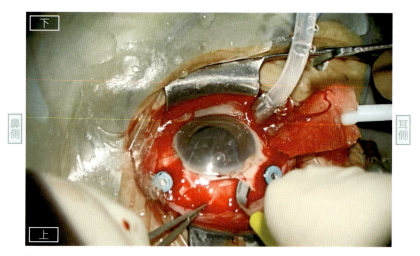

図4 ▶ 強角膜トンネル

大切なこと 3

作成した切開の頂点部分から創を左右に拡大するときは，気持ち程度，眼球のカーブに沿って切っている側を少し強膜に押しつけるように傾けてやらないと，水平に移動していては表側がだんだん薄くなってしまいます。特に薄い刃のナイフでは薄くなりやすく，難しい場合はなるべく刃が厚いナイフのほうがコントロールしやすいでしょう。切開の両端部分のトンネル縁では，表面から見るとトンネルができていそうでも，内側に凸な状態になっていて，実は狭いトンネルになっていることもあるので，注意しましょう。

十分な幅のトンネルができたら，スリットナイフで創の頂点部分から前房内に穿孔したのち，今度は押し切りしながら両端まで内部切開を行う。内皮に当たらないように注意して，そのままスリットナイフで行ってもよいし，クレセントナイフに持ち替えてもよい。

水晶体摘出

摘出のための灌流付き輪匙は，最もチン小帯が弱いと思われる部分から挿入する。挿入予定位置の水晶体と硝子体の間にOVDを注入し，スペースを作っておく。その部位より挿入した輪匙の上に水晶体をのせ，有鈎鑷子で強角膜トンネル部分を把持して軽く持ち上げるようにしつつ，眼球をやや下転するような向きにコントロールし，輪匙で創を押し下げるようにすると，水晶体がゆっくり出てくる（図5）。

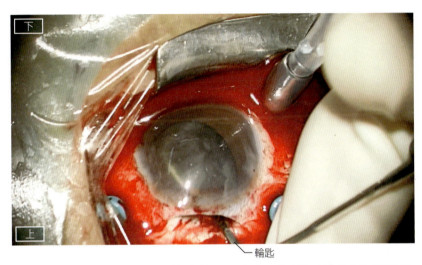

図では，鼻側から水晶体下に粘弾性物質を注入してあり，この症例では水晶体の赤道部が見えている。ここから輪匙を水晶体下に挿入し，確実に輪匙の上に水晶体をのせる。

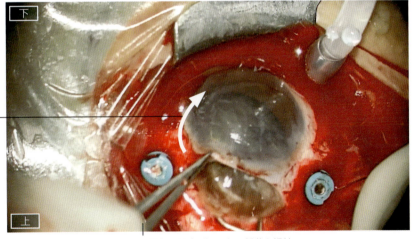

輪匙に水晶体を載せて創口を押し下げるようにしてゆっくり手前に引く。

図5 ▶ 水晶体摘出

よくある質問 Q&A 2

Q：水晶体が出にくいときはどうしたらよいですか？

A：出にくいときには，①強角膜創を拡大する，②灌流付き輪匙先端からOVDを注入することで眼内圧を上げ，水晶体を押し出す，③灌流ポートより灌流し，硝子体圧を上げることで水晶体を押し出す，などの方法があります。出にくいからといって，水晶体を持ち上げながら無理矢理摘出するような動作になると，水晶体前面が角膜内皮に押しつけられることになり，いくらソフトシェルテクニックしていても角膜内皮への影響が避けられないため，行うべきではありません（図6）。

核が硬く・大きいとき（黒いような核）で絶対的に創の幅が足りないと判断したときは，ためらわずに創を拡大しましょう。②③は同じような理屈ですが，灌流ポートを開くと，眼圧を設定していても実際にはかなりの高眼圧になるため，気をつけて圧を調整しないと，勢いよく水晶体が出てしまう危険性があります（動画1～3）。

動画1

動画2

動画3

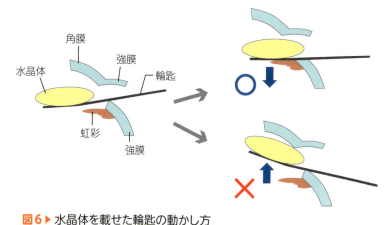

図6 ▶ 水晶体を載せた輪匙の動かし方
輪匙を持ち上げず，創口を押し下げるようにして摘出する。
このとき，眼球は下転させると摘出しやすい。

摘出時に水晶体後面には接着した硝子体が付いてくることが多いため，眼外に出た水晶体はすぐに移動させず，水晶体に付着している硝子体をスプリング剪刀で切断してから移動させる。その後，吸水スポンジM.Q.A.®（イナミ社）や綿棒を創口に当てて確認し，硝子体がわかれば，スプリング剪刀で切断する（図7）。創口からはOVDを眼内に向けて硝子体ごと注入し，眼内からはレンズフックでワイパリングし，虹彩上や創口に嵌頓した硝子体を瞳孔内に戻してカッターで切除する。

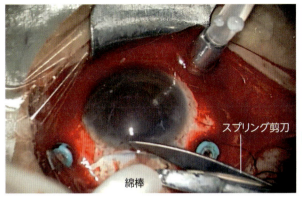

図7▶ 脱出硝子体処理
綿棒を軽く創口に押し当てて手前に引くと硝子体を捕えやすい。

強角膜縫合

　脱出硝子体を処理した後，強角膜縫合を行う。9-0シルク糸，8-0/9-0吸収糸，10-0ナイロン糸などで行うが，強角膜縫合の経験が少ないうちは，シルク糸や吸収糸などのポリフィラメントのほうが縫合しやすい。創の頂点と両側の計3針か，均等分の4針でよいと思われるが，創のでき具合で房水の漏出が止まらない部位には縫合を追加する。

硝子体切除（図8）

　灌流ポートからの灌流をオンにして，サイドポートや上方のトロッカーから挿入した硝子体カッターで硝子体切除を行う。カッターをゆっくり動かしながら，瞳孔領・瞳孔縁（A-vitで行う場合は無理のない程度に虹彩下まで。完全にブラインドになるような周辺部に近づくのは危険なのでしないこと）の硝子体を切除していく。トリアムシノロンアセトニド（マキュエイド®）などで硝子体を可視化すると見やすいが，粒子が付いた表面だけ切除して，その下にたくさん残ることがないよう気をつける。最後にアセチルコリン（オビソート®）を注入

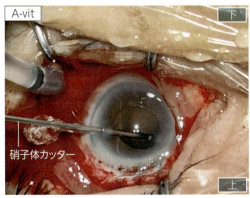

図8▶ 硝子体切除

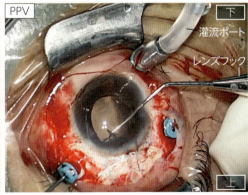

嵌頓した硝子体をレンズフックで引っ掛けてわかりやすくして，カッターで切除。

5章：白内障手術　6 水晶体嚢内摘出術

し瞳孔がround（円状）かどうか確認しないと，思わぬところに残っていることがある。硝子体が索状になって瞳孔が変形している部位は，再度ワイパリングして硝子体を外しておく。水晶体の混濁が強く，術前に眼底観察ができない症例や，網膜格子状変性が多発しているような症例は，A-vitではなく，同時にPPVのほうがベターと思われる。

> **大切なこと 4**
>
> 眼底観察ができなかった症例では，眼底が予期せぬ状態になっていることや，格子状変性症例では，水晶体摘出や前部硝子体切除するだけで牽引がかかり，網膜裂孔が生じることがあります。裂孔が生じたときは，硝子体中にpigment（色素）が流れてくるのが見えることが多いですが，出血なのか色素上皮なのかぱっと見ただけではわからないので，"それらしきもの"が見えたら強膜圧迫して周辺部を確認することが必要です。

灌流ポート抜去・結膜縫合

硝子体切除までが問題なく施行できたら，灌流ポートを抜去する。25Gや27Gで行った場合は縫合不要。抜去した後，軽く綿棒などで押さえるようにしておく。結膜は強角膜縫合に用いた糸と同じ糸でよいので，これで結膜縫合する。術後に異物感を起こしやすいので，結膜縫合にはナイロンはお勧めしない。結膜を大きく切開したときは，どことどこを縫い合わせれば元通りになるのか，よく考えながら合わせていく。

> **大切なこと 5**
>
> 結膜縫合に入ると手術も最終盤で，気が緩みがちですが，ここを緩んだ気持ちで集中力を落として縫うと，元通りの場所に収まってくれなかったり，糸が切れたり，思いがけず時間がかかってしまうことがあります。早いが雑，きれいだが遅すぎはいずれも術後が美しくありません。最初からスピードを追い求めるなどは論外ですが，局所麻酔で行うことがほとんどの我々眼科医にとって，手術はいくら時間をかけてもよいものではないため，最後まで集中力を切らさず，きれいで早い手術をめざしましょう。

ステロイド結膜下注射・抗菌薬眼軟膏塗布

ステロイドを結膜下に注射し，抗菌薬軟膏を塗布すれば終了である。

5 手術後について

　この術式では，術翌日は低眼圧のことがある．トロッカー抜去跡や強角膜創からの房水漏出のためである場合は，それぞれの部位に丈の低いブレブができている．低眼圧であることによって，硝子体出血も生じやすいが，薄い出血であることが多い．ほとんどの場合，数日〜1週間以内に眼圧は正常化し，眼圧が上がってくるにつれて硝子体出血も消退するため，基本的には経過観察でよい．しかし，極端な低眼圧に脈絡膜剥離を伴い，低眼圧黄斑症が持続するような場合は，毛様体解離が生じて遷延性になっていることがある．低眼圧が持続する場合には前眼部光干渉断層法（OCT）や超音波生体顕微鏡（UBM）などで毛様体をチェックすることが大切である．

　また，ここで述べた方法によるICCEは縫合することが前提の手術であるため，自身が縫合したことによる惹起乱視が，軸・度数とも術前とどの程度異なっているのか，術直後・1カ月後・3カ月後・半年後などにチェックしておくとよい．慣れると，どの程度の強さで縫合すれば，術前の倒乱視（高齢者はほぼ倒乱視）にどの程度影響するか，大体見当がつくようになる．

若手医師の間に必ず身につけておいて欲しいこと

　若い先生たちには，ICCEに必要な程度の幅の強角膜切開やトンネル作成，縫合などは思いのほか難しいようです．最近外科の世界では「小さいことはよいことだ」ということになっており，ECCEもめったに行うことがありません．しかし，大きく開けて，ストレスない手術をしたほうが長期的に見ればきれいに落ち着く場合もあるのです．ICCEに限らず，外傷などへの対応のためにも，普段の白内障手術を結膜切開とクレセントナイフを用いた強角膜切開にして，結膜を剥がす・テノンをさばく・強角膜トンネルをつくるといったことに慣れておく，豚眼などで様々な症例を想定した練習を積んでおくなどして，感覚を養っておくことが必要と言えます．

文献

1) Akura J, et al：Manual sutureless cataract surgery using a claw vectis．J Cataract Refract Surg，2000；26(4)：491-6．
2) Arshinoff SA：Dispersive-cohesive viscoelastic soft shell technique．J Cataract Refract Surg，1999；25(2)：167-73．

5章 白内障手術

7 眼内レンズ強膜内固定（ダブルニードル・フランジ法）

清水啓史

1 手術の概要

　白内障手術や眼内レンズ挿入術において，水晶体嚢が十分に残っていない状況では眼内レンズの嚢内固定や嚢外固定ができない．このような状況で眼内レンズを眼内に固定する方法として，糸で強膜に眼内レンズ支持部を縫着する縫着術があり，現在でも広く行われている．しかし，手技の煩雑さと縫合糸にまつわる問題があった．そこで眼内レンズの支持部を強膜内に直接埋め込む強膜内固定術が考案された．

　強膜内固定の中でも山根氏の支持部の先端を熱処理し埋め込むダブルニードル・フランジ法は非常にシンプルで優れた術式として世界的にスタンダードになりつつある．本項ではこのダブルニードル・フランジ法について解説する．

　縫着術と強膜内固定術は同じ状況で行う術式であるが，両者を比較すると一長一短ある（**表1**）．症例や状況に応じて使いわけるのが理想である（**表2**）．

　縫着は糸を埋没するために強膜弁を作成したり，眼内レンズに糸を結紮したり強膜に縫合するなど，眼外操作が多く，手術時間が長くなる．術中に糸が絡まったり，切れたりすることがある．眼内に眼内レンズを入れてからこのようなトラブルをきたすとやや難渋するが，縫合糸が命綱となるため，眼底に眼内レンズが落下することはほとんどなく，落ち着いて手術を行うことができる．強膜内固定はこれらの糸に関係する操作がすべてないため，正しい方法で行うと手術時間が大幅に短縮される．しかし眼内操作がやや難しく，命綱がないため，途中で手を離してしまうと眼底に眼内レンズが落下するリスクがある．

　小切開での眼内レンズ挿入は縫着，強膜内固定，いずれも可能であるが，ダ

表1 ▶ 縫着術と強膜内固定術の特徴の比較

	縫着術	強膜内固定術
手術時間	長い	短い
眼内操作	簡単	やや難
眼外操作	多い	少ない
小切開での挿入	可能	可能
結膜の温存	不可能	可能
主要な術中合併症	糸が絡まる，切れる	眼底に眼内レンズが落下する
長期合併症	糸が切れる，糸が結膜上に露出する	不明，少ない？

表2 ▶ 縫着術と強膜内固定術の状況に応じた使いわけ

	縫着術	強膜内固定術
通常症例	○	◎
緑内障	△	◎
角膜混濁	◎	△
小瞳孔	◎	○
毛様体剥離合併	○	×
アトピー性皮膚炎	△	○
硝子体手術のセッティングがない	○	△
硝子体術者	○	◎
前眼部術者	◎	△

　ブルニードル・フランジ法の強膜内固定は結膜切開をまったく必要としない．術後長期的には縫着は糸が切れることによる眼内レンズ偏位や糸の露出など糸に起因する合併症が起こりうる．強膜内固定は新しい術式であり，10年以上経過した合併症はいまだ不明な部分もあるが，10年未満での合併症は少ないようである．

　強膜内固定は結膜の温存が可能であり，将来的に緑内障手術が必要となる可能性がある患者は良い適応である．眼内操作がやや難しい点で角膜混濁例や小瞳孔例はやりにくい．毛様体剥離のある症例に強膜内固定を行うと術中操作で毛様体剥離を増悪させる可能性があり，筆者は避けている．アトピー性皮膚炎例は長期的な眼周囲の機械的刺激により縫着糸が切れることが多く，課題であった．強膜内固定は固定強度が強いため，適している可能性がある．また，強膜内固定は眼内操作で眼球が虚脱しやすく，安定した灌流のため硝子体手術のセッティングで行ったほうが無難である．

2 検査・画像診断

通常の白内障手術に準じた術前検査（オートレフケラトメーター，角膜内皮細胞検査，眼軸長測定），および細隙灯顕微鏡検査，眼底検査が必要である。

3 手術に必要な器具・準備

眼内レンズ（図1）

3ピース眼内レンズを使用する。支持部の材質がPVDF（ポリフッ化ビニリデン）のものはしなりがあり，注射針に入れやすく，熱処理によるフランジ化がしやすく最適である。参天製薬社のエタニティーナチュラル（NX-70），興和社のアバンシィ（AN6KA™，AN6MA™）が該当する（図1）。

エタニティーナチュラルは光学部が7mmの球面レンズであり偏心・傾斜に強いことからよく用いられる。アバンシィは光学部が6mmの非球面レンズで小瞳孔の症例に適している。度数範囲が幅広く強度近視でも対応可能である。

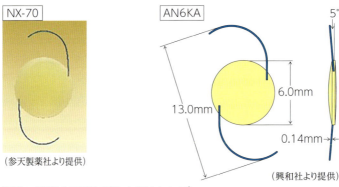

図1 ▶ 強膜内固定に適した眼内レンズ

強膜内固定用鑷子（図2）

眼内レンズの支持部を注射針に挿入するために，眼内で使用する鑷子が必要である。強膜内固定用鑷子はこの目的で開発されており，適度に弯曲し，縦に開くため，支持部を掴みやすい。中でも保坂氏の強膜内固定用鑷子はさらにフックのように使用できるため，掴み直しの際に眼内に落下するリスクを軽減できる。

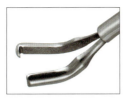

図2 ▶ 保坂氏強膜内固定ループガイド付鑷子Ⅱ 110°23G （M.E.Technica社より提供）

通常の白内障手術で使用する，サイドポートから挿入する前嚢鑷子でも代用可能だが横開きであるため，手首を捻って使用する必要があることと，把持面積の小さい鑷子で強く掴むと支持部が変形することがあるので注意が必要である。硝子体手術で使用するILM鉗子でも代用可能である。

強膜内固定用ガイド（図3）

ダブルニードル・フランジ法では注射針の刺入角度が最終的な眼内レンズの傾斜に大きな影響を及ぼす。顕微鏡の上からの視点ではXY軸方向の角度を合わせるのは容易だが，Z軸方向の角度を左右で一致させるのは困難である。強膜内固定用ガイドを使用すると眼球を固定させつつ，刺入角度を安定させることができる。

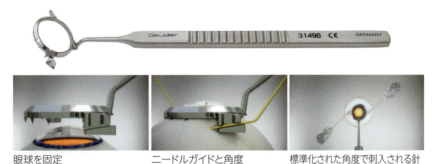

眼球を固定　　ニードルガイドと角度　　標準化された角度で刺入される針

図3 ▶ 山根氏ダブルニードル・スタビライザー

（M.E.Technica社より提供）

注射針

先述した使用する眼内レンズ支持部の太さの直径は0.14mmであり，フランジ化すると直径が約2倍の0.3mm程度になる。栃木精工社の30G薄肉針は内径0.2mm，外径0.3mmであり，挿入しやすく，フランジ化した後強膜内に押し込んでも入りすぎることがなく最適である。通常の27G針は内径0.22mm，

外径0.4mmであり，挿入は可能だが，フランジ化した後やや入りすぎる懸念がある。しかし，実際には27Gでも強膜トンネルが十分長く，先端を押し込みすぎなければ入りすぎることはほとんどない。

4 手術方法

硝子体を切除する

硝子体手術のセッティングであればひと通り全体的な硝子体切除を行えば十分である。白内障手術のセッティングとしてA-vitモードで前部硝子体切除を行う場合は，その後の操作で硝子体牽引がかからないようしっかりと硝子体切除をする必要がある。

30G針を刺入する（図4）

動画1

動画2

本術式で最も重要な手順である。眼内レンズを挿入する創口から90°離れた位置の角膜輪部から2mm離れた位置で，刺入する。この刺入位置と主創口の位置関係，角度が支持部を注射針に挿入するときの入れやすさに大きく影響する。位置を決定したら，内側に20°，上下に10°程度の角度で挿入する。刺入角度が固定後の眼内レンズ傾斜に直結するため，2本が対称になるよう注意する。前述の強膜内固定用ガイドを使用すると刺入角度が安定する（動画1，2）。

強膜の抵抗がなくなったら，さらにもう少し針［30G針（栃木製工社）の全長の3/4程度］を進めた後に瞳孔のほうに針先を向け，先端を確認する。

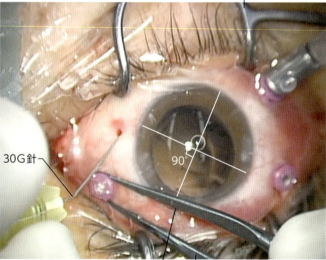

（M.E.Technica社より提供）

図4 ▶ 30G針の刺入
眼内で左図のような角度をイメージして挿入する。

手技のコツ 1

刺入角度を安定させるためのコツとして，事前に顔，眼球が水平であることを確認する．刺入しやすくし，刺入時に出血しにくくするため，眼圧を高め（30〜50mmHg）に設定し，刺入を開始する．かなり傾いた角度で強膜に刺入するため刺入抵抗が大きく，眼球が回旋・陥凹しやすい．強膜内固定用ガイドは爪が付いており，眼球の固定にも有用である．ない場合は，鑷子で強膜ポートか強膜をしっかり把持し眼球を固定しながら刺入を進める．

ピットフォール 1

針を進めている間，先端がなかなか見えず不安になる．しかし，あまり早く瞳孔のほうに針先を向けると毛様体を横に裂いて出血をきたしたり，医原性の毛様体剥離をきたすため，ある程度しっかり進めてから瞳孔側に向けることが重要である（動画3）．

動画3

よくある質問 Q&A 1

Q：主創口が右手側の場合はどうしますか？

A：白内障手術からのコンバートしている状況では主創口が正中から右手側である場合も多いです（図5）．その場合も主創口から90°の位置で針を刺入します．角度的に刺入しにくい場合は耳側に座り直すのも一法です．

眼内レンズをすべて挿入して，後方ループも虹彩上にのせて虹彩上でダイヤリングすると，任意の角度で刺入することが可能です．ただし，ループが隅角のほうに行くので，入れやすい位置を掴むのに少し苦労するかもしれません．

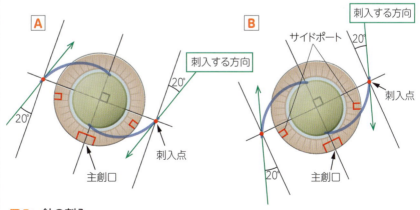

図5 ▶ 針の刺入
主創から90°の位置で刺入する．主創の位置がAのように左手側であると，この後のすべての手技に最も無理がない．
Bのように主創が右手側の場合も主創から90°の位置で刺入する．

眼内レンズを挿入し，先行ループを左手側の30G針に挿入する

　眼内レンズを挿入し，先行ループを虹彩上にのせるのが山根氏の原法である。先行ループが隅角のほうに位置すると，掴みたい場所が掴みにくい。眼外で後方ループを引っ張ってコントロールして掴むか，両手に鑷子を持って少しずつ掴み直すのもよい。インジェクターから眼内レンズを出しながら，鑷子を使わず直接30G針に支持部を入れる方法，インジェクターから眼内レンズを出しながら鑷子で掴む方法もある（動画2）。

動画2

手技のコツ 2

先行ループの針への挿入（図6）

先行ループを鑷子で掴む場合は遠く（ループの中央あたり）を掴むとしなりを使って一気に入れることができる。その場合はベベルを外側に向けると入れやすい。近く（先端から2mm程度）を掴むとコントロールしやすいが内筒の壁に当たりやすい。筆者はその中間の4mmくらいの位置を掴むのが入れやすいと感じている。

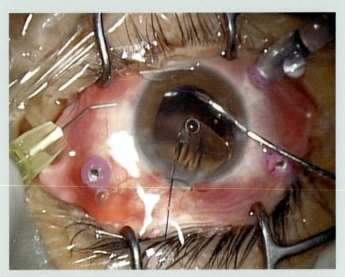

図6 ▶ 先行ループの針への挿入

ピットフォール 2

眼内レンズ挿入の際，先行ループが虹彩下に入るとループを掴むのに難渋する（動画3）。虹彩下に入らないように気をつけていても，光学部が射出する際に勢いで虹彩下に行ってしまうことがある。その際は後方ループを眼外で把持し，コントロールし，先行ループを掴むとよい（動画3）。当然ながら後方ループも眼内に勢い良く入っていくと眼内に落下する（動画3）。後方ループは必ず眼外に出しておくよう意識する。先行ループはタッキングしない状態にしておくことや，スクリュータイプのインジェクターを使用することで挙動が安定し扱いやすい。

動画3

後方ループを右手側の30G針に挿入する（図7）

　後方ループを掴み，創から眼内に入る。先端から4mm程度の位置で，鑷子で掴むと注射針に入れやすい。創を通過するときに回旋させる方向で創を通過することでループに無理がかかりすぎないようにする。

　主創口が開いた状態での操作となるため，眼球が虚脱しやすい。

　一気に入れてしまうか，左のサイドポートから鑷子をもう1本挿入し，持ち替える。

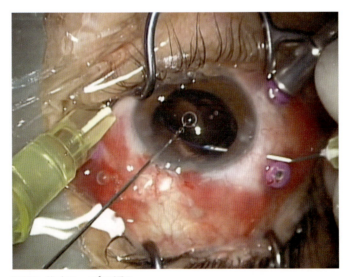

図7 ▶ 後方ループの挿入

> **ピットフォール 3**
> 創と後方ループの刺入部の角度が90°以下であると，挿入がかなり困難になる．先行ループの針をさらに進めて角度にゆとりをつくる．水平方向で不可能であれば注射針のベベルを真上に向け，縦方向にしならせて挿入する（動画2）．

動画2

> **ピットフォール 4**
> 後方ループを掴んだ状態で，創付近で虹彩に絡む，なかなか注射針に入らないなどすると，ループから手を離して仕切り直したくなる．しかし，安易に手を離すとループが隅角や硝子体のほうに行ってしまい，やり直すのに非常に難渋する（動画3）．「絶対にいつか入る」と鉄の意志で入るまで手を離さず入れ切るのがコツである．とはいえ，どうしても無理な場合は必ずもう一方の手の鑷子で受け取るか，眼外にいったん出すとよい．

動画3

30G針を引き抜く

　左右の30G針を同時に引き抜く．
　針を引き抜く際に眼内レンズの光学部が引き抜く方向に回旋していることを確認する．針を引いているときに眼内レンズが回旋しない場合，既にループが針から外れている可能性がある．

> **ピットフォール 5**
> 先に片方ずつ引き抜くと，対側のループが引っ張られ注射針から外れてしまう可能性がある．また，散瞳不良の症例で虹彩の上に光学部を載せたままループだけをを挿入している場合，針を引き抜く際に光学部が瞳孔領で固定され，ループが抜けることがある（動画4）．
> 光学部を瞳孔の下に押し込んでから引き抜くようにするとよい．

動画4

支持部先端をフランジ化し，強膜内に押し込む（図8）

　このときに眼内レンズのセンタリングと傾斜を見て，適宜，支持部先端を切断する．両側2mm程度切断することが多い．傾斜は眼内レンズ面のプルキンエ像を参考にするが，実際にはわかりにくいことが多い．筆者は眼内レンズ面

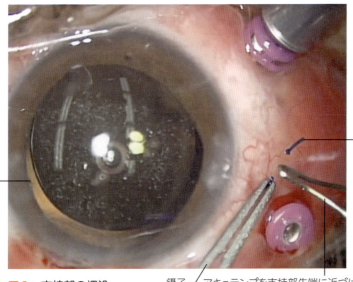

図8 ▶ 支持部の埋没

にトリアムシノロンアセトニド（マキュエイド®）を塗布し，レンズ面を可視化し傾斜を判定することにしている。その後アキュテンプ（日本アルコン社）を支持部先端に近づけ，フランジ化する。このとき，なかなかフランジ化しないからといって支持部に接触させてしまうと先端が歪に変形し，強膜内に埋没できなくなる。先端を拭くなどして乾燥させ，近づけてフランジ化する。

5 手術後について

通常の硝子体手術の術後と同様に経過観察する。以下の合併症に対して述べる。

低眼圧

術後早期に低眼圧をきたす場合がある。多くは1週間程度で自然に軽快する。

支持部露出

支持部が術後に結膜下に出てくる症例は術後1，2日まではもう一度強膜内に押し込んで埋没させることも可能であるが，それ以上経過すると多くは押し込んでも再度結膜下に出てくる。強膜トンネルを針で少し拡大することで埋没可能とされている。結膜下に1mm程度支持部先端が出ていてもフランジ部は鈍的であるため縫合糸のように結膜を突き破り露出することは稀であるが，経過観察は必要である。

眼内レンズ傾斜

　本術式は眼内レンズの偏心はまずないが，傾斜は注射針の穿刺角度によっては起こりうる．術後に細隙灯顕微鏡検査で明らかに認識できる程度の傾斜がある場合は，術後視力や患者の満足度を勘案し，修正を検討する．抜本的に修正するには，再度注射針を角度に注意して刺し直し，埋め込んだ支持部を引き出し，先端のフランジ部を切断し，再度眼内に戻し，刺し直した注射針をガイドにして引き出し，フランジ化して埋没させる必要がある．この方法は初回手術と同様眼内操作も多くやや侵襲的である．もっと簡便な方法としては両側の支持部先端を引き出し，先端を切って短縮してフランジ化して埋め込む方法がある．この方法でもある程度傾斜は改善する可能性がある．

虹彩捕獲

　虹彩捕獲を繰り返し，虹彩が菲薄化する症例は眼内レンズ支持部に直交する位置でレーザー虹彩切開術を行う．1箇所施行後も再発するならば対側にもう1箇所施行する．そのほか虹彩縮窄術，眼内レンズ前面に糸を張る糸張り術，ピロカルピン（サンピロ®）点眼が有効とされている．

若手医師の間に必ず身につけておいて欲しいこと

　眼内レンズの強膜内固定は，動画で示したように，あっさりとうまくいく場合もあれば，難渋する場合もあります．うまくいかない場合は必ず原因がありますので，手術動画を見返して原因・課題を分析して下さい．手術をやりっぱなしにせず，絶えず改善点を修正していくことを若手医師の間に習慣化していくことが大切だと考えています．

参考文献

- 山根　真：フランジ法眼内レンズ強膜内固定術．臨眼，2019；73(2)：183-7．
- 山根　真：わかりやすい臨床講座　眼内レンズ偏位・落下の対処法―強膜内固定（フランジ法）．日の眼科，2019；90(2)：140-3．

6章 緑内障手術

1

iStent

笠原正行

1 手術の概要

　iStent手術（Glaukos社）は，低侵襲緑内障手術（minimally invasive glaucoma surgery：MIGS）と総称される低侵襲な緑内障手術のひとつとして2004年に欧州で，2012年にFDA（米国食品医薬品局）から認可を受けた世界で最初のMIGSデバイスであり，2016年3月に日本でも承認された。インサーター先端に装着されたステントデバイスを小角膜切開により眼内からシュレム管内に挿入し，留置する術式であり，前房とシュレム管をつなぐシャント手術である。理論上は留置した先の集合管が機能していれば眼圧が下がる仕組みであるが，流出路再建術である以上，上強膜静脈圧を下回る眼圧値までの下降は難しい。37論文2,495症例を対象としたメタアナリシスによると，白内障同時手術において，iStent®を1本挿入した場合は9％の眼圧下降と，薬剤を1.3剤減らすことができ，iStent®を2本挿入した場合は27％の眼圧下降と，薬剤を1.1剤減らすことができるとされている[1]。手技は比較的容易で手術時間が短く，前房出血の合併症が少ないため早期の視力回復が望める利点がある。2020年に作成された「白内障手術併用眼内ドレーン使用要件等基準（第2版）」[2]においては，初期・中期の開放隅角緑内障患者で白内障を合併している症例に対して，白内障手術を単独で行うよりも眼圧を下げる効果を期待して行う手術と位置づけられ，国内では濫用を防止する目的からも白内障手術との併用のみ適応が許されていた。しかし，最初から2本のステント挿入を目的として作られているiStent inject® W（Glaukos社）については，単独手術でも眼圧下降と緑内障点眼薬の軽減効果が得られる無作為化臨床試験が報告されていること[3]，水晶体

再建術が施行済みまたは白内障を合併していない患者に対する不利益への配慮から，2024年7月11日に国内でも単独手術での使用が承認され，2024年10月に白内障手術併用眼内ドレーン使用要件等基準が第3版へと改訂された[4]。

2 手術方法

　隅角手術であるため，本来は視認性をより向上させるために，術前処置として縮瞳させておくことが望ましい。ただし，国内では1本のステント挿入用のiStent®については白内障手術との併用のみの適応が許されており，散瞳して行う。手術の順番は，iStent® 挿入時の出血により視認性が低下する可能性や，固定が不十分である場合に再挿入を行う可能性を考えると，筆者は先に白内障手術をすませておくことが望ましいと考える。

　白内障手術により眼内レンズを挿入後，前房内に粘弾性物質（OVD）を残した状態のまま，患者の頭を術者から離れるように約30°傾ける。さらに目線も同じ方向に少しずらしてもらう。顕微鏡は術者のほうに倒れるように約35°傾けて鼻側の隅角が見えやすい環境を整える。角膜に少量のOVDをのせた後にOcular Hill Surgical Gonioprism®（Ocular Instruments社），もしくはSwan Jacob Gonioprism®（Ocular Instruments社）をのせて強膜岬，pigment bandが十分に見えることを確認する。一度，隅角鏡を外し，顕微鏡のピントを角膜に合わせる。

挿入 (1) （動画1〜3）

動画1

動画2

　白内障手術時の耳側角膜切開創からインサーターに装填されたiStent®（図1A）を前房内に挿入し，隅角付近まで先端部を進め，再度，隅角鏡をのせてピントを合わせる。インサーターとセットで右眼用と左眼用があり，図1Bは左眼に対するiStent®挿入前の状態である。線維柱帯の色素帯に沿うように先端を穿孔させ，慎重にシュレム管内に挿入する（図1C）。解剖学上，最も集合管が多く分布している鼻側〜やや下方の線維柱帯を狙う。

留置

動画3

　ハーフパイプ部がすべて挿入されたことを確認した上で（図1D），リリースボタンを押して，iStent®をインサーターから離脱させる（図1E）。しばしば，シュノーケル部から血液が逆流するため，OVDで血液をよけて，iStent®が正しい位置に固定されているかを確認する（図1F）。ある程度習熟した術者でも一

度のトライで正しくステントを設置できる率は62％との報告もある[5]。一度目の挿入部の位置がずれたり，固定が不十分であった場合はあらためてインサーターでiStent®を把持し，少し離れた線維柱帯の別な場所への再挿入を試みる。

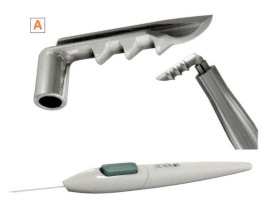

A iStent®は全長1.0mm，高さ0.33mm，シュノーケルの長さ0.25mm，内径120μmのヘパリン処理されたチタニウム製のL字管の構造であり，専用のインジェクターがある。（グラウコス・ジャパン [www.glaukos.com]より提供）

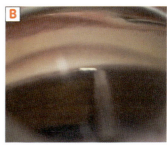

B 左眼に対してiStent®の挿入を行う前の状態。線維柱帯に対して水平に近い角度で先端を刺入する。

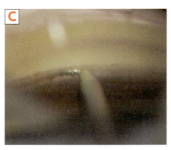

C 刺入後は先端をシュレム管に対して水平に，向かって左側に押し進める。深さは薄く，ステントが透けて見える程度が理想である。

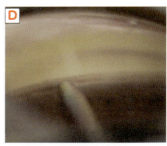

D ハーフパイプ部がすべて挿入されたことを確認する。

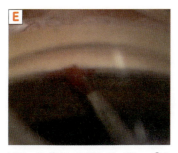

E リリースボタンを押して，iStent®をインサーターから離脱させる。しっかりとシュレム管内にステントが固定されている場合，しばしば，シュノーケル部からの逆流性出血を認める。

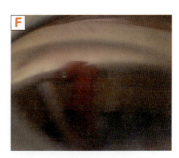

F 出血により固定部位が確認できない場合は，OVDで血液をよけて，ステントが正しい位置に固定されているかを確認する。

図1 ▶ iStent®と挿入までの流れ

挿入(2)（動画4, 5）

動画4

動画5

　概要でも記載した通り，2本のステント挿入用として作られている第2世代のiStent inject® W（Glaukos社，図2A）については，単独手術，白内障手術との併用のどちらで行うことも可能である。インジェクターを前房内に挿入後，瞳孔辺縁を越えたら（図2B），インサーションスリーブのリトラクションボタン

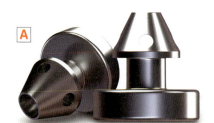

A

iStent inject® Wは全長0.36mmのヘパリン処理されたチタニウム製のI字型の構造で，2本のステントがインジェクター内部に装填されている。
（グラウコス・ジャパン [www.glaukos.com] より提供）

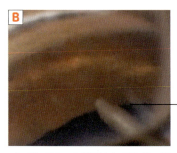

B

瞳孔辺縁

インジェクターを前房内に挿入後，瞳孔辺縁を越えるまでトロッカーは出さない。

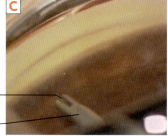
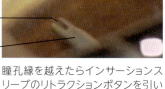

C

トロッカー
インサーションチューブ

瞳孔縁を越えたらインサーションスリーブのリトラクションボタンを引いてスリーブを格納し，トロッカーを露出させる。

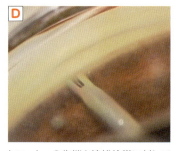

D

トロッカーの先端を線維柱帯に対して垂直に軽く刺し，トロッカーをVスロットの中心にくるよう調整する。

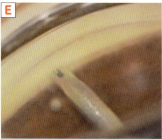

E

インサーションチューブを軽く押し付けてくぼませ，そのままの状態でステントデリバリーボタンをゆっくり押す。

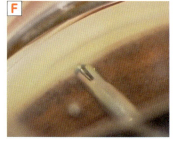

F

ステントが線維柱帯に留置されたことを確認し，ステントデリバリーボタンを押したまま，まっすぐにインジェクターを引く。

図2 ▶ iStent inject® Wと挿入までの流れ
（B〜F：福井県済生会病院 新田耕治先生よりご提供）

を引いてスリーブを格納し（図2C），トロッカーの先端を線維柱帯に対して垂直に軽く刺す（図2D）。インサーションチューブを軽く押し付けてくぼませ，そのままの状態でステントデリバリーボタンをゆっくり押す（図2E）。ステントが線維柱帯に留置されたことを確認し，ステントデリバリーボタンを押したまま，まっすぐにインジェクターを引く（図2F）。

　2本のステントは，鼻側に約60°の間隔をあけて留置することが望ましい。耳側角膜切開で行う場合，右眼であれば2時と4時部，左眼であれば8時と10時部に留置する。ステント留置後，灌流吸引（irrigation/aspiration：I/A）を用いて前房内の出血とOVDを十分に除去する。

閉創

閉創はhydrationによる無縫合での自己閉鎖とする。

3 後療法

　周辺虹彩前癒着（peripheral anterior synechia：PAS）の形成を予防する目的で，術後2～3カ月間は2％ピロカルピン塩酸塩を1日4回継続する。原則として緑内障点眼薬は術後も継続し，術後眼圧によって漸減，もしくは中止することを考える。そのほかの術後点眼薬は，白内障術後に準じて抗菌薬，抗炎症薬（ステロイド性と非ステロイド性）を1～2カ月間使用する。稀ではあるが，術後に前房出血を認める場合，出血でステントが詰まらないようにするために，なるべく坐位の姿勢を保つように指示をする。

文献

1) Malvankar-Mehta MS, et al：iStent with phacoemulsification versus phacoemulsification alone for patients with glaucoma and cataract：a meta-analysis. PLoS One, 2015；10(7)：e0131770.
2) 白内障手術併用眼内ドレーン会議：白内障手術併用眼内ドレーン使用要件等基準（第2版）. 日眼会誌, 2020；124(5)：441-3.
3) Fechtner RD, et al：Five-Year, Prospective, randomized, multi-surgeon trial of two trabecular bypass stents versus prostaglandin for newly diagnosed open-angle glaucoma. Ophthalmol Glaucoma, 2019；2(3)：156-66.
4) 白内障手術併用眼内ドレーン会議：白内障手術併用眼内ドレーン使用要件等基準（第3版）. 日眼会誌, 2024 in press.
5) Fernández-Barrientos Y, et al：Fluorophotometric study of the effect of the glaukos trabecular microbypass stent on aqueous humor dynamics. Invest Ophthalmol Vis Sci, 2010；51(7)：3327-32.

2 マイクロフックトラベクロトミー

佐野一矢

1 手術の概要

　低侵襲緑内障手術(minimally invasive glaucoma surgery：MIGS)として大きな広がりをみせているのが，マイクロフック眼内法トラベクロトミーである．結膜を切り強膜弁を作成し，シュレム管を同定する従来の線維柱帯切開術と比べ，手技が簡便な上，直接線維柱帯を視認できる正確性から多くの施設で行われるようになっている．谷戸氏 *ab interno* トラベクロトミーマイクロフック[1]（以降，マイクロフック）（イナミ社）には，ストレートフックと2種類のアングルフックがあり，それらを使用して鼻側と耳側の線維柱帯・シュレム管内壁の切開を試みるデバイスである．その短期的な効果は従来のトラベクロトミー眼外法と同等であり，惹起乱視も少ない手術である[2]．

2 検査・画像診断（適応）

　従来のトラベクロトミーに準じて手術適応を決定している（**表1**）[3]．
　主として原発開放隅角緑内障や落屑緑内障，ステロイド緑内障等が適応となる．また原発閉塞隅角緑内障で白内障手術と同時に施行することもある．
　原則的には，角膜混濁がない症例，目標眼圧が低すぎない症例が適応になる．進行した緑内障で，残存視野が術後の一過性眼圧上昇に耐えられないような症例は避けるべきである．

表1 ▶ マイクロフックトラベクロトミーの適応

適応	・初期の原発開放隅角緑内障，落屑緑内障，ステロイド緑内障 ・角膜混濁のない発達緑内障（小児緑内障） ・白内障による視力低下を伴う緑内障（白内障同時手術） ・原発閉塞隅角緑内障（白内障同時手術） ・高齢者の緑内障（術後通院の困難さ，余命を考慮）
適応外	・炎症眼 ・血管新生緑内障 ・前房内硝子体脱出，無水晶体眼 ・進行した緑内障（残存視野が術後スパイクに耐えられない緑内障）

（文献3より転載）

よくある質問 Q&A ①

Q：眼内法のメリットはなんですか？

A：従来の方法である眼外法は，結膜を切開し強膜を半層切開してシュレム管を見つけなければなりません。外側からその位置を同定しトラベクトームを挿入することは「熟練の技」です。一方の眼内法は隅角鏡を使って内側から線維柱帯が見え，直接アプローチできるため手技自体はわかりやすいです。また，眼外法は結膜・強膜を切開するため術後瘢痕化により後の追加手術の余地を縮小させます。その点，眼内法は結膜・強膜への侵襲がないというメリットがあると言えます。

3 手術に必要な器具・準備

手術に必要な器具は以下の通りである。なお，白内障同時手術の場合は白内障手術準備も行う。

- 麻酔：テノン嚢下麻酔〔1％または2％リドカイン（2mL）〕，前房内麻酔〔0.5％リドカイン（0.2mL）〕
- ゴニオレンズ（図1A）
- マイクロフック（図1B）
- 粘弾性物質（OVD）
- 20G MVRナイフ（角膜切開用）
- バイマニュアルハンドピース（白内障同時の場合は灌流・吸引一体型）
- 0.4％ベタメタゾン（結膜下注射用）

麻酔

前房内操作中に虹彩に触れる等のアクシデントも想定し，前房麻酔やテノン嚢下麻酔をしておくとよい。テノン嚢下麻酔を行う場合，結膜浮腫および出血が生じれば視認性を低下させる可能性があるため注意が必要である。

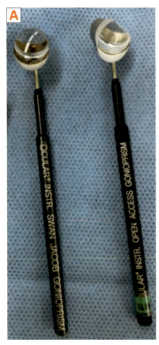
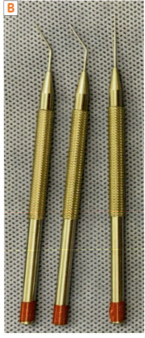

図1 ▶ ゴニオレンズ，マイクロフック
A：ゴニオレンズ
ヒルサージカルオートクレーバブルゴニオプリズム左手用（右），スワンヤコブゴニオプリズム（Ocular instruments社）（左）
B：谷戸氏 *ab interno* トラベクロトミーマイクロフック（イナミ社）
ストレートフック（右端），アングルフック2種（中央，左端）

> **大切なこと 1**
>
> **手術前の心構え**
>
> 方法によっては手術中に患者に首を左右に振ってもらったり，左右に眼球を動かしてもらったりするため，患者がその指示を理解し実践できるかを術前に確認することが大切です。とりわけ，認知症や頸部の疾患がある患者には注意します。適応があっても手術を行うことが難しい場合もあり，自身の技量と相談する必要があるでしょう。

4 手術方法

　使用する隅角鏡によって手技はやや異なるが，本項では直接型隅角鏡であるスワンヤコブオートクレーバブルゴニオプリズム（Ocular instruments社）（以降，スワンヤコブゴニオレンズ）（図1A）と，ヒルサージカルゴニオプリズム（Ocular instruments社）（以降，ヒルゴニオレンズ）（図1A）を使用した手技について説明したい。なお両レンズとも直接隅角鏡として使用方法に大きな差異はないのだが，ヒルゴニオレンズは右手用・左手用がある一方，スワンヤコブゴニオレンズには左右の区別がない。ハンドルの位置が違うため把持する際にやや注意が必要である。

耳側アプローチ

耳側に角膜サイドポートを作成する。水晶体再建術併用であれば，2.2mmのメイン創口からストレートのマイクロフックを入れ鼻側の線維柱帯切開を行う。その際，患者の頭は反対方向に30°程度傾け，顕微鏡も手前に傾斜させる（図2A，B）。眼球自体もやや鼻側を向くよう指示し，角膜に隅角鏡を当てる。

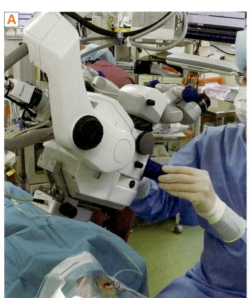
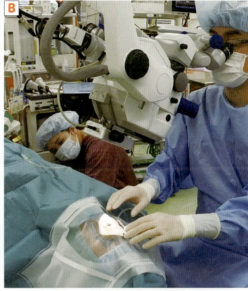
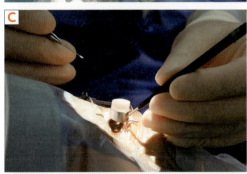
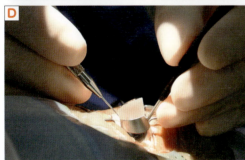
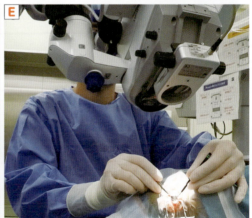

図2 ▶ 耳側アプローチ（右眼の場合）

術者の位置が患者の耳側の場合。側方の顕微鏡を手前に傾け，術者の位置と反対側に（左側）に患者頭部を傾斜し，眼球も同じ方向に向けさせる（A，B）。直接型隅角鏡（写真はヒルゴニオレンズ）を角膜面に当て（C），ストレートフックで鼻側の線維柱帯切開を行っている（D）。その後，術者は対側に周り，耳側の線維柱帯切開。患者頭部と眼球は逆（右側）を向かせている（E）。なお，アングルフックを使用すれば鼻根部で操作が邪魔されることが少ない。

ヒルゴニオレンズには右手用・左手用があるので，術者が右利きの場合は，左手用のレンズを左手に保持し，右手にマイクロフックを持つ（図2C，D）。

　前房を粘弾性物質（ophthalmic viscosurgical device：OVD）で満たした状態で，サイドポートからマイクロフック（ストレートフック）を入れ，最も奥で線維柱帯にフックの先端を当て線維柱帯に切り込み，透けて見えるフックの先端を見ながら，反時計回りに45°，その後フック先端を反対に向け時計回りに同様に45°，計90°程度を目安に切開していく（図3，4）。フック先端をシュレム管に差し込むときは，フックの先端は尖らせてあるので抵抗なくシュレム管に差し込むことができる。時計回りの切開はバックハンドのようになり，やや扱いにくいため切開範囲が比較的狭くなる傾向となる。もちろん左手を使えるようであれば，持ち替えて切開してもよい（動画）。線維柱帯の鼻側切開後，術者は位置を反対側に移動し，今度は鼻側で角膜サイドポートをつくり，耳側の線維柱帯切開を行う（図2E）。その際，鼻根部が操作の障害になるため，アングルフックを使用するとよい。頭部を術者と反対方向に傾け同様に切開を行う。アングルフックは2種類あり，時計回り，反時計回りの切開それぞれで使いわけるとよい（図5，6）。ストレートフックが使いやすいということであれば，鼻根部が邪魔にならないように鼻側サイドポートをやや12時寄り（右眼であれば1〜2時，左眼であれば10〜11時）にサイドポートをつくると操作がしやすい。

動画

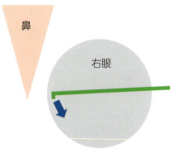

図3 ▶ ストレートフックにより
　　　反時計回りに45°の切開

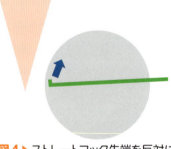

図4 ▶ ストレートフック先端を反対に
　　　向け時計回りに45°の切開

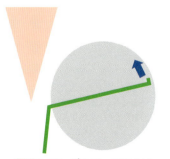

図5 ▶ アングルフックにより
　　　反時計回りに45°の切開

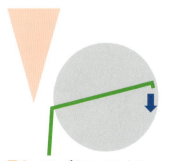

図6 ▶ アングルフックにより
　　　時計回りに45°の切開

これらの操作は，術者の移動や顕微鏡の操作などやや煩雑ではあるが，利き手で行えるメリットがある。

頭側アプローチ

術者の移動が不要で，患者の頭側から左右頭部傾斜のみで手術をする方法である頭側アプローチを説明する。9時側サイドポートから線維柱帯切開を行う場合は，患者の頭部を左側に傾け，左方視してもらい（**図7A**），3時側からの場

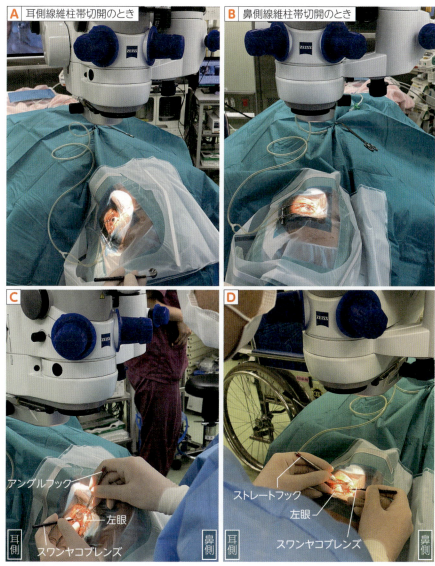

図7 ▶ 頭側アプローチ
直接隅角鏡（写真はスワンヤコブレンズ）を使用し，切開する側と同方向に頭部と眼球を向かせる（A，B）。角膜上にレンズを当て，耳側切開は鼻根部が邪魔になるのでアングルフックで（C），鼻側切開はストレートフックで行うとよい（D）。

合は，右側に傾け右方視してもらう（図7B）。鼻側の線維柱帯切開を行う際は，ストレートフックを使用する（図7C）。耳側切開の場合は，鼻側根部によってフックに角度が付き，操作が制限される可能性があることから，ストレートフックではなくアングルフックを使用することをお勧めする（図7D）。頭側からのアプローチのデメリットとしては，利き手ではないほうでの線維柱帯切開操作が必要であり，術者の習熟度や術者自身の器用さといったことが問題になることがある。

　前房に残存し術後眼圧上昇の原因になることもあるため，切開後はしっかりとOVDを除去しなくてはならない。白内障同時手術の場合はメイン創口から灌流・吸引一体型のハンドピースで，単独手術の場合は角膜創口が小さいためバイマニュアルハンドピースで前房洗浄を行う。なお，逆流性出血の止血を考え，角膜創口を浮腫閉鎖させる際はやや眼圧高めで終わらせることをお勧めする。手術終了時に0.4%ベタメタゾンを結膜下に注射する。

> **大切なこと 2**
>
> **切開時の注意点**
> 　フックを進めるときに抵抗を感じる場合は，フック先端が深く入りすぎてシュレム管外壁を損傷している可能性がありますので，無理に押し進めてはいけません。また，アングルフックを使用する際，フックの先端が線維柱帯に届かない場合は，眼球が傾きすぎている，フックの根元を持ちすぎて手が邪魔になり，良い角度で操作できていないといった可能性があります。フックを持つ位置と眼の傾きの角度に気をつけると届くようになるでしょう。
>
> **力を入れすぎない**
> 　どうしても最初は力が入りがちです。フックを把持する手に力が入れば創口に力が加わり，角膜に皺が寄ってしまいます。また，レンズを持つ手に力が入って角膜を押してしまうと視認性が悪くなるので，注意が必要です。

サイドポート作成のコツ

　サイドポートについては，角膜切開がよい。結膜からの出血が角膜表面に及んでくると視認性が低下するためである。また角膜サイドポートにしても角膜輪部を越えて血管侵入している場合，同部で創口をつくってしまうと出血を生じてしまう。一方で，血管を避けて角膜輪部から角膜中心側につくろうとするとフックと隅角鏡が干渉することがあるため，結膜血管にできるだけかからない周辺部に作成する必要がある。とりわけ，頭部を傾ける操作がある場合は容

易に出血が角膜中央に向かうため注意が必要である。角膜創口で出血してしまった場合，筆者は出血創付近の結膜側に吸水スポンジを当て，OVDを角膜表面にのせてその上にレンズを当てるようにしている。その際，出血が滲んでくる前にできるだけ時間をかけず線維柱帯切開をすませたい。

ピットフォール 1

前房内操作の過程で虹彩損傷，隅角離断を生じることがある。術中，患者の眼球の位置が定まらないといった状況があれば特に注意が必要である。また水晶体残存で手術を行う場合，眼内レンズ（IOL）挿入後に比べ前房深度が浅くフックが水晶体に当たることに注意しなければならない。フックによる角膜内皮損傷も同様に注意が必要である。なお，線維柱帯に対して最初の順手方向に切開を入れた後，逆流性出血で視認性が悪くなった場合は，逆手方向に切開を進める前にいったんフックの手を止め，出血をよけるようにOVDを注入し，線維柱帯を露出してから仕切り直したほうがよい。術者の習熟度が高ければ，ある程度視認性が悪くても線維柱帯を同定し切開を続けることができるが，経験が浅い術者は安全に手術を行うことを優先させるべきである。

よくある質問 Q&A 2

Q：OVDは何を選択したらよいですか？

A：筆者は凝集型のOVDを使用することが多いです。前房保持ができ，線維柱帯切開後の前房洗浄で除去しやすく，残存しにくいという利点があります。ただし，有水晶体眼で硝子体圧が高いといった場合は，凝集型OVDでは創口から出てきてしまい，前房保持が難しいことがあります。その場合はvis-coadaptive型のOVD（ヒーロンV®）（エイエムオー・ジャパン社）を入れて前房を保持するようにしています。角膜創口からの漏れも少なく前房形成が安定するものの，入れすぎて高眼圧にならないように気をつけましょう。

5 手術後について

感染や炎症，出血や眼圧上昇の有無を確認し，眼圧高値であればアセタゾラミド内服，または高浸透圧薬点滴を行うこともある。術後点眼としては，抗菌薬点眼やリン酸ベタメタゾン点眼，白内障同時手術の場合は非ステロイド性抗

炎症薬点眼も行うようにしている。

　切開したシュレム管からの逆流性の前房出血は必発である。出血の程度の差はあるが，術後数日間は視機能低下を生じることが多いため，その旨は患者に術前に伝えておくことが重要である。出血の程度が強く，眼圧上昇をきたす場合は前房洗浄を行う。出血消退後も眼圧上昇が続くときは，濾過手術を検討する。術後の炎症により，フィブリン析出を生じることがあり，ステロイド点眼回数の増量，きわめて強い場合はステロイドの結膜下注射も行うことがある。炎症性に術後高眼圧を生じることがある。緑内障点眼追加や，腎機能が許せばアセタゾラミド内服をさせることがある。また逆に，稀ではあるが遷延性の低眼圧をきたす毛様体剥離を生じることもあり，低眼圧に際しても注意してみる必要がある[4]。

若手医師の間に必ず身につけておいて欲しいこと

普段からの隅角観察と適切な診断

隅角を手術するため，隅角の構造はしっかり確認しておいたほうがよいでしょう。最近は前眼部光干渉断層法（OCT）もあり，直接隅角鏡を当てるのは非常に手間ではありますが，直接見ることで得られる情報は大きいと言えます。直視下に線維柱帯・シュレム管内壁を正確に切開する手術なので，普段から線維柱帯を見慣れていなければ行えません。

慣れてしまえば手技も比較的容易で短時間で行える手術です。一方で簡便であるからといってどのような症例にも構わず，安易にするものではありません。まず目の前の症例が「何の緑内障」なのかという診断と進行の程度や年齢，ADL等を総合的に考え，適応を決定するという作業を怠ることのないようにしましょう。

文 献

1) Tanito M, et al：Short-term results of microhook *ab interno* trabeculotomy, a novel minimally invasive glaucoma surgery in Japanese eyes：initial case series. Acta Ophthalmol, 2017；95(5)：e354-60.
2) Tanito M, et al：Comparison of surgically induced astigmatism following different glaucoma operations. Clin Ophthalmol, 2017；11：2113-20.
3) 谷戸正樹：エキスパートに学ぶ：眼科手術の質問箱 5）いろいろなトラベクロトミーの関連手術がありますが，どう違うのですか？ 眼科手術, 2018；31(1)：98-9.
4) Ishida A, et al：Persistent hypotony and annular ciliochoroidal detachment after microhook *ab interno* trabeculotomy. J Glaucoma, 2020；29(9)：807-12.

3 トラベクレクトミー（円蓋部基底）

奥道秀明

1 手術の概要

　トラベクレクトミーは，隅角から強膜を通して眼外に房水をバイパスさせ，結膜下に濾過胞（ブレブ）を形成することにより眼圧下降を図る濾過手術である。様々な病型・幅広い病期の緑内障に対応できる術式であり，まさに緑内障手術のゴールドスタンダードと言えよう。

　術式として円蓋部基底と輪部基底があるが，筆者は基本的に円蓋部基底で行っている。すなわち輪部の結膜を切開するやり方であり，白内障手術に慣れていれば，結膜切開および術野の展開に関して違和感なく臨むことができる。

2 検査・画像診断

　トラベクレクトミーの術前診察で重要なのは，手術が問題なく行え，かつ術後に良好なブレブが形成されそうかどうか，を見きわめることである。

手術既往の確認

　問診とともに，切開創の位置を直接確認する。通常の自己閉鎖創白内障手術の既往があっても問題にならないことが多いが，水晶体嚢内あるいは嚢外摘出術の既往があると手術は難しい。また，硝子体切除術後の症例は術中に房水濾過による低眼圧，眼球の変形を起こしやすい。

結膜の可動性

眼瞼越しに結膜を動かしてみる。手術既往があると癒着により可動性がなくなる。そうなると手術自体の難易度が上がるし，術後成績も悪くなる。

角膜内皮細胞密度検査

トラベクレクトミーの侵襲に耐えられるかどうかを判断する。密度が低下している場合は，水疱性角膜症を想定した説明が必要であるし，角膜専門医との連携も視野に入れておく。

患者の状態

トラベクレクトミーは術後の処置が重要である。レーザースーチャーライシスやニードリングが適切に行えるかどうか，開瞼した状態で下方視が十分にできるかどうか。術後は眼瞼腫脹も生じることを念頭に置く（図1）。

これらをよく検討し，不適となれば別の術式や治療法［例：ロングチューブシャント手術（アーメド，バルベルト），毛様体光凝固術］を検討する。

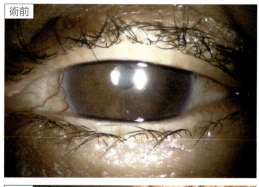

もともと瞼裂が狭く，さらにプロスタグランジン関連薬の使用により眼瞼が硬くなっている。

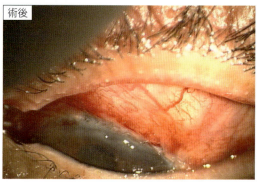

このような症例では，術中は開瞼器＋牽引糸で操作はできても，術後は眼瞼腫脹も加わり処置が難しくなる。

図1 ▶ 瞼裂が狭く眼瞼が硬い症例

よくある質問 Q&A ①

Q：白内障がある症例でトラベクレクトミーが必要になった場合，単独手術にするか同時手術にするかの判断は？

A：緑内障手術の成績については，同時手術は単独手術に劣ります。一方でトラベクレクトミー後に白内障は進行しますので，どうせ手術をするのなら同時手術のほうが患者の身体的・経済的負担は軽減できます。また眼内レンズ挿入眼であれば，術後に過剰濾過・浅前房となった際に前房内air注入ができます。総合的に判断して筆者らは，トラベクレクトミーの決定時に白内障自体に手術適応があれば同時手術を行うことにしています。

3 手術に必要な器具・準備

手術に必要な器具は以下の通りである（図2）。

器具（再滅菌するもの）

- 開瞼器
- 千原氏結膜鑷子（直）
- マイクロ持針器
- クレンメ
- スプリング剪刀
- キャリパー
- バイポーラ先
- マイクロ有鈎鑷子
- 三島式有鈎鑷子
- 永田氏マイクロ剪刀
- 縫合鑷子

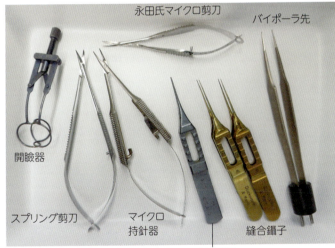
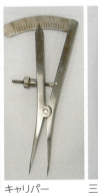

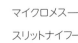
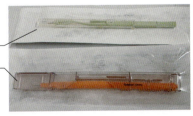

図2 ▶ 手術に使用する器具

器具（single use）
- マイクロメス
- スリットナイフ

針糸
- 7-0シルク（ヘラ型針）
- 10-0ナイロン（ヘラ型針）
- 10-0ナイロン（丸針）

薬品など
- 2％リドカイン（アドレナリン含有）
- 2％リドカイン
- マイトマイシンC
- 注射用水
- ゼラチンスポンジ
- アセチルコリン
- 吸水スポンジ

> **大切なこと 1**
>
> トラベクレクトミーの術後成績は，執刀医の熟練度による差はないと言われています。ですので，気後れせずに手術に臨みましょう。もちろん手術自体をおろそかにしてよいというわけではありません。1つひとつの工程を確実にこなしていくことが重要です。
>
> 使いやすい器具・針糸は術者によって異なります。まずは先輩の真似から始めて，慣れたらバージョンアップしてみたらよいでしょう。

4 手術方法（動画）

アプローチ

慣れるまでは手勝手のよい利き手側を手術部位にするのがよい。患者の頭側に座って手術をすることを考えると，右利きの術者なら，右眼手術は耳上側，左眼手術は鼻上側となる。結膜や強膜の瘢痕などにより手術部位が限られる症例でも，その手術部位が利き手側になるように，座る位置と顕微鏡の向きを変えてアプローチする。

局所麻酔（1）

27G鋭針付き2.5mLシリンジを用い，2％リドカイン（アドレナリン含有）で結膜下注射を行う。ブレブに孔を開けないよう結膜切開ラインをイメージして刺入する（図3A）。

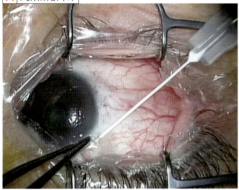 **A** 局所麻酔(1) 27G鋭針で2%リドカイン(アドレナリン含有)を結膜下に注射する。	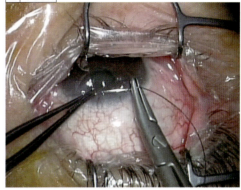 **B** 牽引糸 7-0シルクを12時の周辺角膜に掛ける。
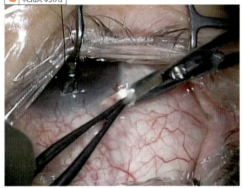 **C** 結膜切開 まずは放射状に切開を入れ，輪部結膜を切開する。	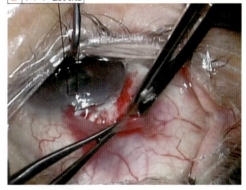 **D** テノン嚢剥離 テノン嚢を強膜から剥離し，強膜弁作成のための術野を確保する。
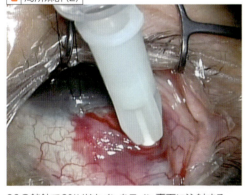 **E** 局所麻酔(2) 22G鈍針で2%リドカインをテノン嚢下に注射する。	**F** 強膜弁作成 強膜弁を3×3mm正方形のsingle flapで11時に作成する。

図3 ▶ 手術写真(次頁へつづく)
いずれの図もsurgeon's view（術者目線）

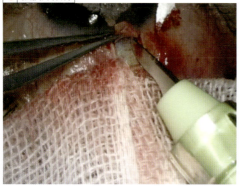

G 強膜弁作成

シュレム管を越えて角膜に入るところまで切開を行う。強膜厚の2/3程度のしっかりとした厚みで作成するとよい。

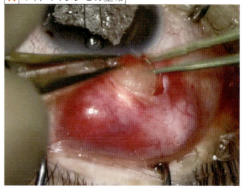

H マイトマイシンCの塗布

ゼラチンスポンジに浸した0.04%マイトマイシンCを5分間塗布し，人工房水100mLで洗浄する。

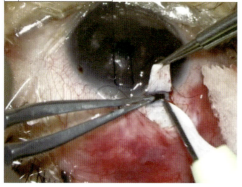

I 強角膜ブロック切除

前もって強膜弁後方の中央に10-0ナイロンを掛けておく。助手が強膜弁を持ち上げておき，マイクロメスで強角膜ブロック切除を行う。

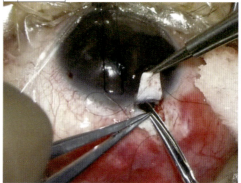

J 虹彩切除

マイクロ有鈎鑷子で虹彩を把持し，永田氏マイクロ剪刀で周辺虹彩切除を行う。

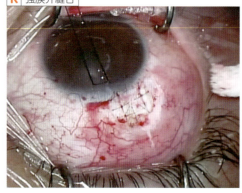

K 強膜弁縫合

10-0ナイロン（ヘラ型針）で縫合する。後方3箇所の後，側方を1箇所ずつ縫合する。最後に濾過状態の確認を行う。

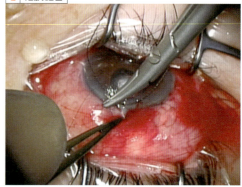

L 結膜縫合

10-0ナイロン（丸針）でwing sutureを行う。結膜の把持は千原氏結膜鑷子（直）あるいは縫合鑷子がよい。テノン嚢により裏打ちされた状態の結膜弁に内側から掛けて，結膜，強膜に通糸する。最後にブレブが形成された状態で房水漏出がないことを確認する。

図3 ▶ 手術写真（前頁よりつづき）

いずれの図もsurgeon's view（術者目線）

牽引糸

マイクロ持針器を用い7-0シルクを12時の周辺角膜に掛ける（図3B）。12時と決めておけば，術中に眼球が回旋していても，糸が指標となって位置を把握しやすい。糸を手術部位の対側の下方に牽引し，覆布にクレンメで固定する。

結膜切開，展開

スプリング剪刀で放射状切開を入れたのち（図3C），テノン嚢と一緒に輪部切開を行う。有鈎鑷子を使うと孔が開くので，結膜を把持する際には千原氏結膜鑷子（直）もしくは縫合鑷子を用いる。テノン嚢を強膜から剥離し，強膜弁作成のための術野を確保する（図3D）。術野の展開が不十分だと強膜弁作成の際に血液が邪魔をするなど操作が難しくなるので，必要に応じて放射状切開を延長して術野を広げる。その分結膜縫合が多くなるかもしれないが，慣れるまでは視野は広いに越したことはない。

局所麻酔（2）

22G鈍針付き2.5mLシリンジを用い，2％リドカインでテノン嚢下麻酔を行う（図3E）。

強膜弁作成

バイポーラで強膜表面を軽く止血する。強くすると強膜弁が収縮して創が開いてしまう。強膜弁を3×3mm正方形のsingle flapで11時に作成する（図3F）。マイクロ有鈎鑷子で強膜を把持してマイクロメスで作成する。強膜弁をしっかりめくり，助手が血液を吸水スポンジで適宜拭き取るようにすると，進捗がわかりやすい。筆者らはまずは強膜厚の2/3程度のしっかりとした厚みでsingle flapで作成するよう指導している。輪状に走る強膜岬の線維を確認し，シュレム管を越えて角膜に入るところまで切開を行う（図3G）。

マイトマイシンCの塗布

ゼラチンスポンジに浸した0.04％マイトマイシンCを結膜・テノン嚢と強膜の間，強膜弁の上下に塗布する（図3H）。5分間塗布したのち，ゼラチンスポンジを除去し，人工房水100mL（50mLシリンジ×2回）で洗浄する。

強角膜ブロック切除〜虹彩切除

1時半に幅1mmのスリットナイフでサイドポートを作成し，アセチルコリン

で縮瞳させる。あとで素早く閉じられるように，強膜弁後方の中央に10-0ナイロン（ヘラ型針）を掛けておく。助手が三島式有鉤鑷子で強膜弁を持ち上げておき，マイクロメスで強角膜ブロック切除を行う。まず奥を横方向に切開して，次に手前を横方向に切開しそのまま90°回転して奥に向けて縦切開を行い，ブロックを持ちつつ最後の縦切開を行う（図3I，4A）。マイクロ有鉤鑷子で虹彩を把持して永田氏マイクロ剪刀で周辺虹彩切除を行う（図3J）。虹彩を持ち上げすぎると毛様体を切除してしまい，余計な出血を生じるので気をつける。

強膜弁縫合

前もって掛けておいた10-0ナイロンを素早く結紮する。後方2箇所の角を10-0ナイロン（ヘラ型針）で縫合する。その後，側方を1箇所ずつ縫合する（図3K，4B）。最後に濾過状態の確認を行う。結紮部を埋没したのち，牽引を緩め，眼圧を保った状態で強膜弁縁に吸水スポンジを当てて濾過状態を見る。

強膜弁縫合の過程では，適宜人工房水を追加し，前房を形成し眼圧を保つようにする。強角膜ブロック切除後は眼圧が0となり，脈絡膜出血などの合併症を生じやすいため，可及的に素早い操作を要する。また眼圧が低い状態での縫合は相対的にきつい縫合となることも念頭に置いておく。

筆者は後方の3箇所を縫合した段階で濾過状態を確認し，濾過が多ければ側方の縫合を角膜寄りに置くようにしている。

結膜縫合

いよいよ最後の工程となるが，最初の麻酔からある程度時間が経過し，結膜の知覚が復活していることが多い。縫合に先立ち，27G鋭針付き2mLシリンジを用いて2%リドカイン（アドレナリン含有）をテノン嚢内に注射する。麻酔

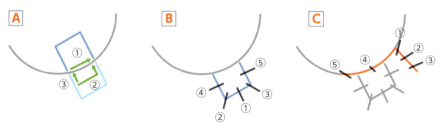

図4 ▶ 手術シェーマ
A：強角膜ブロック切除の手順
B：強膜弁縫合の順番。術後のレーザー切糸もこの順番
C：結膜縫合の順番

効果に加え，後退したテノン嚢を前に持ってくる効果もある。

結膜縫合は10-0ナイロン（丸針）でwing sutureを行う。これにより結膜切開部に張力を生じ強膜に向かって押さえられる形となる。まず角を縫合して，放射状切開部，輪部の順に縫合する（図3L，4C）。通常は5箇所程度の縫合となるが，切開が長い場合は当然ながら縫合数も増える。

無論，結膜の把持は千原氏結膜鑷子（直）あるいは縫合鑷子で行う。テノン嚢により裏打ちされた状態の結膜弁に内側から掛けて，結膜，強膜に通糸する。結膜およびテノン嚢が十分に寄らないときは，まず牽引糸や開瞼器を緩める。

縫合の後，ブレブが形成された状態で房水漏出がないことを確認する。もし漏出があれば，手間を惜しまずに縫合を追加する。これは円蓋部基底トラベクレクトミーの肝である。術後に房水漏出があると，眼圧コントロールのスタートラインに立てない。病棟や外来での縫合は，顕微鏡の性能，麻酔の効果，低眼圧状態などにより，手術室と比べると何倍も難しいものとなる。

大切なこと 2

「トラベクレクトミーは結膜に始まり，結膜に終わる」。当たり前ですが，単に操作手順のことを言っているのではありません。結膜の持つ重要性を理解して頂きたいのです。術後にブレブから房水漏出があると困ります。特に円蓋部基底で行うトラベクレクトミーでは，結膜切開部からの漏出が問題となります。結膜は有鉤鑷子で持たない，結膜縫合は丸針で行うといったこだわりには理由があることを知っておいて下さい。

よくある質問 Q&A 2

Q：白内障との同時手術を行う際に同一創（1-site）と別創（2-site）のどちらがよいのでしょうか？

A：トラベクレクトミーの術後成績に差はないとされています。別創のほうが手術時間は長くなりますし，白内障手術を角膜切開で行うため角膜内皮細胞の減少率が多いとの報告があります。そのため，筆者は同一創派なのですが，トラベクレクトミーの手術過程の間に白内障手術が入ってきます。トラベクレクトミーに慣れるまでは，まず白内障手術を完結させ，その後に別創でトラベクレクトミーを行うほうが気持ちの整理が付きやすいかもしれません。

5 手術後について

　　トラベクレクトミーの肝は術後管理にある。術後点眼は，レボフロキサシン1.5％およびフルオロメトロン0.1％を1日3回で1本を使いきるまで使用する。当然ながら術前に使用していた眼圧下降薬はすべて中止した上で，入院中の目標眼圧を10mmHg以下として，そこに向かって眼圧を調整していく。円蓋部基底なので，濾過した房水を円蓋部に向けて流したい。そのため，高眼圧であればレーザースーチャーライシスを後方から行っていく。**図4B**の①②③の順に糸を切り，その次は27G針を用いてニードリング（flap elevation）を行う。低眼圧であれば前房深度，炎症，脈絡膜剥離の程度をみながら，アトロピン点眼の使用および経結膜強膜弁縫合（direct suturing）を行う。結膜切開部からの房水漏出があれば，速やかに縫合を行う。

若手医師の間に必ず身につけておいて欲しいこと

　トラベクレクトミーの内容は施設・術者によって異なります。術者の数だけサブタイプがあると言っても過言ではありません。筆者の方法も参考にして頂ければ幸いですが，ぜひ身近にいる先輩のこだわりを見て，聞いて，自分で解釈して，そこから自分のやり方を見つけてもらえればと思います。

　ただし，いくらトラベクレクトミーが上手にできるようになっても，それだけでは患者に幸福は訪れません。手術の腕のみならず術後管理の腕もしっかり磨くようにしましょう。

4 プリザーフロマイクロシャント

谷戸正樹

1 手術の概要

プリザーフロ®マイクロシャント（PFM）は，2022年2月に承認された，わが国で初となる濾過手術系の低侵襲緑内障手術（minimally invasive glaucoma surgery：MIGS）用デバイスである。PFMは，内腔70μm，外径350μm，全長8.5mmのチューブ状デバイスで，間にフィンと呼ばれる膨大部がある（図1）。素材は，SIBS〔poly（styrene-block-isobutylene-block-styrene）〕で，冠動脈ステントにも使用され，生体反応性が低い。結膜フラップ下に留置したデバイスで前房内からの房水濾過を促すことで眼圧下降が図られる（図2）。濾過手術の代表的術式であるトラベクレクトミーと比較して，PFMは強膜弁作製，ブロック切除，虹彩切除などのステップが必要ない分だけ手術間のバリエーションが少なく，手術の予測性が高くなることが期待される。また，術後の過剰濾過や前房炎症などもトラベクレクトミーよりも少なく，視力回復が早いことが期待される。

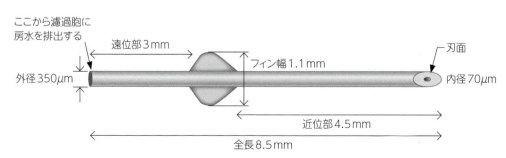

図1 ▶ プリザーフロ®マイクロシャント（PFM）の外観

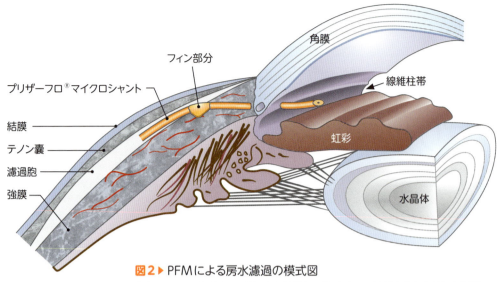

図2▶ PFMによる房水濾過の模式図
房水は，PFM内を通って前房から結膜下に流出する。輪部からやや離れた場所に濾過胞が形成されることが多い。

2 検査・画像診断

- 適応決定のために，隅角検査を含む検査で緑内障病型を決定すること，視力，眼圧，眼底カメラ，光干渉断層計（optical coherence tomography：OCT），視野検査による病期の診断を行う
- 添付文書の適応：「薬物治療やレーザー治療などの治療法によっても十分な眼圧下降が得られない緑内障患者の眼圧下降に用いる。」である
- 添付文書に記載されている，禁忌症例（**表1**）
- 添付文書に記載されている，使用に注意を要する症例（**表2**）
- 筆者の考えるPFM開始時の良い適応（**表3**）[1,2]

PFMは，トラベクレクトミーとトラベクロトミーの間を埋める治療として期待される。導入期においては，条件の良い（効きそうな）症例を選んで行っていくほうがよい。患者像で言えば，「あまり高齢でない原発開放隅角緑内障（広義）」が良い適応である。

表1 ▶ 禁忌症例

(1) 閉塞隅角緑内障
(2) 本品使用部位に結膜瘢痕，結膜切開手術歴，その他の結膜病変（結膜菲薄化，翼状片等）
(3) 活動性虹彩血管新生
(4) 眼部の活動性炎症（例：眼瞼炎，結膜炎，強膜炎，角膜炎，ぶどう膜炎）
(5) 前房内硝子体脱出
(6) 前房眼内レンズ
(7) シリコーンオイル注入眼

（添付文書より引用）

表2 ▶ 使用に注意を要する症例

(1) 慢性炎症眼
(2) 乳児期の先天緑内障眼
(3) 血管新生緑内障眼
(4) ぶどう膜炎緑内障眼
(5) 落屑緑内障又は色素緑内障眼
(6) 他の続発開放隅角緑内障眼
(7) 切開を伴う緑内障手術又は毛様体破壊術既往眼
(8) 白内障同時手術
(9) 狭隅角眼

（添付文書より引用）

表3 ▶ PFM開始時の良い適応（筆者私見）

- 結膜／テノン囊の状態が良い
  　高齢でない
  　薬剤使用歴が極端に長くない
  　グレード1PAPまで
  　結膜手術歴なし
- 当分白内障手術をしなくてよい
  　透明水晶体
  　IOL眼
- 目標眼圧
  　流出路系MIGSより下げたい
  　一桁でなくてもよい

（文献1，2より作成）

よくある質問 Q&A ①

Q：PFMはトラベクレクトミーの代替手術となりますか？

A：PFMの術後眼圧は，12カ月目で概ね12〜14mmHg程度であり，1桁の眼圧達成は困難です。達成される眼圧からは，1桁の眼圧を目指して行うトラベクレクトミーの代替手術とはなりえないため，どちらかというと流出路再建術系MIGS（トラベクロトミー）の代替手術ととらえたほうがよいです。

3 手術に必要な器具・準備

手術には以下の器具が必要である（図3）。

キットに含まれるもの
- プリザーフロ®マイクロシャント本体
- 3mmマーカー
- ダブルステップナイフ
- カニューラ（23G肉薄針；必要に応じてシャントの通水に使用する）

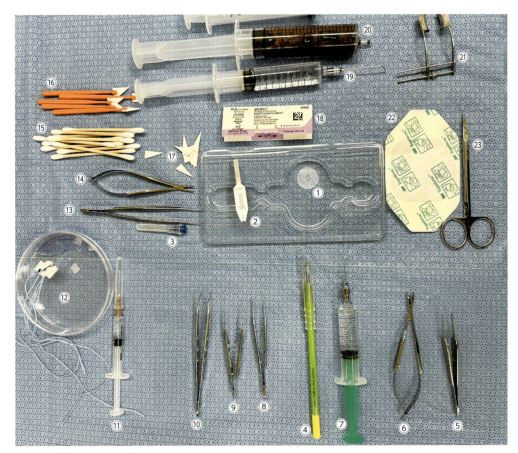

図3▶ 手術に必要な器具
①プリザーフロ®マイクロシャント，②3mmマーカー，③カニューラ（23G肉薄針），④ダブルステップナイフ（①～④はキットに含まれている），⑤無鉤鑷子（縫合鑷子），⑥スプリング剪刀，⑦テノン注入針を付けた5mLシリンジ（2%キシロカイン®），⑧有鉤鑷子，⑨コリブリ鑷子，⑩ガスキン鑷子，⑪26G針を付けた2.5mLシリンジ（リンデロン®注1mg），⑫0.04%マイトマイシンCを入れたプラスチックシャーレと糸付き吸水スポンジ，⑬眼科鑷子，⑭縫合鑷子，⑮綿棒，⑯吸水スポンジ（柄付き），⑰吸水スポンジ（柄なし），⑱ヘラ針付き10-0バイクリル®（Ethicon社，V450），⑲水掛け用シリンジ（BSS入り），⑳消毒薬（PA・ヨード），㉑バンガーター開瞼器，㉒テガダーム™，㉓眼科剪刀

その他の器具・薬剤

- 開瞼器
- 鑷子類：無鉤鑷子（結膜縫合用），有鉤鑷子・コリブリ鑷子（強膜把持用），ガスキン鑷子・眼科鑷子（マイトマイシンC塗布用），持針器
- 剪刀類：眼科剪刀，スプリング剪刀
- 結膜縫合糸：ヘラ針付き10-0バイクリル®（Ethicon社，V450）
- 薬剤：麻酔薬（2%キシロカイン®），0.04%マイトマイシンC（MMC，眼科外用液用マイトマイシンC 2mg，協和キリン社），ステロイド薬（リンデロン®注1mg）
- 綿棒・スポンジ類：マイトマイシンC塗布用糸付き吸水スポンジ，綿棒，吸水スポンジ（柄付き・柄なし）

4 手術方法

結膜切開（図4）

- 外眼筋を避けるために鼻上側または耳上側で手術を行う
- 1/4周弱の範囲で輪部の結膜を切開する
- 膜状のテノン囊が残るように，テノン囊損傷に気をつける
- 2％キシロカイン®1〜2mLでテノン囊麻酔を行う

0.04％マイトマイシンCの塗布（図5）

- 0.04％マイトマイシンCを含ませた糸付きスポンジ3〜5個程度を結膜下に留置する
- 留置の際に結膜を傷つけないために，結膜ではなくテノン囊を把持する
- 3分間待った後にスポンジを取り出し，50〜100mLのbalanced salt solution（BSS）で洗浄する

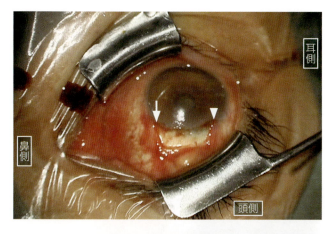

図4 ▶ 結膜切開（右眼，鼻上側にPFM留置の場合）
鼻側の輪部（矢印）から結膜輪部切開を開始し，約1/4周の範囲（矢頭）で強膜を露出する。

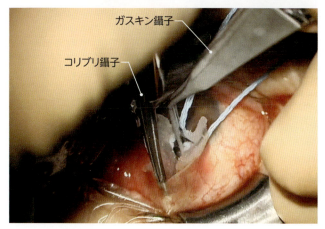

図5 ▶ マイトマイシンCの塗布
0.04％マイトマイシンCを含ませた糸付きスポンジを結膜下に3分間留置する。裏返したガスキン鑷子でテノン囊を把持し，ガスキン鑷子で持った糸付きスポンジを留置している。

強膜トンネル作製部位のマーキング

- 隅角構造と手術的輪部の解剖（図6）
- 青白移行部から3mmの強膜を付属のマーカーでマーキングする（図7，動画1）

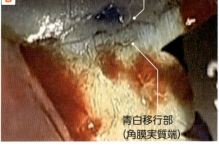

図6 ▶ 隅角構造（A）と手術的輪部所見（B）の対応

手術的輪部（surgical limbus）は，結膜付着部端の後方で，角膜実質を含むやや青みがかった（灰色がかった）部位を経て，白い強膜に移行する。
青白移行部が角膜実質の周辺端で，その奥にシュレム管が存在する。ちなみに，角膜内皮・デスメ膜の周辺端がシュワルベ線である。

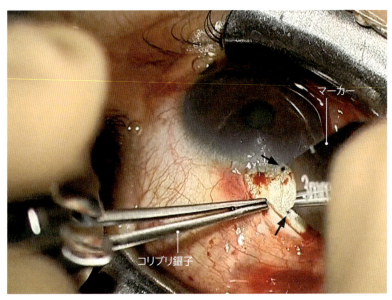

図7 ▶ 強膜トンネル作製部位のマーキング
青白移行部から3mmの強膜を付属のマーカーでマーキングする（矢印）。

強膜トンネル作製

- ダブルステップナイフの構造とナイフの刺入方向の模式図（図8）
- 輪部から3mmの位置からダブルステップナイフを刺入し，強膜トンネルを作製する（図9，動画1）
- 前房内への刺入が確認できない場合は，初回刺入部位の横に新たな刺入創を作製する

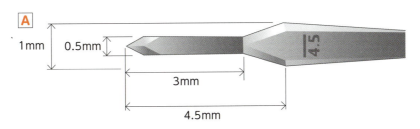
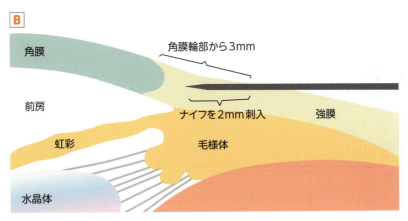
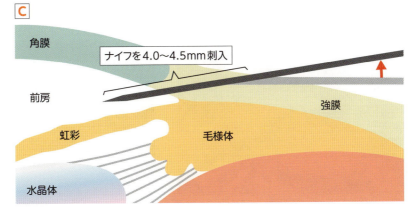

図8 ▶ ダブルステップナイフの構造（A）とナイフの刺入方向の模式図（B, C）
強膜に平行に2〜3mm刺入した後（B）に，前房内にナイフを進める（C）。

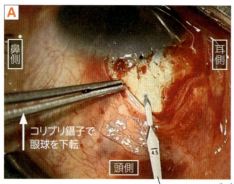
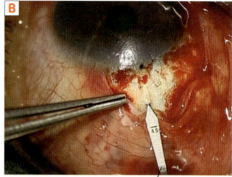
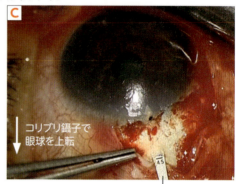

図9 ▶ 強膜トンネル作製
A：コリブリ鑷子で強膜を把持し，眼球を下転させ，強膜と平行にダブルステップナイフを刺入。
B：ナイフがやや透ける程度の深さで2〜3mm刺入。
C：眼球を上転させながらナイフを前房内（矢頭）に刺入。刺入長は4.5mmまでとする。

動画1

PFMの挿入と房水流出の確認

動画2

- PFMを強膜トンネル内に挿入する（図10，動画2）
- 挿入したPFMの遠位端から房水が流出することを確認する（図11，動画2）
- 眼圧を上げても房水の流出が見られない場合は，付属のカニューラを使用してPFMをフラッシュする（図12，動画3）

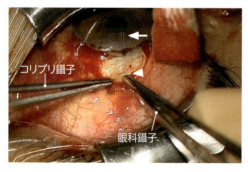

図10 ▶ PFMの挿入
作製した強膜トンネル内にベベルを前方でPFMを挿入する。PFM先端（矢印）が前房内にあること，膨大部（フィン）が強膜トンネル内に挿入されていること（矢頭）を確認する。

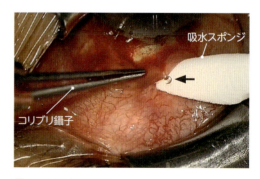

図11 ▶ 通水の確認
PFMの遠位端から房水が漏出し水滴（矢印）が形成されることを確認する。

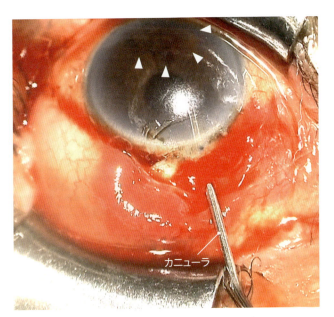

図12▶ カニューラ (23G 肉薄針) によるチューブのフラッシュ
房水の漏出が見られなかったため，カニューラでPFMをフラッシュしたところ，チューブ内から血液 (矢頭) が放出された。

テノン嚢被覆と結膜縫合

- 術後のPFM露出を防止するために，テノン嚢でPFMを被覆する
- テノン嚢は輪部縫着する (図13)
- 結膜を輪部に縫着する (図14)

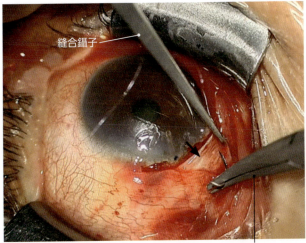

図13▶ テノン嚢によるPFMの被覆
後方から引き出したテノン嚢 (矢印) でPFMを被覆する。テノン嚢は両端で輪部に縫合する。PFMがテノン嚢に引っかからないように注意する。

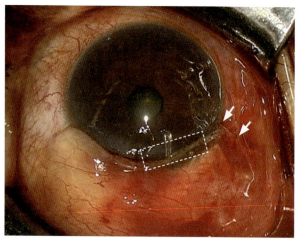

図14 ▶ 10-0バイクリル®による結膜縫合
2箇所の端々縫合（矢印）と1箇所のマットレス縫合（点線）で結膜縫合を行っている

> **大切なこと 1**
>
> 房水流量は，粘性をもつ流体が一定の径の管腔を通過する際の動態を予測するハーゲン・ポアズイユの法則から調整されているため，デバイスを切断して使用することは禁忌です。

> **大切なこと 2**
>
> 理想的な前房内の刺入部位はシュワルベ線から強膜岬までとされています（図15）。これより前方だと角膜内皮障害が，後方だと虹彩接触による炎症が懸念されるため，強膜トンネル作成時は注意が必要です。隅角鏡による，術中の挿入部位確認も考慮するとよいです。

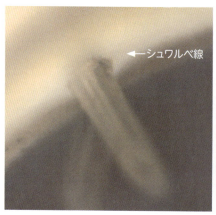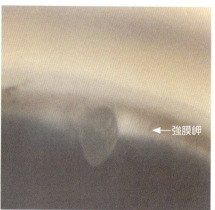

図15 ▶ PFM挿入部位の隅角所見

よくある質問 Q&A 2

Q：PFMとトラベクレクトミー，トラベクロトミーの関係は？

A：PFM後，多くの症例では，やや輪部から離れた位置に限局した濾過胞が形成されます（図16）。この場合，症例によってはコンタクトレンズの装用も可能となります。一部の症例では，トラベクレクトミー後のように輪部に丈が高い濾過胞が形成され，濾過胞壁が無血管となることもあります（図17）。コンタクトレンズ装用者では，術後コンタクトレンズが装用できなくなる可能性についても説明しておいたほうがよいです。

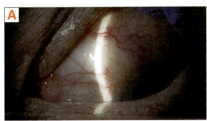
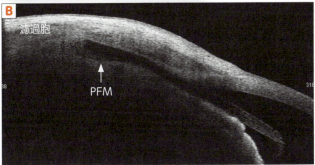

図16 ▶ 典型的なPFM術後濾過胞（A）と前眼部OCT所見（B）

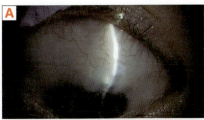
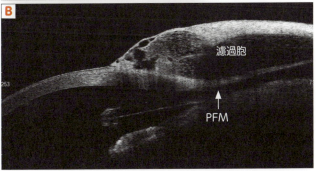

図17 ▶ 輪部側に拡大する濾過胞（A）と前眼部OCT所見（B）

5 手術後について

術後投薬

　抗菌薬点眼，ステロイド点眼を1日4回程度使用する。筆者は，抗菌薬点眼1ボトル（3週間程度），ステロイド点眼2ボトル（6週間程度）を使いきりで処方している。ステロイド点眼をより長期間（3〜6カ月）漸減しながら使用する術者も多い。術後は眼圧下降薬は中止する。

過剰濾過

　チューブ脇からの房水漏出などが原因で，浅前房や毛様体剥離・脈絡膜剥離が見られることがある（図8）。通常，トラベクレクトミーほど高度になることは少なく，通常，ステロイド点眼の回数増加，アトロピンの使用などで軽快する。

濾過不良

　術後はチューブ遠位端付近の濾過胞の広がりと高さに注意しながら観察を行う。濾過胞の縮小と眼圧の上昇がみられる場合は，ニードリングを考慮する（図18，動画4）。

動画4

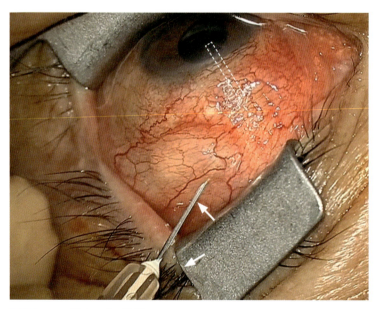

図18 ▶ ニードリングの様子
PFM（点線）の遠位端付近の結膜癒着を26G鋭針で剥離する。2％キシロカイン®を結膜下に注射し，結膜の瘢痕部位を把握する。

チューブ露出

稀にPFMが結膜上に露出することがある（図19）。この場合，低眼圧の遷延と感染の危険性があるため，速やかに結膜再被覆や，整復が困難である場合はデバイス抜去を行う。

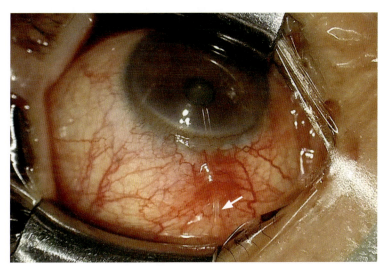

図19 ▶ 結膜上に露出したPFM（矢印）

若手医師の間に必ず身につけておいて欲しいこと

薬剤にしても手術にしても，すべての緑内障治療には病型と病期に応じた適応があります。緑内障治療を開始する前に，必ず緑内障病型診断を行う必要があります。病型診断の要は隅角検査です。隅角検査を行わずに緑内障治療を開始してはいけません。異常を検出するためには正常隅角を知る必要があります。白内障術前検査として隅角検査を行うなど，日頃から隅角所見を正確に診断するためのトレーニングを行って頂きたいです。

文献

1) 谷戸正樹：Glaucoma Q&A　Q2：プリザーフロ®マイクロシャント（PFM）の適応を教えてください．Frontiers in Glaucoma，2023；66：65-9．
2) 谷戸正樹：手術手技のコツ　トラベクレクトミーと比べたプリザーフロマイクロシャントの術中手技・術後管理の違い．眼科手術，2024；37(1)：101-5．

5 レーザースーチャーライシス

齋藤 瞳

1 手術の概要

　濾過手術（線維柱帯切除術，エクスプレスシャント術など）は眼内から眼外に房水を導き出す通路を作成する手術であるが，術後の眼圧変動は個々の患者によって大きく異なるため術後に様々な眼圧調整を行う必要性がある。レーザースーチャーライシス（濾過手術後の糸切り）は，そのような術後処置のひとつであり，術後に濾過量を増やしたいときに行う[1]。通常，手術時に10-0ナイロンなどで2～5本程度，強膜弁を縫合し，術後にこの縫合糸を切ることによって強膜弁を緩ませ，房水流出増加を図る。

2 検査

　術後の眼圧と濾過胞の形状などを観察しながら糸切りの必要性を検討する。術翌日はまだ眼圧も安定しておらず，糸切りによって急激に眼圧が下がるリスクが高いので，眼圧が15mmHgを大きく超えていなければすぐに糸切りをせずにマッサージなどで様子をみるのも1つの手である。術後2～3日目も低眼圧予防のために比較的慎重に糸切りするかどうかの見きわめが必要だが，濾過胞の形成が悪かったり，眼圧が15mmHgを超えていたりすれば速やかに実施するべきである。

> **よくある質問 Q&A 1**
> Q：糸切りは術後いつまで効果がありますか？
> A：症例にもよりますが，原則として術後1カ月以降は強膜弁の瘢痕化が完了してしまい，糸切りしてもほとんど効果がありません。

3 手術に必要な器具・準備

手術に必要な器具は以下の通りである。
- 糸切り用のレンズ（図1A～C）
- 開瞼器（必要に応じて）
- 麻酔

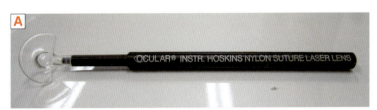

A ホスキンスレンズナイロンスーチャーレーザー（Ocular instruments社）

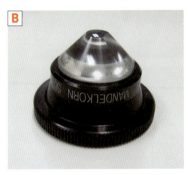

B マンデルコーンスーチャーライシスレーザーレンズ（Ocular instruments社）

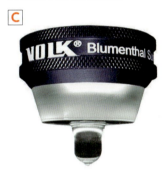

C ブルメンサルスーチャーレンズ
（Volk社より提供）

図1 ▶ 糸切り用のレンズ

> **大切なこと 1**
> 結膜が薄い場合は穴を開けてしまわないように，ホスキンスレンズにより面で結膜を圧迫します。テノン囊が厚くて見えづらい場合はブルメンタールレンズのような突起のあるレンズを使い，ピンポイントで糸を可視化します。また，上眼瞼が邪魔になって見えづらければ開瞼器を使うと切りやすくなります。

4 手術方法（図2, 動画）

動画

アルゴンレーザー（argon laser）color：red, spot size：50〜200μm, duration time：0.1〜0.2sec, power：100〜300mWで結膜が薄ければ低い出力で行う[2]。

レンズを眼球に押し当てて，糸を可視化しレーザーを打つ。きちんと当たれば1, 2発で糸は切れるはずだが，糸が既に緩んでいたりすると，切れずに伸びるだけで終了することもあるので注意する。

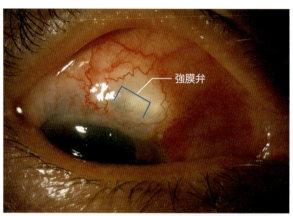

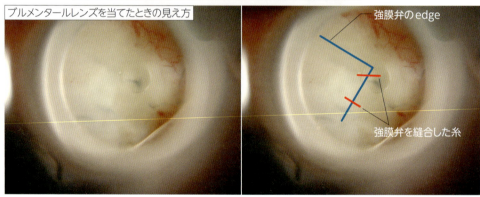

図2 ▶ 糸切り

大切なこと 2

濾過胞が広がってほしい方向の糸から切っていきます。一般論として上耳側が最も結膜嚢が広く，濾過胞は広範囲にできやすいと言われていますので，筆者は耳側の濾過胞の場合，耳側の角から切ることが多いですが，術者によって考え方が違うため確認が必要となります。

> **よくある質問 Q&A 2**
>
> **Q**：糸が見えないときはどうしたらよいですか？
>
> **A**：テノン嚢が分厚いとなかなかフラップや糸が見えないことがあるので，虹彩切除部位やエクスプレスシャント術の位置などを手掛かりに探していきます。

> **よくある質問 Q&A 3**
>
> **Q**：患者に痛いと言われたらどうしたらよいですか？
>
> **A**：ブルメンタールレンズのように突起のあるレンズで糸切りすると高確率で患者に痛がられます。なるべくレーザー前に強膜弁の位置を確認して，不必要に眼球圧迫をしないよう心がけます。結膜が薄ければホスキンスナイロンスーチャーレーザーレンズやマンデルコーンスーチャーライシスレーザー（Ocular instruments社）レンズを使います。

5 手術後について

　術後は必ず診察室で，眼圧測定をする。また，濾過胞の形状や丈の高さを確認することによって濾過量の変化を推測する。さらに，フルオレセイン紙で結膜を染色し，糸切り用のレンズを当てたところの結膜に穴があいていないかも確認するほうが良い。

若手医師の間に必ず身につけておいて欲しいこと

　緑内障手術は手術半分，術後管理半分の，手のかかる手術です。また，他の手術と異なり視機能改善しないどころか，悪化することもあるため，術前に患者との信頼関係を築いておくことが非常に重要な手術です。若いうちは手術技術を磨くことばかりに目が行ってしまいますが，常に丁寧な説明を心がけ，患者の訴えに耳を傾けていくことが，術後の様々なトラブルを患者とともに乗り越えられるような関係を作り，ひいては手術成績の向上につながると思っています。

文献

1) Melamed S, et al：Tight scleral flap trabeculectomy with postoperative laser suture lysis．Am J Ophthalmol，1990；109(3)：303-9．
2) 日本緑内障学会緑内障診療ガイドライン作成委員会：緑内障診療ガイドライン（第4版）．日眼会誌，2018；122(1)：5-53．

ニードリング（濾過胞再建術）

齋藤　瞳

1 手術の概要

　濾過手術（線維柱帯切除術，エクスプレスシャント術など）後に濾過胞の瘢痕化に伴う眼圧上昇を認めたときに，結膜もしくは強膜弁の癒着を解除することで房水の流れを再開通させられることがしばしばある。手術室で結膜を切開し，癒着剥離を行う方法もあるが，癒着がそれほど強くなければ注射針を用いて外来で簡便に処置できる方法としてニードリングがある。ニードリングの手技や使用する器具は術者によって異なるが，本項では当施設で実施している手技を中心に紹介する。

2 検査

　まず，眼圧上昇の原因が濾過胞瘢痕化以外にないかどうか確認する。また，眼圧の絶対値よりも術前の眼圧から割り出した目標眼圧を参考にニードリングの必要性を検討する。次に綿棒などを用いて結膜の可動性を確認し，結膜がニードリング可能な状態かを判断する。濾過手術時にマイトマイシンCなどの代謝拮抗薬を使用していない，もしくは術後長期間が経過している症例など結膜癒着が非常に強い場合はニードリングできないこともある。

よくある質問 Q&A ①

Q：ニードリングは細隙灯顕微鏡下で行いますか？ 処置台に寝かせて顕微鏡下で行いますか？

A：細隙灯顕微鏡下で行うほうが短時間で簡便に行える上に，顕微鏡下よりも奥行きがよく見えるため，針先が見やすいというメリットがあります．しかし，細隙灯顕微鏡台に顔を安定して固定できない患者では寝かせて処置することもあります．

3 手術に必要な器具・準備

2.5mLシリンジと27G，25Gの注射針（針長が短いものが望ましい），もしくはブレブナイフ（図1 A，B），開瞼器，麻酔．

> **大切なこと ①**
> Avascular blebでは結膜が薄いので，27Gで十分に癒着剥離できることが多いです．逆にテノン嚢が厚くなっているような症例では27Gではコシがないので，25Gもしくはブレブナイフなどを用います．

A

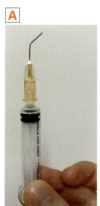
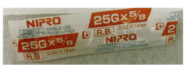

2.5mLシリンジなど持ちやすい大きさのシリンジに27Gもしくは25Gの鋭針を付けて，適度な長さに曲げる．針は長すぎないほうがしなりにくくて操作しやすい．

B

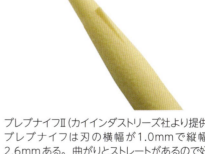

ブレブナイフⅡ（カイインダストリーズ社より提供）．ブレブナイフは刃の横幅が1.0mmで縦幅が2.6mmある．曲がりとストレートがあるので好みで選択する（写真は曲がり）．注射針に比べてメスなので固い結合組織でも剥離できるメリットがあるが，出血をしやすいこと，刺入部の結膜創が大きくなることが欠点であるため，症例に応じて注射針と使い分けることが望ましい．

図1 ▶ 必要な器具

4 手術方法（動画）

動画

ベノキシール®および4%キシロカイン®点眼で麻酔をした後，開瞼器をかける。下方視をさせ，濾過胞のなるべく円蓋部側が露出している状態にする。綿棒にキシロカイン®を染みこませて針の刺入部に数十秒当てると痛みが軽減する。顕微鏡の光はdiffuserをかけると視界が広く取れる。濾過胞の広がりの耳側もしくは鼻側上縁の血管のないところから刺入する。適宜綿棒で結膜を圧迫して針先を確認しながら左右に払うようにテノン嚢の癒着を剥離していく（図2）。強膜弁上の癒着が強いことが多いので，特に丁寧に剥離する。濾過量が不十分であれば強膜弁を持ち上げて房水の流出を促す。強膜弁の下に入れるようであれば慎重に針を刺入し，虹彩切除部位から針が前房内に入ったことを確認できることもあるが，虹彩穿刺などによる大量出血を引き起こすこともあるので，熟練していない医師は強膜弁を持ち上げる程度にとどめるのが安全である。最後に刺入部を10-0ナイロン丸針などで縫合する。

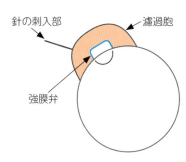

図2 ▶ 針による濾過胞の癒着剥離
針の刺入部は円蓋部寄りの位置から入るようにする。また，出血を減らすために結膜血管のないところから刺入する。車のワイパーのような動きで癒着を針の横で切る。結膜穿孔や強膜穿孔をしないように常に針先の位置を意識する。テノン嚢が厚くて見えづらい場合は，綿棒で結膜を押しながら針先の位置を確認する。

大切なこと 2

房水流出路の再開通に伴う濾過胞の拡大（結膜が膨らむ）と眼圧下降を確認できれば成功です。はっきりとしない場合は針を一度刺入部位から抜いて，房水漏出を認めるかを確認しましょう（動画）。

大切なこと 3

注射針を用いて行う処置であり，血管の多い濾過胞では出血を起こしやすいため注意が必要です。結膜下出血は濾過胞の再癒着の原因になります。また，前房出血は一時的な視力低下を引き起こしますので，事前に患者さんにお伝えしておくことと，反対眼の視機能を考慮して処置後に帰宅できる状況かどうかも考慮が必要です。

> **よくある質問 Q&A 2**
>
> **Q**：縫合は必要でしょうか？
>
> **A**：27Gなどの細い針を使用した場合は縫合しないこともありますが，縫合を行わないと刺入部から房水漏出が継続して濾過胞の丈が下がり，再癒着の原因となるため，原則として縫合したほうがよいと考えています．ただし，縫合糸は肉芽化を促進するので，翌週には抜糸しています．

> **よくある質問 Q&A 3**
>
> **Q**：患者さんの顔が動いてしまうときはどうしたらよいですか？
>
> **A**：ほとんどの患者さんは処置の痛みを訴えないので，痛くない処置であることを事前に伝えます．また，助手に後ろから頭を支えてもらうとやりやすくなります．顕微鏡はなるべく弱拡大にすると視界を広く取れます．

5 手術後について

術後は必ず眼圧測定および濾過胞の観察〔濾過量は増えたか（図3A，B）〕，結膜縫合部から房水漏出がないか（動画）などを確認する．抗菌薬の点眼および再癒着予防にベタメタゾン点眼を処方して1週以内の再診とする．

若手医師の間に必ず身につけておいて欲しいこと

濾過手術は手術して終わりの治療ではなく，一生涯にわたっての管理が必要な治療であるため，術後何年経っても様々な処置を必要とすることがあります．また，濾過手術は何度も行える治療ではないので，一回一回の手術をなるべく大事にしていく必要があります．ニードリングは再手術を回避できる可能性のある簡便な処置ですので，必要な症例にはぜひ積極的に行って頂きたいと思います．しかし一方で，ニードリングをすると一時的に眼圧が下がるものの，すぐにまた眼圧が上がってしまうことを繰り返す症例も少なくありません[1,2]．このような症例は再手術を避けたい気持ちが先行し，ダラダラとニードリングで経過をみてしまうことがあるのですが，4～5回ニードリングを施行しても眼圧再上昇を認める患者さんには速やかに別の箇所に濾過手術を行うという選択肢を含めた次の治療を検討することも重要です．

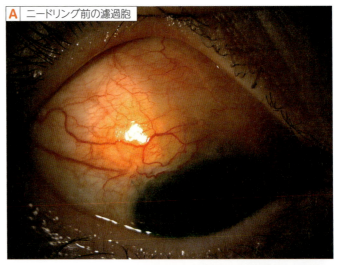

A ニードリング前の濾過胞

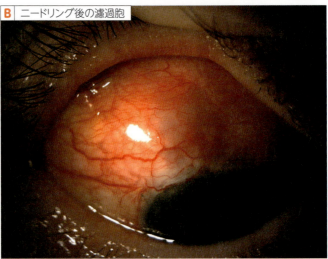

B ニードリング後の濾過胞

ニードリング前に比べて濾過胞の丈が上がっている。

図3 ▶ ニードリング前後の濾過胞

文献

1) Greenfield DS, et al:Needle elevation of the scleral flap for failing filtration blebs after trabeculectomy with mitomycin C. Am J Ophthalmol, 1996;122(2):195-204.
2) Rotchford AP, et al:Needling revision of trabeculectomies bleb morphology and long-term survival. Ophthalmology, 2008;115(7):1148-53.

7 アーメド緑内障バルブ（前房・毛様溝挿入）

浪口孝治

1 手術の概要

　ロングチューブシャント手術は前房もしくは硝子体腔から細いシリコンチューブを介して房水を強膜上に固定された眼球後方のプレート周囲に排出し，排出された房水はプレート周囲の結膜下組織より吸収される術式で，Moltenoによって考案された術式が現在の基本になっている。日本でも2012年にバルベルト®緑内障インプラント（Baerveldt® glaucoma implant：BGI）（AMO社），2014年にアーメド™緑内障バルブ（Ahmed™ glaucoma valve：AGV）（図1，New World Medical社）が医療材料として認可され，従来の緑内障手術の実施が困難な症例や奏効が期待できない症例，重篤な合併症が予測される症例に対してロングチューブシャント手術が行われるようになってきた。

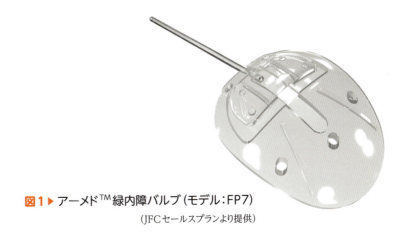

図1 ▶ アーメド™緑内障バルブ（モデル：FP7）
（JFCセールスプランより提供）

BGIとAGVの違いは圧調整弁の有無である。AGVでは圧調整弁があり，理論上は6〜13mmHg以上の圧がかかると弁が開放されるようになっている。そのためAGVでは術直後からの眼圧下降が得られ，低眼圧や前房消失などの合併症を軽減できる可能性があり，Ahmed Baerveldt comparison（ABC）studyやThe Ahmed Versus Baerveldt（AVB）studyでは，AGVのほうがBGIに比較して低眼圧による合併症は少なかったと報告されている[1, 2]。

　2014年以降は筆者も血管新生緑内障（NVG）や発達緑内障，ぶどう膜炎に伴う続発緑内障などに代表される複数回の緑内障手術でも眼圧コントロールが困難である難治性緑内障に対し，術直後の低眼圧に関連する合併症を少なくするためAGVを選択している。チューブを眼内に挿入する経路は，①強角膜移行部から前房に挿入する方法，②輪部から1.5〜2mmの距離で毛様溝に挿入する方法，③輪部より3.5〜4mmの距離で毛様体扁平部に挿入する方法がある。本項ではAGV前房・毛様溝挿入の適応と，その手技や術後合併症への対応について述べていく。

2 検査・画像診断

　AGVは複数回の緑内障手術でも眼圧コントロールが困難である難治性緑内障が適応となるが，角膜内皮細胞減少例や広範な周辺虹彩前癒着がある症例ではチューブ先端を毛様溝か扁平部に挿入する必要がある。そのため術前の角膜内皮細胞数・隅角閉塞の有無の確認は必須である（図2）。AGVでの角膜内皮細胞数の減少率については，前房挿入1年で15.3％，2年で18.6％とLeeらが報告している[3]。

　また，病型によっては前房・毛様溝挿入では成績不良が報告されているものもあり，病型診断も重要となる。血管新生緑内障（neovascular glaucoma：NVG）では後眼部の虚血が根本的な病態であるため，経毛様体扁平部硝子体切除術や汎網膜光凝固術を施行する必要があり，AGV扁平部挿入との相性がよい。NVGに対するAGV前房挿入は1年生存率63.2％，3年生存率43.2％，5年生存率25.2％と経過とともに生存率は著しく低下し予後は不良であるが，扁平部挿入では2〜3年生存率が80％以上の良好なものが多い[4, 5]。

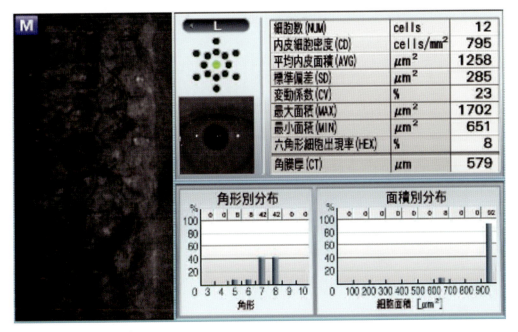

図2 ▶ 減少した内皮細胞

よくある質問 Q&A ①

Q：BGIとAGVの使いわけはどうしていますか？

A：AGVはBGIに比べ低眼圧による合併症が少ないと報告されています[1,2]。そのためぶどう膜炎に伴う続発緑内障のように房水産生機能が低下しているような症例ではAGVを選択しています。また，圧調整弁があるため術後の処置が少なくすむ点が，認知症の患者や小児ではよい適応になると思います。ただし，術後眼圧についてはBGIのほうが低値になると報告されており[1,2]，より低い眼圧を目標とする場合にはBGIを選択します。

3 手術に必要な器具・準備

手術に必要な器具は以下の通りである（図3）。

- 開瞼器
- 縫合鑷子（2本）
- 結膜把持鑷子（1本）
- 有鈎鑷子（1本）
- スプリングハンドル式剪刀（1本）
- 持針器（3本。うち1本は太い糸用）
- 眼科用キャリパー（1本）
- 外科剪刀（テノン剝離用）
- 7-0シルク（牽引用）
- 8-0ナイロン（AGV固定用）
- 10-0ナイロン（結膜・強膜縫合用）
- AGV（最低2個は用意，図1）

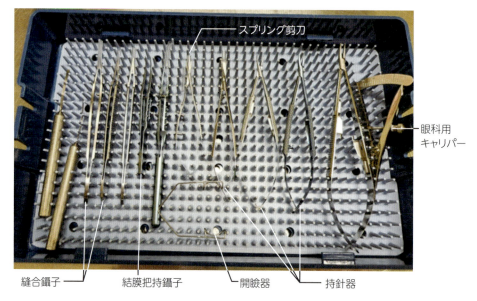

図3 ▶ 緑内障手術セット

> **大切なこと 1**
> 術前の準備として前房挿入では縮瞳，毛様溝挿入では散瞳しておきます。

4 手術方法(動画)

動画

麻酔

テノン嚢麻酔もしくは球後麻酔を行う。

眼球の牽引

角膜輪部に7-0シルクで牽引糸を掛けて鼻下側へ牽引する。牽引が困難であれば結膜を先に切開し，上直筋および外直筋を同定し4-0シルクで2直筋に牽引糸を掛けると眼球の制御が容易になる。

結膜切開

3時方向の結膜に7〜8mm程度の水平切開を行い，輪部に沿って6時方向まで切開を加える。術野を広くとるために6時方向も垂直方向に3mm程度切開を加える。通常，結膜切開は1象限程度で十分ではあるが，結膜の瘢痕化が強

い症例ではさらに広範囲に切開を行わないと結膜縫合時に結膜が届かない可能性がある（図4）。

テノン嚢下ポケット作成

結膜切開を行った後にテノン嚢を鈍的に剝離していく。プレートを留置するためにはテノン嚢下の空間確保が必須であり，十分な空間確保ができていないとプレートが前方に押し出され偏位したり，テノン嚢が引っ掛かり結膜縫合時に結膜が届かなかったりするなどの可能性がある。スプリング剪刀だけではなく外科剪刀などを用いて広い範囲でテノン嚢を剝離する。上直筋と外直筋の付着部を露出し確認しておく（図5）。

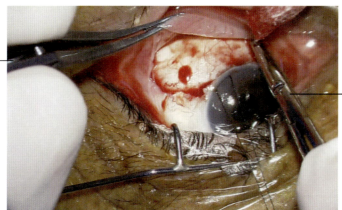

図4▶結膜切開
結膜切開は1象限より少し広めに切開しておく。

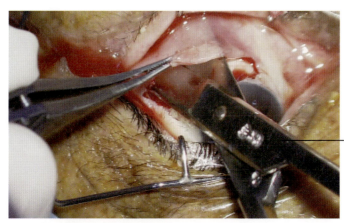

図5▶テノン嚢下ポケット作成
外科剪刀を用いてテノン嚢下に十分空間を確保しておく。

プライミング

　AGVの特徴である2枚のシリコンエラストマー膜は，開封後は強固に癒着しており，チューブをそのまま挿入しても房水は流れていかない．27G鈍針を用いてbalanced salt solution(BSS)をチューブに通し，通水するか確認が必要である(図6)．

プレートの固定

　2直筋の付着部を確認し，AGV本体を角膜輪部から8～10mmの位置で固定する．筆者は8-0ナイロンで固定しているが，他の糸を使用しても問題はない．プレートを引っ張ってわずかでも動きがあるようであれば縫い直す必要がある．わずかな緩みでもチューブ露出や位置ズレの原因となることがある(図7)．

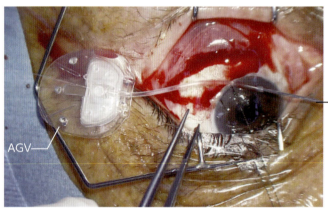

図6▶プライミング
27G鈍針を用いて通水を確認する．

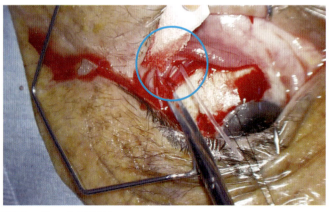

図7▶プレートの固定
2直筋を同定し輪部から8～10mmの位置でプレートを固定する(丸印)．

強膜弁作成

筆者はプレートの根元から角膜輪部方向に向けて約4×6mmのL字型半層強膜弁を作成している。強膜の菲薄化している症例では保存強膜を使用し被覆を行う。チューブの根元と挿入部分を十分に覆えるように強膜弁を作成する（図8）。

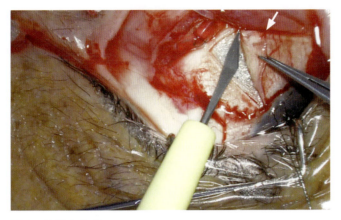

図8▶強膜弁作成

チューブ挿入

チューブの先端が2mm程度眼内に出るよう，チューブ先端をベベルアップになるように切断する。あとで調整ができるようにチューブは少し長めに切断しておく。前房挿入の場合は強角膜移行部から，毛様溝挿入の場合は角膜輪部から1.5～2mmの位置で，刺入角度を確認するために30G鋭針にて試験的穿刺を行い，ついで23G鋭針を刺入しチューブ挿入部位を作成する。チューブ先端を鑷子で把持し眼内に挿入する。チューブ先端が角膜内皮側に行かないように虹彩に平行に挿入を行う。チューブの長さが長すぎたり短すぎたりしていないか確認し，必要であれば再度チューブを切断し長さを調節する。10-0ナイロンを用いて強膜弁，結膜を縫合していく。結膜が寄らない場合はテノンがプレートに引っ掛かっていないか確認し，結膜の剝離範囲を拡大する（図9～11）。

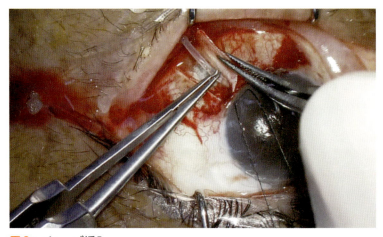

図9▶ チューブ挿入
強角膜移行部からチューブを挿入する。

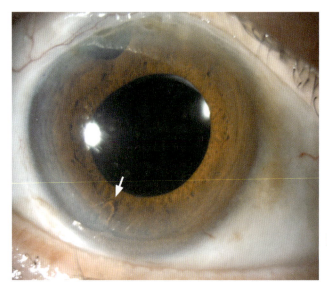

図10▶ チューブ位置（前房挿入）
チューブ先端が1〜2mm確認できる程度の長さに調整する（矢印）。

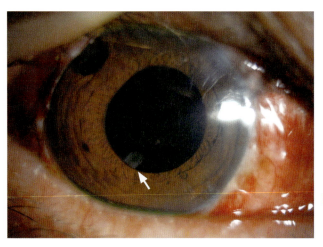

図11▶ チューブ位置（毛様溝挿入）
チューブ先端が瞳孔領からわずかに確認できる程度の長さに調整する（矢印）。

> **大切なこと 2**
>
> 本文でも述べましたが，AGVを挿入する前にプライミングを行うことが必須です。プライミングを忘れるとチューブを挿入しても房水が流れていかないため，術翌日以降も高眼圧となります。意識していないと忘れることがあるため術者だけでなく，助手や手術看護師も意識しておく必要があります。顕微鏡下でプライミングするようにしておけば記録に残るので，後日確認することも可能です。

> **よくある質問 Q&A 2**
>
> Q：チューブを挿入するときにうまく入れることができません。どのような対策が必要でしょうか？
>
> A：30G鋭針で穿刺したときには前房側に出ますが，実際にチューブを挿入すると毛様溝に入ってしまう，もしくはその逆がしばしば起こります。チューブ自体が柔らかく，創口に引っ掛かって方向がずれてしまうことが原因と考えられます。挿入する場所に粘弾性物質を注入して空間を確保した上で挿入すると，目的とした場所へ挿入しやすくなります。それでも挿入が困難な場合は4-0プロリーン®（Johnson & Johnson社）をガイドに挿入する方法が有効です。

5 手術後について

術後はニューキノロン系抗菌薬を1日4回点眼，ベタメタゾン点眼1日4回点眼を使用することが多い。ぶどう膜などであればベタメタゾン点眼の回数を増やして対応する。

術後合併症として以下のような場合がある。

虹彩の嵌頓

毛様溝挿入の場合にチューブの長さが短いとチューブ内腔に虹彩が嵌頓し眼圧が上昇する。レーザー虹彩切開や八重式虹彩剪刀による虹彩切開で解除できるが，嵌頓が解除できない場合は再挿入が必要となることもある。

チューブ先端の内皮との接触

チューブの挿入角度が内皮寄りになると，チューブ先端が内皮に接触し内皮減少が起こることがある。予定より内皮寄りになった場合はチューブ先端を切断するか，挿入角度を変える必要がある。

高眼圧症期（HTP）

AGV特有の合併症として，一過性に眼圧が上昇する高眼圧症期（hypertensive phase：HTP）がある。高眼圧症期はプレート周囲組織が炎症細胞やサイトカインに曝露することで，術後数週〜数カ月で発症する眼圧上昇と言われており，発生率は53〜83.5％とされている。高眼圧症期の対応としては強膜マッサージと緑内障点眼の使用が有効とされている。通常は2〜3カ月で眼圧は下降してくるが，遷延化する場合はプレート周囲の増殖膜を除去する必要がある。

若手医師の間に必ず身につけておいて欲しいこと

AGVやBGIは難治性緑内障に対して非常に有効な術式ですが，あくまでも濾過手術の延長線上の術式となります。結膜縫合・強膜縫合を丁寧に行わなければ房水漏出やチューブの露出・位置ズレ・感染の憂き目にあってしまいます。緑内障手術の基本的な術式であるトラベクレクトミーを十分に経験し，結膜縫合・強膜縫合の技術を習得した上でチューブシャント手術に臨むようにしましょう。

文献

1) Christakis PG, et al：The Ahmed versus Baerveldt study：five-year treatment outcomes. Ophthalmology, 2016；123(10)：2093-102.
2) Budenz DL, et al：Postoperative complications in the Ahmed Baerveldt comparison study during five years of follow-up. Am J Ophthalmol, 2016；163：75-82.e3.
3) Lee EK, et al：Changes in corneal endothelial cells after Ahmed glaucoma valve implantation：2-year follow-up. Am J Ophthalmol, 2009；148(3)：361-7.
4) Yalvac IS, et al：Long-term results of Ahmed glaucoma valve and Molteno implant in neovascular glaucoma. Eye (Lond), 2007；21(1)：65-70.
5) Jeong HS, et al：Pars plana Ahmed implantation combined with 23-gauge vitrectomy for refractory neovascular glaucoma in diabetic retinopathy. Korean J Ophthalmol, 2012；26(2)：92-6.

6章 緑内障手術

8 バルベルト緑内障インプラント（扁平部挿入）

岩﨑健太郎

1 手術の概要

バルベルト緑内障インプラント

バルベルト®緑内障インプラント（AMO社）は，シリコン製のチューブとプレートからなり，房水を眼内からチューブを通してプレート周囲に流し，濾過胞を作成することで眼圧下降が得られる。現在，3種類の製品（BG101-350, Pars Plana BG102-350, BG103-250）が使用できる（プレート表面積が350mm^2, 250mm^{2}と対応している）。BG101-350およびBG103-250はチューブを角膜輪部から前房内に挿入して使用するモデルである。BG102-350は，毛様体扁平部からチューブを硝子体腔内に挿入して使用するモデルで，先端には扁平部挿入用にHoffman elbowが付いている（図1）。扁平部挿入の場合は，硝子体手術既往眼であるか，そうでなければ硝子体手術を併用しなければ

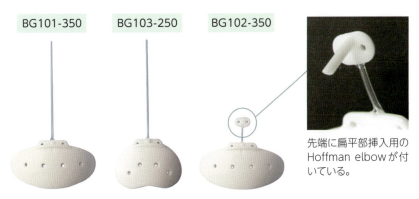

BG101-350　BG103-250　BG102-350

先端に扁平部挿入用のHoffman elbowが付いている。

図1 ▶ バルベルト®緑内障インプラント

（提供：エイエムオー・ジャパン株式会社）

ならない．

　本手術は，複数回の手術既往のため結膜が広範に瘢痕化している症例，ぶどう膜炎続発緑内障，血管新生緑内障，トラベクレクトミー不成功症例など，トラベクレクトミーの効果が期待できない難治性緑内障が適応となる．

2 検査・画像診断

　緑内障全体に言えることだが，まずは病型診断，そして手術適応について吟味することである．バルベルト緑内障インプラント手術は難治性緑内障に適応となるが，適応すべき代表的な例について述べる．

　図2は落屑緑内障で複数回手術既往がある症例である．上方に2つのエクスプレスシャント術が施行されており，広範囲に結膜瘢痕化が生じている．複数回の濾過手術不成功眼に対しては，同様の濾過手術をもう一度行っても不成功となる確率が高いため，バルベルト緑内障インプラント手術を適応とすべきである．

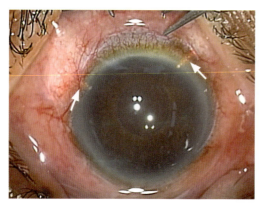

図2▶ 落屑緑内障症例
上方にエクスプレスが2個挿入されており（矢印），結膜瘢痕化が強い．

　図3は血管新生緑内障症例である．この症例では硝子体手術後で汎網膜光凝固が徹底的に施行されているが，隅角には新生血管が生じ，ほぼ全周に周辺虹彩前癒着も生じている．このような状態では，薬物治療による眼圧下降は望めないため，緑内障手術（濾過手術）の適応となる．術式としては，トラベクレクトミーやチューブシャント手術が選択肢となるが，血管新生緑内障に対してはトラベクレクトミーよりバルベルト緑内障インプラントのほうが術後成績が良

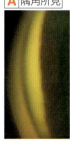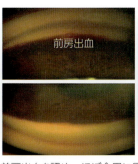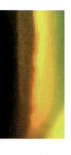 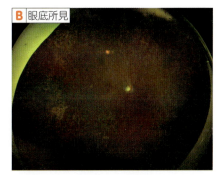

A 隅角所見

B 眼底所見

新生血管により前房出血を認め，ほぼ全周に周辺虹彩前癒着を認める。

汎網膜光凝固が施行されている。

図3 ▶ 血管新生緑内障症例

好であるとの報告もある[1]。そのため，血管新生緑内障のような難治性緑内障に対しては，トラベクレクトミーの効果が期待できないと考え筆者は初回からバルベルト緑内障インプラント手術を適応としている。

> **よくある質問 Q&A ①**
>
> **Q**：バルベルト緑内障インプラントと，アーメド緑内障バルブの使いわけは？
>
> **A**：バルベルトとアーメドを比較した報告によれば，バルベルトのほうがアーメドより手術成績はよいですが，術後合併症に関しては，バルベルトのほうが頻度は高いです[2]。術後合併症のリスクをふまえても，より眼圧を低くめざしたい症例ではバルベルトを適応とします。眼圧がやや高めとなっても，術直後から眼圧を下げたい症例や，術後低眼圧が危険な症例〔無水晶体眼，眼内レンズ（IOL）縫着眼，駆逐性出血既往眼，ぶどう膜炎続発緑内障など〕にはアーメドを適応とします。

3 手術に必要な器具・準備

本手術に必要な器具は以下の通りである（図4）。
- 8-0バイクリル®（Johnson & Johnson社）
- 5-0シルク糸（アルフレッサファーマ社）　・7-0ナイロン（はんだや社）
- 9-0ナイロン（マニー社）
- コウ氏開瞼器ソリッド（緑内障手術用）（Duckworth & Kent社）
- マイクロスプリング剪刀（ゴイダー社）

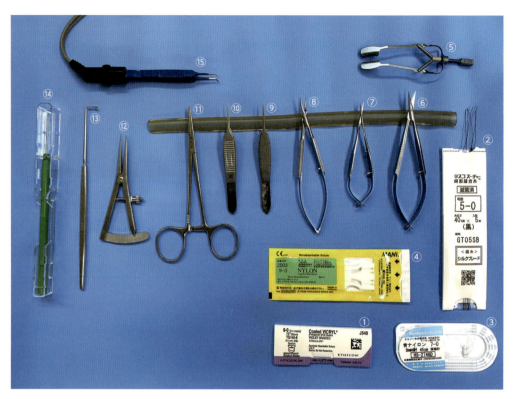

図4 ▶ 本手術に必要な器具

①8-0バイクリル®，②5-0シルク，③7-0ナイロン，④9-0ナイロン，⑤コウ氏開瞼器ソリッド（緑内障手術用），⑥マイクロスプリング剪刀，⑦永田氏マイクロ剪刀，⑧マイクロ持針器，⑨マイクロ結紮鑷子（M-1R），⑩マイクロ角膜縫合鑷子（M-5R），⑪マイクロ止血鉗子，⑫カストロヴィーホー氏カリパー，⑬穴あき斜視鈎，⑭MVRランス20G，⑮コーテリー／ジアテルミーフォーセプス

- 永田氏マイクロ剪刀（ゴイダー社）
- マイクロ結紮鑷子（M-1R）（イナミ社）
- マイクロ角膜縫合鑷子（M-5R）（イナミ社）
- カストロヴィーホー氏カリパー（イナミ社）
- MVRランス20G（マニー社）
- コーテリー／ジアテルミーフォーセプス（AMO社）
- マイクロ持針器（ゴイダー社）
- マイクロ止血鉗子（イナミ社）
- 穴あき斜視鈎（はんだや社）

大切なこと 1

本手術は局所麻酔で行う場合，筋肉を触るため，麻酔をしても痛みが強く生じる場合がありますので，手術時間はできるだけ短くしたいです。そのため，必要な器具を揃えることはもちろんですが，使う器具の順番を考えながら準備し，助手と連携を取って要領よく手術することが重要になります。

4 手術方法(動画)

　設置部位は，基本的には上耳側を第一選択とし，結膜の瘢痕化などにより設置不可能なら鼻側や下方の設置を検討する。

　開始前に，術直後の低眼圧予防のためチューブを吸収糸(8-0バイクリル®)にて完全結紮し，チューブ先端から通水し閉塞していることを確認する。隣り合う2直筋が露出できる範囲で結膜切開を行い（図5A），切開範囲の結膜と結膜下組織をできるだけ後方まできれいに剝離する。途中，テノン囊下麻酔[2%リドカイン(キシロカイン®)]を行う（約3～4mL，その後は痛みの訴えに応じて適宜追加する）。直筋を同定し，直筋下に斜視鉤を用いて5-0シルク糸を通すことで牽引糸として利用する（図5B）。露出した強膜の血管をコアギュレーターで凝固して止血する。プレート両端をそれぞれ直筋下に挿入し，プレートを輪部から8～10mmの位置に，7-0ナイロン糸でプレート縫合孔に通糸して強膜に固定する（図5C）。サイドポートを作成し，硝子体穿

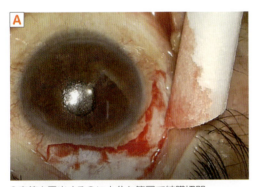

A　2直筋を露出するのに十分な範囲で結膜切開

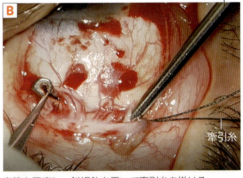

B　直筋を同定し，斜視鉤を用いて牽引糸を掛ける

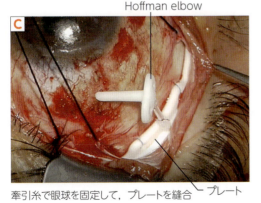

C　牽引糸で眼球を固定して，プレートを縫合

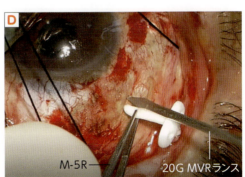

D　角膜輪部から3～4mmの位置に20G MVRランスで事前穿刺

図5▶術中所見

刺時の虚脱防止のため前房内を粘弾性物質で十分に満たす。角膜輪部から3～4mmの毛様体扁平部の位置に20G MVRランスで穿刺し（図5D），その孔からHoffman elbowを硝子体腔に挿入する。Hoffman elbowとチューブをそれぞれ9-0ナイロン糸で2箇所強膜に固定し（図6A），その針を用いてチューブに術直後の高眼圧予防のためのsherwood slitを数箇所開ける（術前眼圧に応じて，2～5個の孔を開ける）。Hoffman elbowは厚みがあり，術後露出の危険もあるため，ストレートチューブタイプ（BG101またはBG103）を使用してチューブをそのまま扁平部から挿入することも可能である（図6B）。チューブ露出防止のために保存強膜などのパッチ材料にてチューブを覆うように9-0ナイロン糸で4箇所強膜に固定する（図6C）。プレート両端が直筋下に挿入されていること最終確認して，牽引糸を外す。結膜を吸収糸（8-0バイクリル®）にて縫合する（図6D）。結膜が伸展しにくい場合は，局所麻酔にてテノン囊を膨らませると伸展しやすくなる。結膜の後退を予防するために角膜輪部での縫合もしておくとよい。最後にサイドポートから前房内の粘弾性物質を洗浄除去し，眼圧調整して終了する。

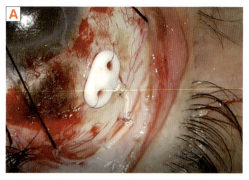

Hoffman elbowとチューブを9-0ナイロン糸で2箇所ずつ強膜に固定

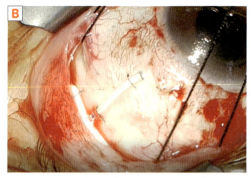

ストレートチューブタイプを使用してチューブを扁平部から挿入した場合

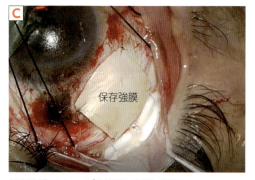

保存強膜でチューブを被覆し強膜に固定

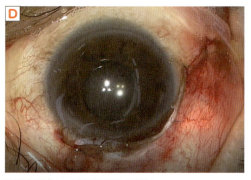

結膜を縫合し，手術終了時の所見

図6 ▶ 術中所見

5 手術後について

　術前点眼は手術3日前からモキシフロキサシン（ベガモックス®）点眼0.5%を使用し、術後はモキシフロキサシン点眼を術後2週間程度使用し、ベタメタゾン（リンデロン®）点眼0.1%を術後6カ月使用する。

　術後管理については、トラベクレクトミーのようにレーザースーチャーライシス、眼球マッサージ、ニードリングなどの術後早期の繊細な管理は必要としないため、管理は比較的簡便であり、早期退院も可能である。ただし、術直後から高眼圧が持続する場合があり、チューブの結紮糸が溶けて眼圧下降が得られるまでの間は、緑内障点眼やアセタゾラミド（ダイアモックス®）内服を使用して高眼圧を凌がなければならない。また、筆者は行っていないが、このような術後の眼圧変動に対応するために、チューブ内にリップコード（ナイロン糸）と呼ばれるステントを留置しておく方法もある。術後高眼圧時に、ステント抜去することで、意図的、段階的に濾過量を増やして眼圧調整ができる。

　術後合併症については、多岐にわたるが、本手術特有の合併症について下記に解説する。

術後低眼圧

　術後低眼圧は濾過手術においては遭遇する頻度が比較的高い合併症であり、対応に難渋する合併症である。バルベルトでは、チューブを吸収糸で結紮しているため術直後に低眼圧をきたすことはほとんどない。吸収糸が溶けチューブが開放する術後1カ月以降で急激に眼圧が下降し、低眼圧（前房消失、脈絡膜剝離など併発）を生じる場合がある。前房内に粘弾性物質を注入し対応すればしだいに安定していくことが多いが、複数回前房形成をしても過剰濾過が持続し低眼圧が遷延してしまう場合がある。その場合は、手術にてチューブの再結紮やチューブ内へのナイロン糸ステント留置などで眼圧を上昇させる方法もあるが、その後の眼圧調整が困難な場合が多く、インプラントを抜去しなければならないこともある。

チューブ露出，プレート露出・脱臼

　チューブ露出は、パッチ材料にて被覆をしてもしだいにパッチが菲薄化し露出する場合があるため注意して経過観察しなければならない。特に、結膜下にチューブが透けて見えるようになってきたら要注意であり、露出した場合はもちろん、透けているだけでも感染が生じて眼内炎に陥る危険性が高いため、パ

ッチ材料での再被覆を考慮すべきである．下方設置，炎症眼，糖尿病網膜症，Hoffman elbow，複数眼内手術既往眼，などが露出のリスクとされているため，該当症例にはより注意が必要である．

プレート露出は，手術時の結膜切開線がプレート上にあると生じる可能性が高いため，手術時の結膜切開はプレートを十分にカバーできる範囲で施行しなければならない．本手術においては2直筋を同定する必要があるので，広めの結膜切開をお勧めする．プレート脱臼については，本手術ではプレートの両端が直筋下に固定されるので，脱臼が生じることはほとんどない．そのため，プレートを確実に直筋下に挿入し固定することが脱臼予防にとても重要である．

若手医師の間に必ず身につけておいて欲しいこと

本手術は，切開，剥離，縫合という基本的な手技がメインの手術です．その基本手技をよりスピーディーに，正確に行えるように身につけておくことが重要ですので，豚眼などを使用して技術を向上させることが必要です．また，本手術の適応については絶対的適応がなく，術者によって適応の考え方が異なります．緑内障専門医の中でも適応がわかれるのが現状です[3]．そのため，ある程度の緑内障症例の経験を経てから自分なりの適応を考えておき，自信を持って適応を判断する必要があるでしょう．

文献

1) Iwasaki K, et al：Comparing surgical outcomes in neovascular glaucoma between tube and trabeculectomy：A multicenter study．Ophthalmol Glaucoma, 2022；5(6)：672-80．
2) Christakis PG, et al：Five-year pooled data analysis of the Ahmed Baerveldt comparison study and the Ahmed versus Baerveldt study．Am J Ophthalmol, 2017；176：118-26．
3) Iwasaki K, et al：Clinical practice preferences for glaucoma surgery in Japan：a survey of Japan Glaucoma Society specialists．Jpn J Ophthalmol, 2020；64(4)：385-91．

7章 網膜硝子体手術

1 抗VEGF薬硝子体内注射

今永直也，古泉英貴

1 手術の概要

　黄斑疾患に対する抗血管内皮増殖因子（vascular endothelial growth factor：VEGF）薬硝子体内注射は，2008年にペガプタニブナトリウムの販売が日本で開始され，ラニビズマブ，アフリベルセプト，ブロルシズマブなど様々な薬剤が登場した．適応疾患においても加齢黄斑変性に始まり，病的近視における脈絡膜新生血管，網膜静脈閉塞症に伴う黄斑浮腫，糖尿病黄斑浮腫，血管新生緑内障，未熟児網膜症と格段に広がりを見せており（**表1**），抗VEGF薬硝子体内注射の件数は飛躍的に増加している．これらの薬剤により，治療による視力予後は劇的に改善し，現在では多くの疾患において第一選択となっている．一方で，抗VEGF薬硝子体内注射は硝子体腔に薬剤を注入する手技の性質上，感染性眼内炎や水晶体損傷，網膜損傷などの重大な合併症を生じる危険性があり，手技前の十分なインフォームドコンセントと安全な手技の獲得が不可欠である[1]．本項では抗VEGF薬硝子体内注射における手技について述べる．

表1 各薬剤の適応疾患一覧（2023年12月時点）

ラニビズマブ	アフリベルセプト	ブロルシズマブ	ファリシマブ	ラニビズマブBS
中心窩下脈絡膜新生血管を伴う加齢黄斑変性症 網膜静脈閉塞症に伴う黄斑浮腫 病的近視における脈絡膜新生血管 糖尿病黄斑浮腫 未熟児網膜症（バイアル製剤のみ）	中心窩下脈絡膜新生血管を伴う加齢黄斑変性症 網膜静脈閉塞症に伴う黄斑浮腫 病的近視における脈絡膜新生血管 糖尿病黄斑浮腫 血管新生緑内障 未熟児網膜症（バイアル製剤のみ）	中心窩下脈絡膜新生血管を伴う加齢黄斑変性症 糖尿病黄斑浮腫	中心窩下脈絡膜新生血管を伴う加齢黄斑変性症 糖尿病黄斑浮腫 網膜静脈閉塞症に伴う黄斑浮腫	中心窩下脈絡膜新生血管を伴う加齢黄斑変性症 網膜静脈閉塞症に伴う黄斑浮腫 病的近視における脈絡膜新生血管 糖尿病黄斑浮腫

2 手術に必要な器具・準備

硝子体内注射に必要な器具・準備は以下である（図1）。
- 皮膚消毒用：ヨウ素系消毒液（綿球）
- 眼瞼消毒用：0.25〜0.5%に希釈したヨウ素系消毒用洗浄液（20mLシリンジ）
- 穴あきドレープ　・開瞼器　・キャリパー　・鑷子
- 1mLシリンジ（薬剤吸引用）あるいは硝子体内注射用キット
- 30G注射針　・綿棒　・滅菌ガーゼ

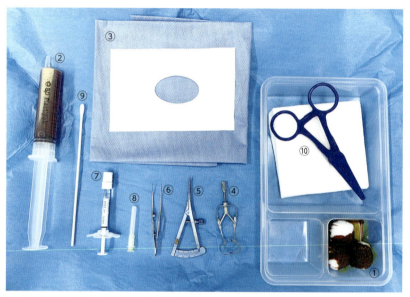

図1 ▶ 硝子体内注射に必要な器具

当院で使用している硝子体内注射に用いる器具を示す。
①皮膚消毒用：ヨウ素系消毒液（綿球），②眼瞼消毒用：0.25〜0.5%に希釈したヨウ素系消毒用洗浄液（20mLシリンジ），③穴あきドレープ，④開瞼器，⑤キャリパー，⑥鑷子，⑦1mLシリンジ（薬剤吸引用）あるいは硝子体内注射用キット，⑧30G注射針，⑨綿棒，⑩滅菌ガーゼ

3 手術方法（動画1）

動画1

1) 投与眼（左右）と投与する薬剤の確認を行う。手技前に十分な散瞳が得られていることを確認し，局所麻酔薬を点眼する。
2) 眼周囲の皮膚，眼瞼縁，睫毛にヨウ素系消毒液を塗布する。ヨウ素系消毒液の塗布は眼を中心に同心円状に円を描き，周辺に拡大していく。3回塗布を行うが，初回はできるだけ広範囲に洗浄を行い，徐々に狭い範囲を洗浄する（図2）。

3) 結膜囊内を希釈したヨウ素系消毒用洗浄液で洗浄する。消毒後，余分な消毒液を滅菌ガーゼでぬぐい取り乾燥させる。
4) 穴あきドレープで顔面を被覆し，開瞼器を掛ける（図3）。
5) 再度，結膜囊内を希釈したヨウ素系消毒用洗浄液で洗浄する。乾燥を待っている間に1mLシリンジで抗VEGF薬を吸引し，30G針を装着する。成人の投与量である0.05mLに目盛りを合わせる。硝子体内注射キットであれば既定のラインまで内筒を進めセッティングを行う。
6) 顕微鏡下で，キャリパーを用いて角膜輪部から3.5〜4.0mm周辺部の強膜部位を測定する（図4）。鑷子で結膜を把持固定し，同部位から眼球中央に向けて注射針を穿刺する（図5）。水平直筋損傷を防ぐため，耳上側，鼻上側で行う。注射針

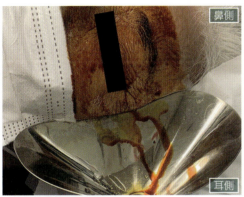

図2 ▶ ヨウ素系消毒液による皮膚滅菌
口腔内常在菌による汚染を防ぐため，患者にマスクを装用させる。可能な限り広範囲にヨウ素系消毒液を塗布する。

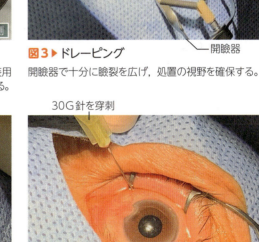

図3 ▶ ドレーピング
開瞼器で十分に瞼裂を広げ，処置の視野を確保する。

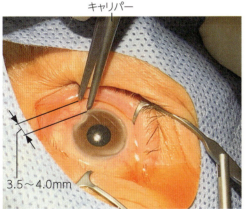

図4 ▶ 穿刺部位の確認
キャリパーを用いて角膜輪部から3.5〜4.0mm後方を測定し，穿刺部位を決定する。

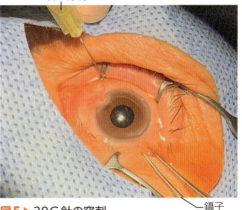

図5 ▶ 30G針の穿刺
鑷子で結膜を把持固定し，眼球を制御する。水晶体を損傷しないように，眼球中央に向けて注射針を穿刺する。30G針をすべて挿入すると対側の網膜損傷を起こす可能性があるため，強膜を穿破したら必要以上に針先を進めてはならない。眼圧上昇を避けるため，薬液は緩徐に注入する。

は睫毛に接触しないよう注意し，水晶体損傷を起こさないように水平に穿刺しないことを心がける。また，対側の網膜に接触しないように穿刺の深度に注意する。

7) 薬液を硝子体腔に緩徐に注入する。急速な注入は持続的な眼圧上昇の原因となる。慣れないうちは右手でシリンジを固定し，左手で薬液の注入を行うと安全である。

8) 注射針を抜針する。薬液や液化硝子体の逆流を防ぐため，穿刺部位を数秒間滅菌綿棒にて圧迫する（図6）。2回目以降の投与時は前回注射部部位を避けて穿刺を行う。

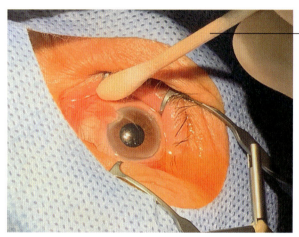

図6 ▶ 穿刺部位の圧迫
薬液や硝子体液の逆流を防ぐため，滅菌綿棒にて圧迫する。綿棒がなければ穿刺部位を鑷子で保持してもよい。

動画2

9) 患者の視力を確認する。指数弁がない場合は，高眼圧による眼血流途絶の可能性が高く，直ちに前房穿刺を行い，眼圧を十分に下降させる（動画2）。極端な視力低下がない場合は，そのまま眼底診察を行い硝子体出血や網膜剥離，網膜血流障害などの合併症がないか確認する。稀に硝子体腔に空気が迷入することがあるが，数日で消失するため問題ない。

10) 眼底所見が問題なければ開瞼器を外し，手技を終了する。術後早期の疼痛の訴えは，消毒による角膜上皮障害の可能性があり，診察の上，必要ならヒアルロン酸ナトリウム点眼液や眼軟膏等を処方する。結膜下出血や結膜浮腫は手技に伴う一過性のものであり，特に治療は要さないことを説明する。感染リスクの高くない通常の患者に対しては，術前術後の抗菌薬点眼処方は不要である。むしろ，耐性菌の問題から抗菌薬は使用しないことが推奨されている。

硝子体内注射ガイドを用いた手技（動画3）

現在，複数の会社から硝子体内注射ガイドが発売されている。硝子体内注射ガイドは顕微鏡下での操作が不要であり，専攻医でも比較的短期間で手技の習熟が得られ，有用なツールと考えられる。当院における抗VEGF薬硝子体内注射はほぼすべて硝子体内注射ガイドを使用しており，総件数は15,000件を超えているが，水晶体，網膜損傷の合併はない（図7）。

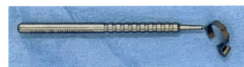

硝子体内注射ガイド
眼球固定リングと注射ガイドで構成される。刺入部の位置計測が不要で，針の角度と深度が一定に保たれる構造となっている。

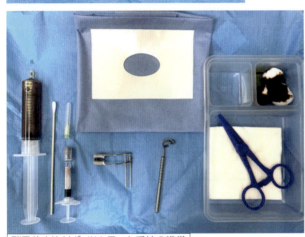

硝子体内注射ガイドを用いた手技の準備
キャリパーや鑷子は不要で，顕微鏡下操作も必要ない。

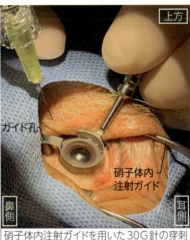

硝子体内注射ガイドを用いた30G針の穿刺
左手で角膜輪部にしっかりと押し当て注射ガイドを固定する。ガイド孔に沿って30G針を刺入し，右手で薬液を注入する。

図7 ▶ 硝子体内注射ガイドを用いた抗VEGF薬硝子体内注射

未熟児における抗VEGF薬硝子体内注射（動画4）

未熟児網膜症における硝子体内注射は，投与量が0.01～0.02 mLである点，穿刺部位が角膜輪部から1.0～1.5mm周辺部である点が成人と異なる[2]。また，眼球に比して相対的に水晶体が大きく，穿刺は下方に向けて行い，薬液注入も目視できない状態での投与となる。瞼裂が狭いため術野の確保も難しく，未熟児への投与は成人において十分な経験を積んだ上で，上級医の指導のもとで行うほうが望ましい（図8）。

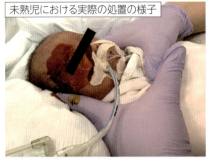
未熟児における実際の処置の様子

写真では全身麻酔，気管内挿管を行っている。患児を固定してもらい，成人と同様に消毒を行う。

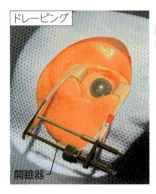
ドレーピング

ドレーピングも成人と同様であるが，開瞼器は小児用を用いる。

開瞼器

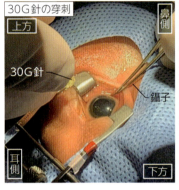
30G針の穿刺
上方／鼻側／耳側／下方
30G針
鑷子

鑷子を用いて眼球を制御し，角膜輪部から1.0〜1.5mm周辺部の強膜から注射針の刺入を行う。成人と異なり眼球中央に向けると水晶体損傷の可能性が高く，眼球中央ではなく下方に向けて刺入する。また，眼軸が短いため過度の穿刺は網膜損傷の可能性があり，穿刺が深くなりすぎないように注意する。

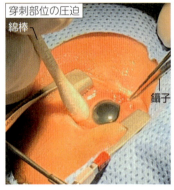
穿刺部位の圧迫
綿棒
鑷子

滅菌綿棒にて圧迫する。穿刺部の術野が確保できなければ無理に行わない。硝子体内注射直後に眼圧上昇による角膜浮腫が生じることがあるが，眼圧の上昇は一過性のため，前房穿刺は行わなくてよい。眼圧の上昇と角膜浮腫は短時間で回復する。

図8 ▶ 未熟児網膜症における硝子体内注射

4 手術後について

　特に重篤な術後合併症は感染性眼内炎であり，術後数日〜数週間は眼痛，充血の悪化，霧視，視力低下などの症状に注意する必要がある。また，一部の抗VEGF薬において，硝子体内注射後の眼内炎症，網膜血管炎および網膜血管閉塞の報告があり[3]，早急に対応すべき合併症である。眼内炎に対する治療の遅れは不可逆的な視機能障害をきたす可能性が高く，症状出現時は早急に眼科医の診察を受けるように説明する。

文献

1) 小椋祐一郎，他：黄斑疾患に対する硝子体内注射ガイドライン．日眼会誌，2016；120(2)：87-90．
2) 寺﨑浩子，他：未熟児網膜症眼科管理対策委員会：未熟児網膜症に対する抗VEGF療法の手引き（第2版）．日眼会誌，2023；127：570-8．
3) Dugel PU, et al：HAWK and HARRIER：Phase 3, multicenter, randomized, double-masked trials of brolucizumab for neovascular age-related macular degeneration． Ophthalmology，2020；127(1)：72-84．

網膜裂孔に対する網膜光凝固術

安川 力

1 手術の概要

　　40歳代以降に多い後部硝子体剝離に伴う網膜裂孔は，網膜剝離に進展する可能性が高いため網膜光凝固を行う．凝固斑が2週間ほどで瘢痕化する間に網膜剝離に進展すると，剝離した部位の凝固斑が網膜円孔となる場合があるため，過凝固は控える．原則的に，網膜剝離を周囲に認める場合は網膜剝離手術の適応となる．一方，網膜格子状変性内の萎縮円孔に伴う網膜剝離は10歳代後半〜30歳代にかけて発生しやすい．網膜萎縮円孔に関しては放置しても網膜剝離進展率に差がないとされるが，萎縮円孔による網膜剝離症例の約3割が両眼性であるので，網膜剝離眼の僚眼の萎縮円孔に関しては予防的に網膜光凝固を行う．

2 手術に必要な器具・準備

　　レーザー波長は，瘢痕形成（癒着）目的であるため，短波長寄り〔ブルーグリーン（532nm）またはイエロー（561〜577nm）〕を選択する．コンタクトレンズは倍率によって凝固斑のサイズが変わることを念頭に置く（**図1**，**表1**）．患者容態変化に備え，医療スタッフを患者背後につける．

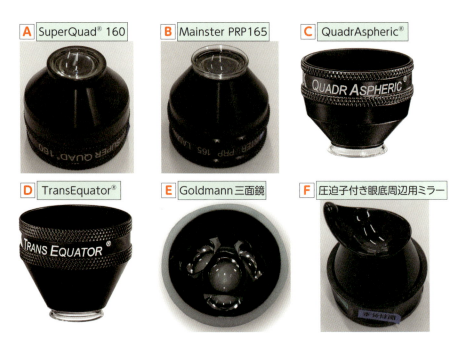

図1 ▶ 周辺網膜光凝固用コンタクトレンズの例　　（図CとDはアールイーメディカル社より提供）

表1 ▶ 網膜裂孔への網膜光凝固用コンタクトレンズの例

商品名	製造元	像倍率	レーザースポット倍率	見え方
SuperQuad® 160	Volk	0.5×	2.0×	倒像
Mainster PRP165	Ocular	0.51×	1.97×	倒像
QuadrAspheric®	Volk	0.51×	1.97×	倒像
TransEquator®	Volk	0.7×	1.44×	倒像
Goldmann三面鏡	各社	1.0×	1.0×	鏡像
圧迫子付き眼底周辺用ミラー	各社	1.0×	1.0×	鏡像

3 手術方法

レーザー前の準備（図2，動画1）

動画1

　患者の散瞳状態が問題ないか確認し，適宜，散瞳薬［トロピカミド・フェニレフリン（ミドリン®P）］を追加点眼しておく。細隙灯顕微鏡の電源を入れ光源切れがないか確認する。レーザー機器の電源を入れる。レーザーの照射条件を設定する（ブルーグリーンまたはイエロー，200μm，140〜200mW，0.2sec程度）。厳密にはパターンスキャンレーザーなどの高エネルギー短時間

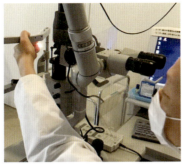
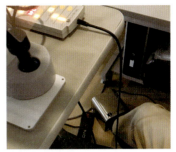

レーザー機器電源を入れる。

細隙灯顕微鏡の電源を入れる（光源切れがないか確認）。

レーザー照射フットペダルの位置を（医師と患者にとって無理のない姿勢に）調整

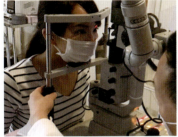
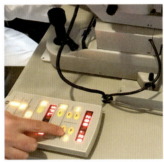
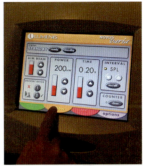

患者を着席させ，医師と患者に無理がない姿勢で，患者の顎と額が無理なく台に置けるように細隙灯顕微鏡と椅子の高さを調整

レーザー照射条件の設定（照射の「ready」はレーザー開始直前に行う）

レーザー機器本体の設定表示盤

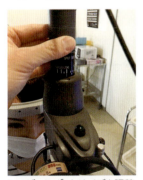
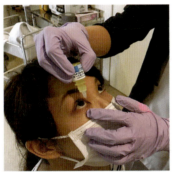
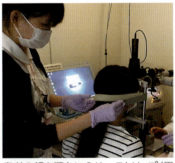

レーザースポットサイズを調整

術眼（または両眼）に表面麻酔薬点眼

患者の顔を顎台にのせ，ストリップ（固定バンド）で固定

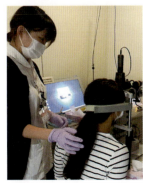
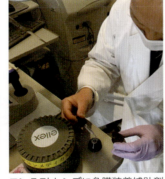
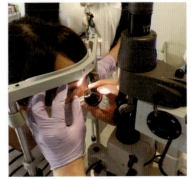

介助スタッフは患者の容態変化に備える。

コンタクトレンズに角膜装着補助剤（スコピゾル®）を塗布

コンタクトレンズを装着し，網膜光凝固を開始

図2 ▶ 網膜光凝固前の準備（患者の同意を得て掲載）

(0.05sec以下)照射の設定は，癒着を得るという点では適していない。医師が楽な姿勢でレーザーができるように，レーザー照射のフットペダルをスムーズに押せるように術者の椅子の高さとフットペダルの位置を調整し，細隙灯顕微鏡と患者の椅子の高さも調整し，必要であればコンタクトレンズを把持する腕の肘置きを設置する。表面麻酔薬［オキシブプロカイン（ベノキシール®）点眼液］を治療眼または両眼に点眼後，患者の顔を細隙灯顕微鏡の顎台にのせてもらいストリップ（固定バンド）で頭を固定する。コンタクトレンズに角膜装着補助剤（スコピゾル®）を塗布し（補助剤不要なレンズも塗布するほうが見えやすい），患者の治療眼に装着する。レンズがうまく装着できなかったり，補助剤が足りずレンズと角膜の間の気泡が抜けなかったりした場合には，患者の眼周囲やコンタクトレンズ側面に付着した補助剤が滑り，再装着もうまくいかないことがあるので再装着前にきれいにぬぐい取る。

レーザー照射（図3，動画2）

動画2

スリット光で眼底を観察し，網膜裂孔の位置を確認する。細隙灯顕微鏡の倍率，スリット光の入射角度，幅，光量と，レーザーのエイミングビームの光量を裂孔が観察しやすいように調節する。網膜裂孔の周囲に凝固斑通りの隙間を0.5～1スポットあけて，2～3列，網膜光凝固を遂行する。特に裂孔弁の根部に牽引が掛かっているので，薄く網膜剥離のある部分の外周を確実に囲むように凝固する。周辺が鋸状縁まで薄く剥離している場合は，U字型に鋸状縁まで凝固できればそれでもよい。最周辺部の凝固は眼を少し網膜裂孔のある方向に動かしてもらうとよい。極端に動かすとむしろ見えにくかったり，レンズと角膜の隙間に気泡が入ったりすることがある。

出血のため照射エネルギーを上げても凝固斑が出ない場合は，スポットサイズを150μmなどに小さくすることや，レーザーの波長を赤にすることなどにより，凝固斑が出るようになる場合がある。それでも凝固斑が出ない，もしくは周辺部を物理的に確実に囲めないようであれば，無理に凝固せず，手術に方針を切り替える。

凝固後間もなく剥離が拡大した場合，強い凝固斑は網膜円孔となる場合があり，後極寄りの新裂孔形成は強膜バックリング手術（強膜内陥術）を難しくするため，過凝固にならないようにする。格子状変性に伴う網膜萎縮円孔に対しては，円孔周囲の凝固は1列程度とし，格子状変性の周囲を2～3列凝固する。一見確認できる格子状変性より変性部分が広い場合があり，その部分への光凝固斑は円孔化や裂孔形成の原因となる可能性があるので，格子状変性の範囲は注意深く観察し，周囲を確実に囲むように凝固する。

網膜弁状裂孔

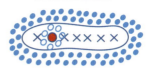
網膜萎縮円孔

裂孔弁の根部の横幅を直径とする円内（矢頭）は薄く剝離していたり，光凝固後に剝離してきたりしやすいので過凝固は避け（白抜き円），その周囲に2〜3重の凝固（青丸）を行う。

格子状変性の辺縁をよく観察して確実にその周囲に2〜3列光凝固を施す。円孔周囲への光凝固（白抜き円）は過凝固を避ける。

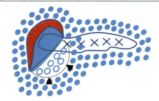
網膜格子状変性に発生した網膜裂孔

網膜裂孔弁の根部（矢頭）は過凝固を避け（白抜き円），その周囲に網膜裂孔と格子状変性それぞれを囲むように網膜光凝固を行う。

裂孔弁が収縮した網膜裂孔

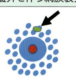
遊離弁を伴う網膜裂孔

裂孔弁が収縮している所見（矢印）は陳旧性を示唆するため，周囲に網膜剝離を少し伴っていても網膜光凝固で対応できる可能性がある。過凝固は避ける。

裂孔弁が遊離（矢印）している場合，網膜牽引は減弱しているため，周囲に網膜剝離を少し伴っていても網膜光凝固で対応できる可能性がある。過凝固は避ける。

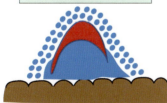
鋸状縁まで裂けた網膜裂孔

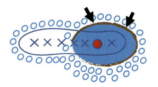
周囲に色素沈着（矢印）がある萎縮円孔に伴う限局性の網膜剝離

大きな裂孔でも網膜牽引は減弱しているため，U字に鋸状縁まで網膜光凝固で囲めることで網膜剝離の進展が予防できる場合がある。過凝固は避ける。

陳旧性を示唆するため，経過観察，もしくは予防的に剝離周囲と格子状変性周囲に網膜光凝固を行う。過凝固は避ける。

図3 ▶ 網膜裂孔凝固例

4 手術後について

　　　　　　レンズを外し，眼周囲を清拭する。容態変化がないか確認し終了となる。牽引が強そうな網膜裂孔の場合，1週間後に眼底を確認しておくほうがよい。レーザー直後に白色であった凝固斑は癒着し始めて4日間程度で目立たなくなり，瘢痕化に伴い茶褐色を呈してくる。1週目にレーザー部位を越えて剝離が進展してきた場合，早急に手術を行って網膜復位が得られれば，光凝固後2週以内では癒着の余地があるが，復位しないままの過凝固斑や変性内の凝固斑は網膜円孔化しやすいため，その周囲を新たに凝固する必要が出てくる。

参考文献

- Sasaki K, et al：Risk of retinal detachment in patients with lattice degeneration. Jpn J Ophthalmol, 1998；42(4)：308-13.
- Sakamoto T, et al：Japan-Retinal Detachment Registry Report I：preoperative findings in eyes with primary retinal detachment. Jpn J Ophthalmol, 2020；64(1)：1-12.
- Gonzales CR, et al：The fellow eye of patients with phakic rhegmatogenous retinal detachment from atrophic holes of lattice degeneration without posterior vitreous detachment. Br J Ophthalmol, 2004；88(11)：1400-2.

3 汎網膜光凝固術

新田啓介, 秋山英雄

1 手術の概要

　汎網膜光凝固術は, 網膜中心静脈閉塞症, 増殖糖尿病網膜症, 眼虚血症候群など, 網膜に広範な虚血をきたす疾患に対して行われる. これらの疾患では虚血が原因で無灌流領域となった網膜から血管内皮細胞増殖因子(VEGF)が産生され, 新生血管による硝子体出血や血管新生緑内障につながる. レーザー光は網膜色素上皮細胞(RPE)のメラノソームで吸収され, RPEとRPEに隣接する視細胞の光凝固につながる. 視細胞は酸素消費の多い細胞であり, 汎網膜光凝固により, 網膜外層の酸素消費量が減少するとともに, 凝固された視細胞の部位が有窓化し, 脈絡膜から網膜内層への酸素拡散が起こる. さらに虚血状態の網膜から産生されていたVEGFも減少する. 汎網膜光凝固はこれらの作用により治療効果をもたらす.

2 手術に必要な器具・準備

レーザー機器

　レーザーの波長は黄色(577nm)を主に用いることが多い. 赤色(647, 659nm)は, 白内障や硝子体出血などで黄色波長では凝固斑がつかない場合に用いるが, そのような場合には凝固パワーも強くする必要があるため, 過凝固に注意が必要である. 過凝固を起こすと, 網膜神経線維層を含む網膜全層の萎縮につながる.

レンズ

広範囲を観察できるレンズを準備する．筆者の施設ではSuperQuad®160やTransEquator®（いずれもVolk社）を使用している（図1）．

麻酔

基本的には点眼麻酔で行うが，痛み刺激に対して弱い患者にはキシロカイン®による球後麻酔を使用することも時折ある．

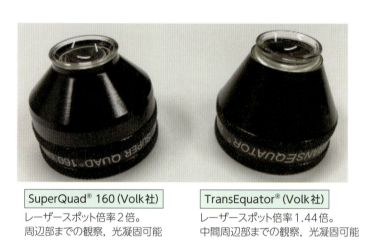

SuperQuad® 160（Volk社）
レーザースポット倍率2倍．
周辺部までの観察，光凝固可能

TransEquator®（Volk社）
レーザースポット倍率1.44倍．
中間周辺部までの観察，光凝固可能

図1 ▶ 汎網膜光凝固術で使用するレンズ

3 手術方法 (動画)

動画

汎網膜光凝固はある程度時間がかかるため，椅子，機械台，顎台の高さの調整をしっかり行い，患者ができるだけストレスなく頭部を固定していられる位置を決める．また，疼痛も出ることから頭位のズレも起こりやすいため，レーザー機器にヘッドバンドが付いている場合にはバンドで頭部の固定も行う．

次に患者の眼にレンズをのせる．この際に患者の視界にレンズが入ると恐怖心を煽り，閉瞼によりレンズがのせづらいことがあるため，筆者らは患者に下方視をしてもらい，やや上方からレンズをのせるようにしている．レンズをのせた後にゆっくりと正面視に戻してもらい，細隙灯顕微鏡の拡大率やスリット幅を調整して，眼底を見やすい環境をつくる．筆者は，視野は弱拡大でスリット幅はやや幅をもたせて，照射部以外も視野に入るようにしている．これにより，常に自分が光凝固している部位を認識できるようにして，黄斑部や視神経乳頭といった部位への誤射のリスクを減らしている．

光凝固を開始する前に，まず黄斑部・視神経乳頭の位置関係を確認して，今回照射する予定の部位を確認する．汎網膜光凝固は3〜4回にわけて行い，通常は鼻側→下方→上方の順に行っている．しかし，新生血管が破綻して硝子体出血が起こりそうな状態，もしくは既に起こっている場合には，硝子体出血により視認性が悪化する前に，まず下方の網膜から光凝固を開始する．

　アーケード血管や視神経乳頭を基準に，そこから1〜2スポット離れた辺りを後極側の限界として，そこよりも周辺部に光凝固を行っていく．慣れないうちは，最初にこの後極側の限界部位にライン状に光凝固を行ってメルクマールとし，後極へ誤射しないようにするとよい．

　設定については以下にまとめるが，光凝固は低出力から始めていき，灰白色の凝固斑が出るパワーで行う．過凝固に注意する（図2，3）．

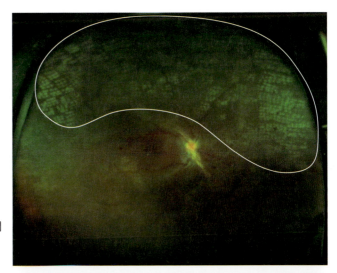

図2▶ 網膜光凝固を行って間もない時期の凝固斑
明るい白色のスポットとなる．

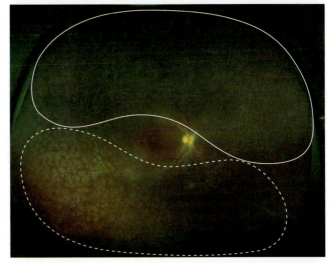

図3▶ 凝固斑の色調変化
時間経過とともに凝固斑の色調は茶色へ変化していく（白線囲み）．この症例は硝子体手術も行い，手術中に密に光凝固を追加した（白点線囲み）．

通常凝固の場合

　凝固斑のサイズは網膜面で200〜500μm，凝固時間は0.1〜0.3秒，凝固パワーは100〜250mW程度，凝固斑は時間が経つと拡大するため凝固斑同士の間隔は1〜2凝固斑あけるようにする。1回に行う凝固数は300〜500程度である。

パターンスキャンレーザー（高出力・短時間照射）の場合

　凝固斑のサイズは設定画面で200〜280μm，凝固時間0.02秒，凝固パワー300〜400mW程度，凝固斑は時間が経っても拡大しづらいので，凝固斑同士は0.5凝固斑の間隔をあけるようにする。1回に行う凝固数は1,000程度である。
　中間周辺部ではパターンスキャンレーザーによる複数スポットの短時間照射を使用することで，時間の短縮と患者の疼痛軽減を図ることができる。

4 後療法

　光凝固では周辺網膜を破壊するため，視野が暗くなり，見え方の悪化を自覚する可能性があり，あらかじめ患者に説明しておく。
　汎網膜光凝固は通常3〜4回にわけて，2週程度の間隔をあけて行う。両眼に行う場合は，当院では1週ごとに交互に行う。
　光凝固の影響で黄斑浮腫が出現することがあるため，汎網膜光凝固の治療経過中には，見え方の問診，視力検査，眼底検査，光干渉断層法（OCT）検査を行うことが重要である。

4 裂孔原性網膜剥離に対する硝子体手術

松井良諭

1 手術の概要

　網膜剥離治療の原則はすべての裂孔の閉鎖であると今から100年ほど前にJules Goninが報告している．さらに，裂孔があっても同時に硝子体による牽引がなければ網膜剥離は発症しない．硝子体切除により硝子体網膜牽引を除去するというのは，発症原因の根本を除去するという意味できわめて合理的である．

　国内の網膜剥離患者の多くは50～69歳で，その原因の多くは後部硝子体剥離（posterior vitreous detachment：PVD）に伴う裂孔原性網膜剥離である[1]．PVDが完成した後，眼球運動などにより硝子体ゲルが動けば，癒着が残る硝子体基底部の後極縁やこれより後極部で網膜硝子体接着が強固な部位である網膜格子状変性辺縁へ牽引力がかかり，これが原因となり網膜裂孔が形成される．網膜裂孔の周辺側に接着する硝子体の牽引により網膜裂孔周辺側が立ち上がって裂孔が開放し，液化硝子体が網膜裂孔から網膜下に侵入し，網膜剥離が発生し進行する（図1）．

　裂孔原性網膜剥離に対する硝子体手術の適応は，理論的には硝子体牽引が強く，硝子体ゲルの液化により硝子体のタンポナーデ効果が期待できない症例となる[2]．ほかにも硝子体手術が適応されることが一般的な症例としては，以下が挙げられる．

- 眼内レンズ挿入眼周辺部の小さい裂孔によると思われる，術前の裂孔不明例
- 外傷やアトピー性皮膚炎患者にみられる鋸状縁断裂
- 毛様体裂孔による網膜剥離
- 巨大裂孔網膜剥離

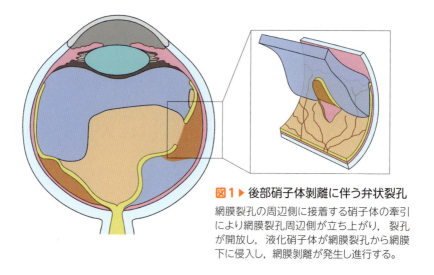

図1 ▶ 後部硝子体剝離に伴う弁状裂孔
網膜裂孔の周辺側に接着する硝子体の牽引により網膜裂孔周辺側が立ち上がり，裂孔が開放し，液化硝子体が網膜裂孔から網膜下に侵入し，網膜剝離が発生し進行する。

- 中間透光体の混濁例
- 高度な固定皺襞や可動性を失った網膜を伴う増殖硝子体網膜症

本項では，PVDに伴う弁状裂孔による胞状網膜剝離に対して，シャンデリア照明と非接触型に広角観察システムを用いた極小切開硝子体手術（micro-incision vitrectomy surgery：MIVS）について解説する。

2 術前評価

　網膜裂孔への硝子体牽引の強さ，硝子体液化の度合い，および裂孔の位置や大きさが網膜剝離の進行速度に関与する。裂孔原性網膜剝離の手術成績を向上させ，手術方法および手術戦略を考える上で，術前の眼底検査が必要である。確実に裂孔を検出するだけでなく，裂孔位置の確認，裂孔の原因となった変性巣の同定，硝子体牽引の評価，眼内増殖変化の有無やその程度，硝子体ゲルの性状として硝子体の液化を観察する。倒像鏡を用いた眼底検査で得た情報を，前置レンズを用いた細隙灯顕微鏡検査によって確認することで情報の粒度を上げることができる。PVDの有無，裂孔部位の硝子体牽引の状態，硝子体変性の程度，tobacco dustの有無を把握できる。

硝子体液化

　硝子体の液化・変性所見として，ベール状の硝子体膜や硝子体索状物は液化変性の所見である。Weiss ringは，後部硝子体膜が視神経乳頭辺縁に癒着していた部分の肥厚組織で，これはPVDが起こっていることを示す所見である。

硝子体牽引

　　硝子体基底部後極縁には硝子体牽引が強くかかるため馬蹄形の網膜裂孔が生じやすい。裂孔周辺部側の網膜弁は、硝子体基底部後極縁の硝子体皮質に接着している。硝子体基底部の前極縁が鋸状縁から水晶体側に位置し前部硝子体を形成し、硝子体基底部の後極縁は鋸状縁から2~3mm後極側に位置している。

　　網膜格子状変性は赤道部病変の中で最も一般的な病変で、赤道部付近の円周方向に楕円形~帯状の境界明瞭な病変で、硝子体との接着が強固でPVD進行の際、網膜格子状変性巣への硝子体牽引により網膜裂孔が生じるリスクを伴っている。網膜格子状変性巣では内境界膜を欠損しており、同部位上の硝子体は液化腔を形成している。網膜格子状変性巣に接着している後部硝子体皮質は厚い膜様となる (図2)。網膜格子状変性巣内の網膜は神経細胞が脱落して菲薄化しており、萎縮円孔が生じる。また、PVDに伴い網膜格子状変性の円周方向縁や網膜格子状変性の後極縁に硝子体牽引が強くかかり馬蹄形裂孔が生じる。

網膜剥離の進行速度

　　超広角眼底鏡装置は網膜剥離の範囲や裂孔の位置、さらには自発蛍光写真により剥離範囲を明瞭に描出でき、情報の共有が容易である。また、光干渉断層法 (OCT) により黄斑部の剥離の有無、中心窩の網膜外層の状態、後極のPVDの状態も評価可能である。

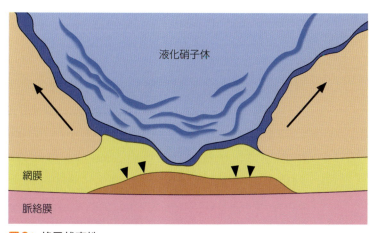

図2 ▶ 格子状変性
網膜格子状変性巣では内境界膜を欠損しており、同部位上の硝子体は未剥離で高度に液化している。網膜格子状変性巣に接着する後部硝子体皮質は厚く膜様となる。網膜格子状変性巣内の網膜は神経細胞が脱落し菲薄化しており萎縮円孔が生じうる。また、硝子体の牽引 (矢印) により網膜格子状変性下にsubclinicalな網膜剥離 (矢頭) を認めることもある。

> **よくある質問 Q&A ①**
>
> **Q**：急いで治療すべき症例の特徴を教えて下さい。
>
> **A**：裂孔原性網膜剥離においては，早期治療が推奨されます。その理由として，黄斑非剥離の状態から黄斑剥離へと移行すれば，視力回復に時間を要し不等像視や歪視などの視機能障害が生じ，quality of vision (QOV) が低下します。したがって，①自覚症状が大きい中心30°内に差し迫る剥離，②上方の弁状裂孔由来の網膜剥離，③自覚的にも進行が速い場合，④液化硝子体が多く裂孔の牽引が強く裂孔が大きい場合，⑤再剥離症例（進行がきわめて速い）などでは，緊急手術を行います。
>
> 網膜剥離により視細胞はアポトーシスやネクロプトーシスにより不可逆的な障害を受けます[3]。視細胞アポトーシス（TUNEL陽性細胞数）は網膜剥離してから徐々に始まり，動物モデルで3日目に，ヒト眼のデータでは2日目にピークに至ると報告があります[4,5]。黄斑剥離が1週間以上経過してしまった症例は既に視細胞アポトーシスのピークを過ぎ，視細胞変性が進行しているため，復位しても視力回復が乏しく予後不良と考えられます。最近の報告でも，黄斑剥離発症後3日以内の対応の妥当性を支持する報告があります[6,7]。問診において，中心が見えなくなってからどれほどの時間が経過しているのかを確認することも大切です。また，術前のOCTで黄斑部の網膜外顆粒層の障害が明らかな症例では視力の回復は困難です。

3 手術に必要な器具・準備

手術に必要な器具は以下の通りである。
- 硝子体機械：コンステレーション®ビジョンシステム（Alcon社）
- コンステレーション® 27＋トータルプラス®パック 10,000cpm（Alcon社）
- 眼内照明：Synergetics™ 27G Oshima Chandelier（コンステレーションのキセノンの光源）
- カニューラシステム：コンステレーション®のパックに内包されているトロッカー（Alcon社）（×3），ディスポクロージャーバルブ（27Gシステム用）（シャンデリア用）（Dorc社）（×1），あるいは27G米田式シールドカニューラ（シェード機能あり）
- 広角観察系：眼底観察システムResight，フロントレンズ128Dレンズ，60Dレンズ（カールツァイスメディテック社）

- 分散型粘弾性物質（OVD）
- Zdレンズ：タイプZd ゼロdメニスカスレンズ（HOYA社）
- 塚原氏強膜圧迫子
- 硝子体鑷子：Katalyst surgical, stiff DEX™ 27G maculorheix disposable forceps（M·I·S·S Ophthalmics社）
- バックチェックバルブ（ビー・ブラウンメルズンゲンAG社）
- 局所麻酔液：2％リドカイン（キシロカイン®）エピネフリン 5mL，0.5％ブピバカイン（マーカイン®）5mL
- 堀口式の経テノン球後針
- 吸引付き開瞼器
- スプリングハンドル式剪刀
- コリブリ型鑷子
- 消毒：イソジン皮膚消毒，PA・ヨード（8倍希釈）
- テガダーム™（3M社）

大切なこと 1

良好な視認性の中で手術を進行することが手術を成功に導くための必須条件です。特に硝子体手術時に非接触型の前置レンズを用いる場合，良好な視認性のために気をつけることとしてドレーピングがあります。局所麻酔薬の点眼後，イソジン®で皮膚消毒を行います。乾いたガーゼで拭き取り，テガダーム™を用いて開瞼しドレーピングします。覆布カバーは，患者の眼周囲に接着するテープの鼻側に切れ込みを1cmほど入れてから覆布を掛けると，鼻側の凹凸に最適化したドレープが容易となります。前置レンズの結露対策には吸引付き開瞼器を使用し，2cm幅にカットした覆布テープを鼻側に貼っています（図3）。また，網膜剥離への手術は緊急対応が必要なことが多く，予定手術の患者さんと比較して，手術時に患者さんが緊張されることが多い印象があります。このため，体動が多く，発汗などでドレープが外れることも多いです。術中の緊張を前投薬などで緩和してあげることも大切だと思います。

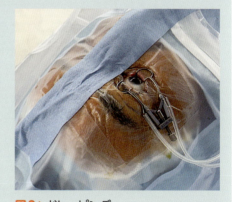

図3 ▶ ドレーピング
テガダーム™と覆布の境界で内眼角の皮膚にも接着するように，覆布テープを貼る。

4 手術方法(動画)

動画

白内障同時手術

　白内障を合併している症例では，まず白内障手術を行う．通常の白内障手術とは異なり，白内障手術から連続的に硝子体手術に移行する点，さらにはタンポナーデ物質を入れる点，この2点に留意する．硝子体手術での視認性を最大限に確保するために，白内障手術の主創口に負担をかけない操作が基本である．たとえば，眼内レンズ（IOL）挿入時には創口を十分に広くして挿入し，hydrationによる創閉鎖は避けるなどの工夫が必要である．十分な創閉鎖はトロカールカニューラの穿刺時や強膜圧迫時に生じうる，意図しない前房水や虹彩の脱出を予防できるので，hydrationによる閉鎖が必要な創口であれば縫合を勧める．

　IOL挿入のタイミングについては，後極用の非接触レンズで観察する際にIOLを先入れしないと，眼内光学系の屈折力が足りずに立体感の非常に乏しい術野となる．一方，無水晶体眼の状態のほうが得られる視野角は広い．

　術後の眼内タンポナーデ物質の影響でIOLの偏位は生じやすく，収差の増大や虹彩捕獲の原因となる．このため，連続円形切囊（CCC）のサイズは必ずレンズの光学部が完全にカバーされるように偏心なく切開する．

　IOL選択は，7mm光学径のレンズを選択すると周辺部硝子体切除時にレンズ越しのviewingでの処理が容易である．6mm光学径のレンズを選択した場合，主創口が小さいので創口の安定性は相対的に高い．また前後方向のレンズ偏位に1ピースレンズは強固であり，術後の安静度を厳守しづらい症例や仰臥位を指示する可能性がある場合には有利と考える．

　水晶体温存の場合は，麻酔とカニューラ挿入後に前房水を少量抜き，水晶体を前方移動させ，硝子体カッターやライトガイドのシャフトによる水晶体へのタッチを減らすことができる．

　IOL眼の場合は，前囊収縮が強い場合は前囊切開後にCCCで有効光学径を確保する．

麻酔

　角膜輪部から7mm程度の耳側下方の結膜およびテノン囊を切開して，球後麻酔を3～5mL程度注入する．さらに，3時と9時方向の赤道部辺りに30G針で少量の結膜下麻酔を実施する．これにより強膜圧迫の疼痛は軽減できる．

カニューラの挿入

クロージャーバルブ付きのカニューラを毛様体皺襞部と扁平部の境界の少し後極で挿入する。偽水晶体眼では角膜輪部より3.5mm，有水晶体眼では輪部より4.0mmの位置に挿入する。毛様体皺襞部は角膜輪部から2.5mm程度までの範囲に存在し，毛様体扁平部は角膜輪部から2.5～6mm程度までの範囲に存在する。毛様体扁平部の幅は鼻側で約3mm，耳側で約4mmである。水平子午線には長後毛様動脈があり，3時と9時の挿入は避ける。自己閉鎖を高めるために挿入角度は斜め約30°を目標とする。

まず，インフュージョンラインを接続するトロカールカニューラの先端が硝子体腔に出ているかを目視にて確認する。その後，灌流を開始する。特に扁平部剥離や脈絡膜剥離がある症例などでは，カニューラはなるべく垂直に挿入し，灌流開始前にストレートライトを挿入して硝子体腔にカニューラ先端が入っているか確認する。灌流を開始してから，そのほかのカニューラを挿入する。

硝子体切除

非接触型の広角観察では前置レンズをなるべく角膜に近づけることで広い視野角を得ることができる。前置レンズと角膜の接触を回避し，角膜表面の収差を低減し，角膜の乾燥を予防するために分散型OVDでウェットシェルをして，その上にタイプZd ゼロdメニスカスレンズ（Zdレンズ，HOYA社）を載せる。カッターを駆動し始めたらまず灌流液が適切に落ちているかを確認する。灌流量のパラメータが2～3cc/min程度の流量で安定があれば，インフュージョンラインを接続したトロカールカニューラの先端に硝子体が干渉せずに安定した灌流が確保できている（図4）。網膜剥離を拡大しないように灌流液の方向に注意し，インフュージョンラインをテープなどで固定する。

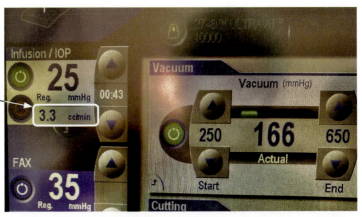

図4 ▶ 灌流量のパラメータ
カッターを駆動し始めたらまず灌流量を確認する。コンステレーション®では灌流量のパラメータは灌流圧の下に表記されている。

灌流量はこのパラメータで確認する

中心部硝子体の切り始める位置は，剥離領域から開始する．硝子体をストレートライトで照射すると，切除中の硝子体の挙動の観察が容易となる．原因裂孔にかかる牽引をある程度解除した後，原因裂孔から粘性の高い網膜下液を一塊に吸引して灌流液と置換する．この操作により，剥離網膜の丈を下げ，網膜の誤吸引のリスクを減らすことができる．また，粘性を下げることで術後の網膜下液の吸収を促進できる．

　裂孔原性網膜剥離では基本的にPVDは既に起きていることが多いが，近視眼などではPVDが不完全な症例もあり，少量のトリアムシノロンアセトニド（マキュエイド®）の散布により，残存硝子体や硝子体皮質の残存程度を可視化する．硝子体皮質が多い場合は網膜損傷を生じない程度でカッター，Finesse flex loop®（Alcon社）やバックフラッシュニードルを用いて術後の線維性増殖予防のために除去する（図5）．内境界膜（ILM）剥離を実施しないことが多いが，増殖硝子体網膜症（PVR）のリスクがある症例（多発裂孔や色素上皮の散布量が多いもの，巨大裂孔，古い剥離で一部増殖性変化がみられるもの）は，術後のパッカー予防に内境界膜剥離を併用する場合もある．これにより，術後に増殖性変化が生じた場合でも黄斑障害を最小化することができる．

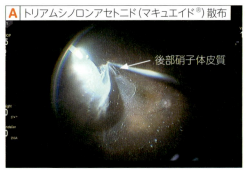

A トリアムシノロンアセトニド（マキュエイド®）散布

残存硝子体皮質を可視化し，強膜圧迫を併用して剥離網膜を安定化させる．剥離網膜上の残存硝子体皮質の癒着が弱い部位を，硝子体カッターでわずかに吸引をかけて牽引する．

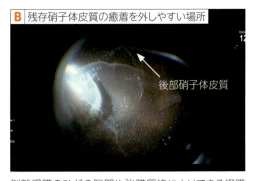

B 残存硝子体皮質の癒着を外しやすい場所

剥離網膜のひだの隙間や強膜圧迫によりできる網膜の弯曲の谷にある，硝子体皮質にカッターを引っ掛けるようにする．

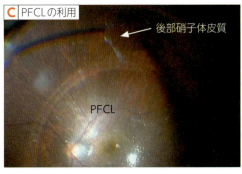

C PFCLの利用

網膜の可動性も小さく，AやBの状況と比べると硝子体カッターの吸引の細かな調整を要さず残存硝子体皮質を除去できる．

図5 ▶ 残存硝子体皮質の除去

PVDの後極側の辺縁を確認し，無理な牽引で裂孔が生じないように強膜圧迫を適宜併用して周辺部へとPVDを拡大する．非剥離部位から剥離領域へと連続的に進めていくと安全で効率的である．剥離網膜の挙動が大きい場合は無理をせず，次の操作である液体パーフルオロカーボン（PFCL）を注入してから周辺部硝子体の処理へ移行する．

液体パーフルオロカーボン注入

胞状網膜剥離がアーケード内に及ぶ症例では黄斑部の操作を終え，ある程度のPVDを拡大した後，硝子体腔にPFCLを注入すると手術の安全性を向上させることができる．PFCLの重みにより剥離網膜を安定させ，剥離網膜の硝子体皮質の剥離操作，周辺部硝子体切除，さらには網膜下液を周辺に移動させることで原因裂孔からの排液が容易となり，また，PFCL下での眼内レーザー光凝固は液空気置換後よりも視認性がよい．

入れる量は，まずは後極側の原因裂孔までである．そして，その周辺部の硝子体を切除する．十分に原因裂孔の硝子体切除が完成したら，原因裂孔から網膜下液を吸引しながらPFCLを原因裂孔の周辺縁より周辺まで追加注入する．そして，PFCL下に眼内レーザー光凝固を実施する（図6）．

PFCLを眼内に注入する際には，網膜下への迷入や注入による網膜損傷に注意する．針先を剥離網膜の領域で網膜に近づけすぎずにゆっくりと注入する．バブルの中に針先を入れて注入をすると一塊のバブルとなる．この際，硝子体カッターで灌流液を吸引しながら注入すると硝子体腔の圧が安定する．

なお，PFCLは保険償還不可であり，PFCLの注入なしでも上記の操作が可能であれば必ずしも用いる必要はない．

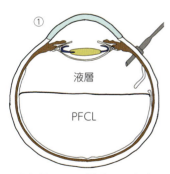
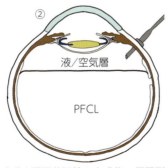
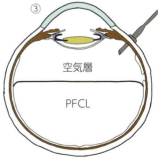

① 後極側の原因裂孔までPFCLを注入．網膜下液を吸引し，原因裂孔の周辺部の硝子体を切除する．

② 十分な硝子体切除の完成後．原因裂孔から網膜下液を吸引しながらPFCLを原因裂孔の周辺縁より周辺まで追加注入し，PFCL下に眼内レーザー光凝固し，その後，液空気置換をする．

③ 後極側の原因裂孔の後極縁までPFCLを吸引．原因裂孔から網膜下液を吸引し，PFCL上にわずかに残存する液層も吸引する．

図6 ▶ 液体パーフルオロカーボン量と作業

周辺部硝子体切除

　原因裂孔の周辺側の硝子体による牽引が網膜剥離の成因であり，この部位の周辺部硝子体切除が手術の成否をわけるポイントである．確実な硝子体切除のためには，視認性の確保と最適な強膜圧迫，さらに前述したような適切なPFCL量の調整が必要となる．

　まず，視認性の点では，シャンデリア照明のハレーションを差し込み具合や方向，またトロカールのシェードにより調節し，眼球を傾けずに操作することで広い術野を確保する．強膜圧迫は眼内の圧変動を最小化するために連続的な操作を心がける．これにより剥離網膜の挙動が安定し，さらにPFCLのバブル化・角膜浮腫・圧迫による疼痛を避けることができる．PFCLの注入により剥離網膜の挙動は小さくなるが，硝子体カッターの吸引圧は状況によりフットペダルで調整し，網膜に近づくほど低吸引圧・高カットレートを心がける．吸引圧を下げることで剥離網膜の挙動は小さくなり，網膜を誤吸引するリスクは低くなる．

　硝子体癒着が強固で後部硝子体剥離を周辺に拡大するのが難しい場合は，可能な限りshavingで処理する．非剥離網膜の裂孔，格子状変性，さらにはoral bay（鋸状縁湾）やretinal tuftsを見逃さず，それらの後極側や周辺側の硝子体も過不足なく切除する．網膜裂孔の後極側の損傷血管の断端から出血があれば，まずはカッターの先端で圧迫止血し，止血が得られなければ灌流圧を上げる．それでも止血が得られなければ，損傷血管の断端を凝固止血し，術後の硝子体出血を予防する．

　結膜嚢のスペースが狭く，特に鼻側の強膜圧迫が困難な症例も存在する．そのような症例では結膜を一部子午線方向に切開してそこから強膜圧迫子などを挿入し，直接強膜を圧迫する．

ジアテルミーによる裂孔マーキング

　液空気置換後に眼内レーザー光凝固が必要な場合は，既存の網膜裂孔と格子状変性など眼内レーザー光凝固が必要な部位にジアテルミーでマーキングを行う．空気層越しの眼底視認性はPFCLや液層に比べて低下するので，精確な眼内レーザー光凝固のために有効である．

液空気置換

　PFCLを用いている場合は，インフュージョンカニューラから空気を注入し，液層を吸引する．その後，既存の網膜裂孔の中で最も後極に位置する裂孔にバ

ックフラッシュニードルあるいは硝子体カッターを置き，PFCLを吸引後，裂孔より内部排液を行う．さらに，排液する裂孔が相対的に低い位置になるように眼球をわずかに傾け，PFCLが裂孔の後極縁に当たるように量を調整する．後極側のPFCLと周辺側の空気で網膜下液を挟み込むイメージで，吸引圧を落としながら時間をかけて網膜下液とPFCL上に液層を吸引する．PFCLを用いていない場合は，インフュージョンカニューラから空気を注入し，既存の網膜裂孔の中で最も後極に位置する裂孔からバックフラッシュニードルあるいは硝子体カッターにより内部排液を行う．排液する裂孔が相対的に低い位置になるように眼球をわずかに傾け，患者に協力してもらい眼球および頭位を調節し，原因裂孔から排液する．

　網膜下液の排液が完了した後，PFCLを完全に除去して液空気置換を完了させる．網膜剥離の後極側にわずかに網膜下液が残存しても，術翌日には網膜下液は消失するため，多くの症例において気にする必要はない．しかし，上方の胞状剥離で黄斑部の上方半分だけが剥離しているような状況では黄斑部に網膜下液による網膜皺が生じるため，排液用に意図的裂孔を作成し完全に網膜下液を排液する．意図的裂孔は網膜剥離手術の標準手技のひとつであるが，視野障害の発生，脈絡膜新生血管や増殖膜形成の起点となるリスクを考慮する．

眼内レーザー光凝固

　周辺部硝子体切除の際に検出したすべての非剥離網膜の網膜裂孔や格子状変性は，液空気置換後の眼内操作時間を短縮させるため，PFCLを原因裂孔の周辺側まで追加注入した際に剥離網膜の網膜裂孔や格子状変性とともに眼内レーザー光凝固を行う．PFCLを用いない場合は，液空気置換前に非剥離網膜の網膜裂孔や格子状変性に眼内レーザー光凝固を行う．

　液空気置換後でないと眼内レーザー光凝固ができない病変には，先ほど施したマーキングを目印にレーザーの範囲を確認し，裂孔周囲に隙間を小さく2〜3列で面状な凝固斑となるように眼内レーザー光凝固を行う．眼内レーザー光凝固を実施するまでに網膜下液を十分に除去することが望ましいが，凝固斑が出にくい場合は裂孔から網膜下液を再度吸引した後，眼内レーザー光凝固を行う．空気下で良好な視認性を得るためにシャンデリア照明の明るさ・方向・挿入する深さを最適化する．

強膜創の閉鎖

　タンポナーデ用のガスを十分な量で注入するために，強膜創の閉鎖が必要となる．空気灌流圧を20mmHg程度に下げ，カニューラに硝子体カッターなど

を挿入しながら，まずカニューラを除去し，硝子体カッターを強膜創から抜きながら斜めに作成した強膜創を上から圧迫しながら抜去し，さらに強膜を綿棒や強膜圧迫子でマッサージすると強膜創の閉鎖が得られやすい．空気の漏出を確認するには，創口にPA・ヨードや掛水をかけ，強膜創にバブルが生じる場合は空気の漏出があるので迷わず結膜上から8-0吸収糸などで縫合する．強膜創が視認しづらい場合は，綿棒などで圧迫しながらテノン嚢や結膜をずらすと結膜切開を加えずに縫合することができる（図7）．

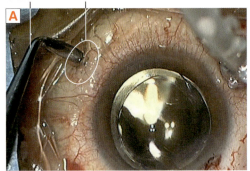
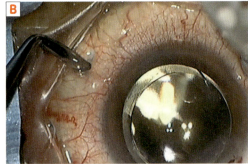
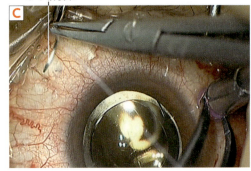
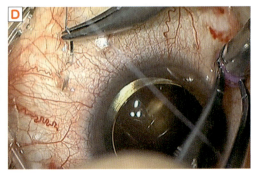

図7 ▶ 強膜創の経結膜強膜縫合
空気の漏出が結膜下にあり強膜創が視認しづらい（A）．空気の漏出を確認するには，創口にPA・ヨードや掛水をかけ，強膜創にバブルが生じる場合は空気の漏出があるので迷わず結膜上から8-0吸収糸などで縫合する．このため，綿棒や強膜圧迫子で圧迫しながらテノン嚢や結膜をずらす（B）．さらに，針で結膜を押さえて縫合位置を確認し（C），結膜切開を加えずに強膜層を縫合することができる（D）．

ガスの注入

通常の裂孔原性網膜剥離に対しては20％六フッ化硫黄（SF_6）を使用する．濃度を調整したガスをシリンジに取り，30G針で眼内に注入する．20％のSF_6を空気と置換するには様々な方法がある．一例として，50mLの20％SF_6ガスを硝子体腔に灌流し，硝子体腔の空気と全置換する方法を述べる．

まず灌流用のトロカールカニューラのみ残して，空気灌流圧を20mmHg程度にしておく。空気の流出には逆流防止弁のバックチェックバルブを用いる（**図8**）。このバルブは14.7mmHg以上で開放するようになっている。バックチェックバルブの使用は，灌流ラインの三方活栓の空いている活栓にオス-オスのコネクターを挟んで接続する。30G針を毛様体扁平部辺りに穿刺し，針先をIOL越しに確認する。ここで灌流ラインの三方活栓を回して，眼内-バルブを通行させ硝子体機械からの空気灌流を止める。この状態ですぐに20% SF_6 ガスを吹き流す。バルブから笛を鳴らすような音があれば，眼内圧が15mmHg程度で安定していることを確認できる。40mL程度吹き流したのちに，灌流ラインの三方活栓を回して，眼内-硝子体機械からの空気灌流を再び通行させる。綿棒などで穿刺部位を圧迫しながら30G針を抜去する。100%の膨張性ガスを適量注入する方法もあるが，ここで紹介した方法のほうが安定した濃度のガスを注入することができる。

　最後に灌流用のトロカールカニューラを抜去する。この場合も綿棒などで穿刺部位を圧迫しながら抜去する。この際，ガスの漏出がないか強膜創に水を垂らして確認する。

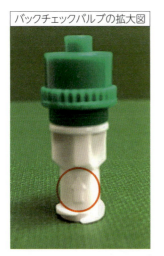

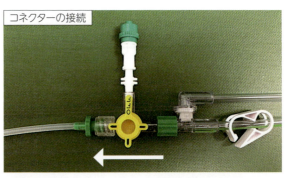

バックチェックバルブにオス-オスのコネクターを接続して，この状態で準備しておく。

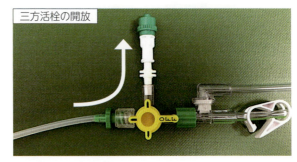

タンポナーデ用の物質を注入する際は，このように三方活栓をバックチェックバルブ側に開放することで眼内を15mmHg程度の圧にコントロールできる。

白色のところに上向きの矢印が記載されており（丸印），この方向に流れるようになっている。逆に取り付けないように注意する。

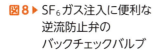

図8▶ SF_6 ガス注入に便利な逆流防止弁のバックチェックバルブ

術中合併症への対処

灌流カニューラの迷入

カニューラの先端が硝子体腔に出ていない場合，灌流液が網膜下や脈絡膜下に迷入し，網膜剥離や脈絡膜剥離が拡大する．まず，灌流を中止し，カニューラの先端を確認する．眼内照明をそのカニューラから挿入し，迷入していることを確認したら対側のカニューラより硝子体カッターの先端で鈍的に毛様体無色素上皮を剥離し，完全にカニューラの先端を露出する．大切なことは術中にトロカールの刺入の程度を確認することである．特に，剥離期間が長く扁平部剥離を合併する症例，短眼軸症例で強膜が肥厚している症例，瞼裂幅が狭い症例では，トロカールの刺入が術中に変化して浅くなりやすいので注意すべきである．

脈絡膜剥離

インフュージョンカニューラの迷入による医原性の脈絡膜剥離，あるいは網膜剥離遷延による低眼圧を伴う脈絡膜剥離がある．脈絡膜剥離によりカニューラの先端が硝子体腔に入らないと硝子体腔へ挿入する道具による毛様体への損傷が生じ，また灌流カニューラから硝子体腔へ安定した眼内灌流が得られず，さらには適切な硝子体腔容積を確保できないことで術後のタンポナーデ物質を十分量注入できないという問題が生じてしまう．この場合には，そのカニューラを少し引いてバルブを開き脈絡膜下液を排液するのがよい（図9）．硝子体腔に入っているカニューラから灌流液を流し，しばらく待てば脈絡膜剥離は消失する．

角膜上皮浮腫

角膜上皮浮腫は術中の視認性が低下する大きな原因であり，予防的な対応により発生を確実に回避できる．特に強膜圧迫時は眼圧上昇の原因となり，この操作に習熟することで発生は回避できるが習得に時間を要する（本項「よくある質問Q&A②」に強膜圧迫のコツをまとめてあるので参照してほしい）．それ以外の対応方法としては，前房水を適宜抜く，コアの硝子体切除時の灌流圧を通常よりも下げる，強膜圧迫時に硝子体カッターを用いない眼内レーザー凝固時にはさらに灌流圧を下げるなどが挙げられる．さらに，術前に通常よりも低眼圧に至っている症例では術中に角膜上皮浮腫が生じやすく，視認性が不良となりやすいので注意する必要がある．

医原性裂孔

術者の操作により意図せぬ裂孔が生じることがあり，まずは以下の3つのパターンを回避するとよい．

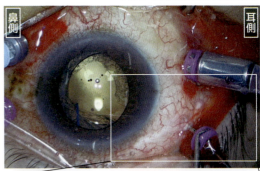

耳側のカニューラを少し抜いて
バルブを開き脈絡膜下液を排液

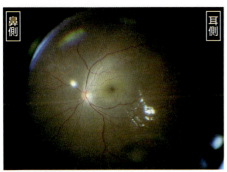

前医で破嚢し前部硝子体切除後の上方の小さい裂孔により剥離した症例。術前眼圧2mmHgで耳側に大きな脈絡膜剥離を認めた（矢印）。

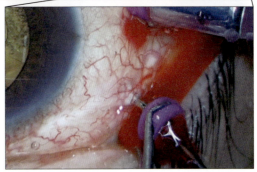

拡大図。硝子体腔に入っているカニューラから灌流液を流し，しばらく待つ。

耳側下方の脈絡膜剥離は消失

図9 ▶ 脈絡膜剥離

　1つ目は，不完全な後部硝子体剥離を周辺に拡大する際に，非剥離網膜に格子状変性や網膜硝子体界面の癒着が強い部位で医原性裂孔が生じるパターンである。この場合は広角観察システムを最大限に利用し，硝子体カッターの吸引により網膜牽引がかかる範囲を確認しながら，ゆっくりと硝子体の断端を牽引することが重要である。

　2つ目は，周辺部硝子体切除の際に，胞状剥離では網膜のフラタリングが大きく，硝子体カッターで網膜の誤吸引・誤切除で医原性裂孔が生じるパターンである。この場合は剥離網膜の可動性を抑えるための工夫として，高カットレート・低吸引圧の硝子体カッターの設定，網膜下液を排出し剥離の丈を低くすること，強膜圧迫，PFCLの使用などが挙げられる。

　3つ目は，液空気置換後に何らかの理由で灌流カニューラから再度灌流液を硝子体腔に流す場合に，流入する灌流液が直接網膜に当たり，医原性裂孔が生じるものである。この場合は灌流カニューラの先端付近にカッターを置き，灌流液を一度カッターで受けると回避できる。

　医原性裂孔はPVDと無関係な位置に生じているので，後部硝子体皮質が残存していたり，硝子体を取りにくい部位に生じたりする場合がある。このため，

通常の裂孔よりも入念に硝子体を剥離し，硝子体剥離が困難であればその周囲を含めshavingを行う。

> **大切なこと 2**
>
> 万全の準備をしても，本文に述べたように，術中合併症（灌流カニューラの迷入，脈絡膜剥離，角膜上皮浮腫，医原性裂孔など）に遭遇することはあります。それらに適宜対応することで手術の質は大きく変わります。

よくある質問 Q&A 2

Q：強膜圧迫が上手にできません。

A：網膜剥離の手術では周辺部の硝子体と網膜への処理に強膜圧迫を要します。強膜圧迫の手技に習熟していない術者を指導すると，過剰な圧迫，不連続な圧迫，さらに眼球を傾けすぎている術野での操作を見かけます。これらの操作によりカッターやレーザープローブが曲がり，眼内の圧変動を大きくし，角膜上皮浮腫が生じ視認性が低下し，安全な手術操作から乖離し，さらに，術後炎症を増大させます。それらを防ぐため，まずはカッター使用時はカッターの吸引による陰圧を利用し，強膜圧迫子は眼球に沿わせる程度の圧で適度に強膜圧迫ができることを確認して下さい。そして，圧迫操作はなるべく連続的に円周方向あるいは垂直方向に移動するように操作しましょう。また，網膜光凝固を施行する強膜圧迫では，灌流圧を少し下げると圧迫が容易になります。さらに，先輩術者の強膜圧迫時の術野を真似することも場面ごとの最適な術野を得るために重要です。

現在の硝子体システムは25Gが主流ですが，最近では27Gの硝子体システムが流通も拡大傾向にあります。27Gは器具の剛性は低いため，眼球を傾ける術野の作り方で手術をすると容易に器具が曲がり，このシャフトの曲がりは手術の効率に影響します。また，術野も狭くなります。常に眼球を動かさずに周辺を処理する意識を持って，周辺部の適切な強膜圧迫に習熟して下さい。この強膜圧迫を併用した周辺部硝子体切除は，経験と技量の差がその操作の精度に現れるもののひとつです。この手技の上達により手術操作のみならず術野の作り方も大きく改善します（奥深いですよ）。

5 手術後について

　手術直後より患者にうつむき姿勢（腹臥位・うつぶせ姿勢）をとってもらう。復位網膜のズレによる網膜皺の形成には注意が必要であり，術直後より厳重なうつむきが必要である。通常1～3日間はうつむき姿勢とし，その後は裂孔が上になるような姿勢をとってもらう。1週間程度で頭位制限を解除する。
　術後合併症について，以下に述べる。

眼圧上昇

　膨張性ガスは眼内に注入する場合は濃度調整の確認が重要である。膨張性ガスは血液中の窒素と結合することで窒素の眼内への拡散を促し，その結果，気体は膨張する。膨張したガスはその浮力でその直上にある網膜を上に押し上げ，網膜を復位させる効果を示す。ガスが最大に膨張するのはSF_6で約24時間後，C_3F_8で約72時間後であるが，膨張率は最初の6時間で最も高く眼圧上昇はガス注入直後から始まる[3]。100%のSF_6は眼内注入量の2～2.5倍，100%C_3F_8では4倍に膨張するため，膨張性ガス濃度をSF_6での使用時には20％以下，8フッ化プロパン（C_3F_8）は12％以下で濃度調整すれば，ガスによる予想外の膨張を避けることができる。また，開放隅角緑内障の要素があるような症例では，術後炎症により眼圧が上がりやすい。抗炎症の点眼と一時的な降圧治療を併用することで改善を得ることが多い。

再剝離

　①裂孔の閉鎖不全による再開通，②小裂孔の見落としと同部位への残存硝子体の牽引，③増殖性変化の発生による裂孔の再開通の3つの原因により生じる。硝子体手術後の症例は網膜再剝離は急速に拡大するため，直ちに再手術を行う。①に対しては，網膜レーザー光凝固量が適切であったか，また，タンポナーデ物質の選択と術後体位の工夫を再検討する。②に対しては，術中の周辺部切除や周辺部観察が適切であったのかを再検討する。③に対しては，前回の手術の侵襲や術後の抗炎症治療を再検討する。増殖硝子体網膜症の発生時は網膜剝離により重症化の進行が速いため，早急に対応する。

虹彩捕獲

　タンポナーデ物質によりIOLが前房へと圧迫され，眼内レンズの虹彩捕獲が生じることがある。CCCはIOL光学部を完全に覆うサイズとし，IOLの偏心

を避けることで予防できる。ガスの膨張期には散瞳後，うつむき頭位をしっかりとってもらう。改善がない場合には，ガス消失後あるいは網膜剝離治癒後に虹彩整復術を行う。

白内障

水晶体を温存した場合は術後早期のガス白内障は必発である。この場合は通常よりも厳重なうつむきを指示する。通常はガスの消失とともに改善する。稀に混濁が残存する場合は白内障手術が必要となる。

若手医師の間に必ず身につけておいて欲しいこと

裂孔原性網膜剝離に対する硝子体手術は適応を見きわめ，術前計画を立て，適切な手術操作を行えば侵襲が少なく，良好な視機能が期待できるため非常に優れた術式と言えます。その一方で，再剝離時には，残存させた硝子体膜に増殖性変化が生じていることもあり，また剝離の拡大も速く，炎症が十分落ち着かないままに再手術となり，結果的に眼への侵襲は非常に大きくなります。したがって，初回手術で確実に網膜を復位させることが第一であることを忘れてはならないと考えます。

文献

1) Sakamoto T, et al：Japan-Retinal Detachment Registry Report I：preoperative findings in eyes with primary retinal detachment. Jpn J Ophthalmol, 2020；64(1)：1-12.
2) Nishitsuka K, et al：Preoperative factors to select vitrectomy or scleral buckling for retinal detachment in microincision vitrectomy era. Graefes Arch Clin Exp Ophthalmol, 2020；258(9)：1871-80.
3) Trichonas G, et al：Receptor interacting protein kinases mediate retinal detachment-induced photoreceptor necrosis and compensate for inhibition of apoptosis. Proc Natl Acad Sci U S A, 2010；107(50)：21695-700.
4) Hisatomi T, et al：Relocalization of apoptosis-inducing factor in photoreceptor apoptosis induced by retinal detachment in vivo. Am J Pathol, 2001；158(4)：1271-8.
5) Arroyo JG, et al：Photoreceptor apoptosis in human retinal detachment. Am J Ophthalmol, 2005；139(4)：605-10.
6) Sothivannan A, et al：Impact of the time to surgery on visual outcomes for rhegmatogenous retinal detachment repair：a meta-analysis. Am J Ophthalmol, 2022；244：19-29.
7) Yorston D, et al：Factors affecting visual recovery after successful repair of macula-off retinal detachments：findings from a large prospective UK cohort study. Eye (Lond), 2021；35(5)：1431-9.

5 黄斑前膜，黄斑円孔に対する極小切開硝子体手術

塩出雄亮，森實祐基

1 黄斑前膜：疾患および手術の概要

　黄斑前膜は，黄斑部の網膜表面に膜組織を生じる疾患である。視力低下や変視症を主訴として受診し，日常診療で比較的数多く遭遇する。黄斑前膜は明らかな先行病態のない特発性黄斑前膜と，網膜裂孔，網膜剝離，網膜血管閉塞，眼内炎症などに伴ってみられる続発性黄斑前膜に分類される。

　黄斑前膜に対する有効な薬物治療は存在せず，手術によって黄斑前膜を除去することが唯一の治療である。近年，硝子体手術装置や器具の発達によって，25Gあるいは27Gの極小切開硝子体手術（micro-incision vitrectomy surgery：MIVS）が確立され，以前に比べて低侵襲かつ安全に硝子体手術が行えるようになっている。黄斑前膜はMIVSの良い適応であり，従来に比べて手術適応は拡大している。

2 検査・画像診断

　視機能を評価する検査としては視力検査，アムスラーチャート，M-charts®（イナミ社）が一般的である。アムスラーチャートは定性的に，M-charts®は定量的に変視症を評価することが可能である。

　網膜の評価には眼底検査（細隙灯顕微鏡検査，倒像鏡による眼底診察），光干渉断層計（OCT），蛍光眼底造影検査などが用いられる。黄斑前膜は，検眼鏡的には網膜面上の薄い透明～半透明の膜として観察され，網膜皺襞や網膜血管の

蛇行を伴う(図1A)。OCTは最も有用な検査法であり，網膜表面に高輝度の膜状構造物として観察される(図1B)。黄斑前膜により網膜の牽引が生じると中心窩陥凹の減弱あるいは消失，さらに牽引が生じると網膜は肥厚し，網膜外層が障害されることもある。近年のOCT機器は断層画像の面内だけでなくボリュームの立体としてOCT像の撮影が可能となった。これにより断層画像に加えてEn face画像での観察が可能になった。En face画像では黄斑前膜によって生じる網膜の皺襞を可視化することができ，黄斑前膜による網膜への牽引力を推定することが可能である[1,2]。筆者の所属する施設では黄斑前膜症例は全例で網膜の立体撮影を行い，手術適応の判断にEn face画像を活用している(図1C)。

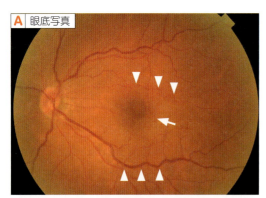

A 眼底写真

網膜血管の蛇行(矢頭)，網膜皺襞(矢印)を認める。

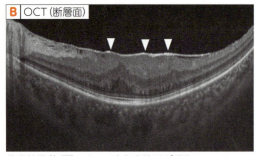

B OCT(断層面)

黄斑前膜(矢頭)によって中心窩陥凹が消失している。

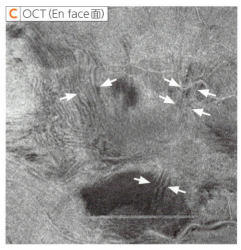

C OCT(En face面)

内境界膜で平坦化したEn face画像。網膜皺襞(矢印)の観察がしやすい。

図1▶黄斑前膜症例(67歳，女性)

よくある質問 Q&A 1

Q：黄斑前膜の手術適応の考え方はどのようにすればよいですか？

A：OCTの普及に伴い，以前に比べて黄斑前膜と診断される症例が増えてきました。しかし，黄斑前膜の症例のすべてに手術適応があるわけではありません。患者の自覚症状の程度，日常生活や仕事への影響によって手術を行うかどうかを考えます。筆者らの施設では，硝子体手術を積極的に考える目安として，矯正視力が0.7以下で変視症の自覚が強い場合としています。変視症についてはアムスラーチャートに加え，M-charts®(イナミ社)による定量評価が有用です。

3 手術に必要な器具・準備

手術に必要な器具は以下の通りである。

- 手術顕微鏡
- 白内障手術器具，縫合糸，綿棒など
- カニューラシステム（図2B）
- 眼内灌流液
- 開瞼器，各種持針器，鑷子など（図2A）
- 硝子体手術装置
- シャンデリア照明プローブ
- 広角観察システム（図2C）

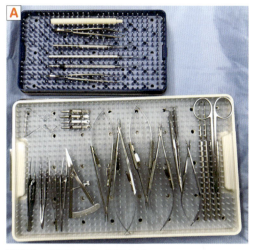

A 開瞼器，各種持針器，鑷子など

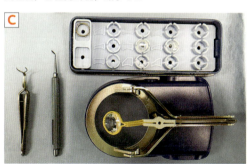

C 広角観察システム，手術用コンタクトレンズ，レンズ固定リング

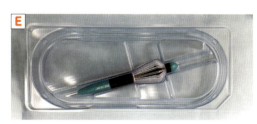

E 内境界膜鑷子

図2 ▶ 手術に必要な器具

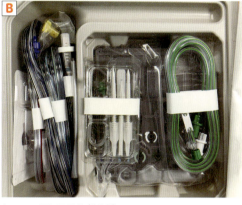

B カニューラシステム（25G）

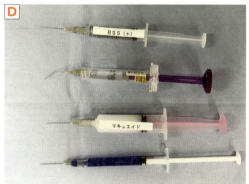

D 眼内に使用する薬剤など

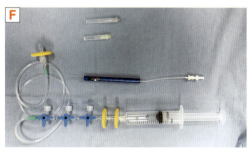

F 液空気置換，ガス注入に用いる器具

- 硝子体手術用コンタクトレンズ，レンズ固定リング（図2C）
- トリアムシノロンアセトニド懸濁液（硝子体の可視化に使用，図2D）
- ブリリアントブルーG（BBG）溶液（内境界膜の染色に使用，図2D）
- 眼内鑷子（図2E）　　・バックフラッシュニードル（図2F）
- 膨張性ガス（SF_6やC_3F_8），ミリポアフィルター（ガス注入に使用）

大切なこと 1

重要な準備

硝子体手術を行う際は術中に網膜裂孔，網膜剥離を生じることを常に念頭に置かなければなりません．本文で挙げた器具に加えて，眼内レーザー光凝固装置，液体パーフルオロカーボン，シリコーンオイルなどをすぐに使えるようにしておきましょう．

4 手術方法（動画1）

動画1

トロカール刺入

必要に応じて白内障手術を行った後，角膜輪部から3.5 mmの位置にトロカールを刺入する．刺入時は自己閉鎖を得るためにできるだけ眼球の接線方向に刺入する（図3A）．刺入したトロカールにインフュージョンカニューラを設置し，眼内に設置されたカニューラの先端が必ず硝子体腔に出ていることを確認してから灌流を開始する．残りのトロカールも同様に刺入し，シャンデリア照明を設置する（図3B）．

硝子体切除

眼球中央および，トロカール周辺の硝子体切除を行う．広角観察システムを用いると効率的に切除可能である（図3C）．また，角膜表面にコンタクトレンズをのせておくと角膜の乾燥を防ぎ，良好な視認性を維持することが可能である（図3B）．安全な操作を行うため，必ず硝子体カッターのポートを視認できる方向（眼球前方）に向けてカッターを駆動させるようにする．

トリアムシノロン懸濁液の注入

硝子体をある程度切除した後，トリアムシノロン懸濁液を後極部に向かって注入する．後部硝子体剥離（PVD）が生じていない眼では後部硝子体皮質前ポケ

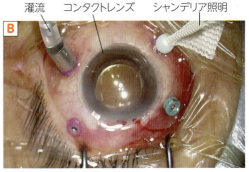

A 角膜輪部から3.5mmの位置に，眼球の接線方向（矢印）にトロカール（＊）を刺入する。

B 眼内灌流を行い，すべてのトロカールを刺入し，コンタクトレンズをのせる。

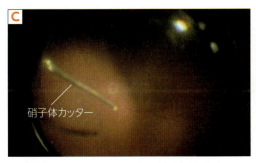
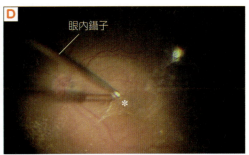

C 広角観察システムを用いて，硝子体切除を開始する。

D 後極部観察用のコンタクトレンズを用いて黄斑部を観察する。眼内鑷子を用いて，慎重に黄斑前膜（＊）を剥離する。

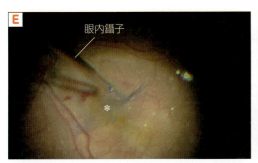
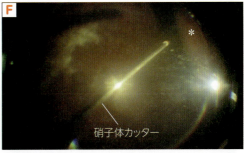

E BBGで染色された内境界膜（＊）を剥離する。

F 広角観察システムに戻し，強膜を圧迫しながら最周辺部の網膜（＊）を観察していく。

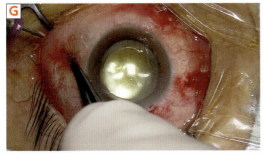

G トロカールを抜去し，手術を終了する。

図3 ▶ 黄斑前膜の手術方法

ットの後壁にトリアムシノロン粒子が付着する。カッターを吸引モードにして，視神経乳頭周囲あるいは後部硝子体皮質をカッターの吸引口に嵌頓させ，ゆっくりとカッターを挙上するとPVDが作成できる。PVD作成後，さらに硝子体切除を進める。

黄斑前膜剝離

　黄斑前膜を剝離する際，初心者の場合は，広角観察システムではなく後極部観察用の接触型拡大レンズを使用したほうが，視認性が高く操作を安全に行うことが可能である。広角観察システムで行う場合は，立体感に乏しく距離感を掴みにくいため注意が必要である。通常，黄斑前膜にはトリアムシノロン粒子が付着している。その状態をよく観察し，眼内鑷子で把持しやすく，中心窩からなるべく離れているところから膜剝離を開始する（図3D）。黄斑上膜を眼内鑷子で把持した状態で少しだけ眼内鑷子を動かしたときに，把持している部分の網膜神経線維が白色化する場合は，黄斑上膜に加えて網膜を把持しているので，一度把持を止め，さらに浅い層を把持し直すようにする。黄斑上膜を剝離する際には，中心窩に過剰な牽引がかからないように網膜の接線方向に剝離を進める。黄斑上膜に加えて内境界膜を剝離する場合は，BBGなどの色素を用いて内境界膜を染色すると操作が容易になる（図3E）。

周辺部硝子体切除

　後極部の操作が終わったら，周辺部硝子体切除を行う。周辺部硝子体切除を行う際には，再び広角観察システムを用いると効率よく切除可能である。周辺部の網膜や硝子体を詳細に観察したい場合には角度付き接触型拡大レンズを用いる。最周辺部の硝子体切除は強膜圧迫子で眼球を圧迫しながら行う（図3F）。網膜裂孔の有無に注意して網膜を観察しながら全周の硝子体を切除する。眼球を圧迫する際には患者が疼痛を感じることがあるため，適宜麻酔を追加する。網膜裂孔を発見したら裂孔周囲の硝子体を郭清し，裂孔周囲にレーザー光凝固を行う。

トロカール抜去，結膜縫合

　設置したトロカールをゆっくり抜去する（図3G）。強膜創からの漏出があれば強膜創を縫合する。結膜切開を行っていれば結膜縫合を行い，手術を終了する。

5 手術後について

液空気置換を行っていなければ，体位制限は特に必要ない．抗菌薬，ステロイド薬，非ステロイド性抗炎症薬の点眼を術後1～2カ月程度行う．

若手医師の間に必ず身につけておいて欲しいこと

術前説明を十分に行うことが重要です．手術によって完全に自覚症状が改善するわけではないこと，手術による治療効果には限界があることをきちんと患者に説明できるようにしておきましょう．

よくある質問 Q&A 2

Q：黄斑前膜の手術の際に内境界膜剥離は必要でしょうか？

A：内境界膜剥離を併用することにより，網膜牽引の完全な解除が得られ，また術後の黄斑前膜再発が生じにくいというメリットがあります．一方で網膜神経線維層への障害，それによる網膜感度の低下が生じるデメリットがあることが報告されています[3]．特に緑内障を併発した黄斑前膜症例に対しては注意が必要です．

6 黄斑円孔：疾患および手術の概要

黄斑円孔は中心窩にみられる網膜円孔であり，中高年の女性に好発する．自覚症状として，中心視力の低下，変視症などを生じる．

黄斑円孔に対する術式としては，1991年にKellyとWendelが硝子体手術（硝子体切除＋ガスタンポナーデ）の有効性を報告したのが最初である．その後，1995年にBrooksが内境界膜剥離を併施すると黄斑円孔の閉鎖率が向上することを報告した．現在の黄斑円孔の標準術式は硝子体切除＋内境界膜剥離＋ガスタンポナーデと考えられており，この術式により90％以上の症例で円孔が閉鎖する．一方で，円孔径の大きな黄斑円孔，長期間経過した黄斑円孔，高度近視・外傷・炎症などに伴う続発黄斑円孔は難治性黄斑円孔と言われ，上記の標準術式を行っても円孔の閉鎖率が低いことが知られている．これらの難治性黄斑円孔に対しては内境界膜翻転法[4]，内境界膜自家移植[5]などの新たな術式が報告されている．以下，特発性黄斑円孔に対する標準術式について解説する．

7 検査・画像診断

　視力，眼圧などの一般検査，散瞳薬を用いた精密眼底精査，OCTが必須である。黄斑前膜と同様，最も有用な検査はOCTである。黄斑円孔の治療方針を決定する上で病期を把握することは重要である。特発性黄斑円孔においてはGassの分類が広く用いられる。すなわち，硝子体牽引の進行に伴い，Stage 1A（中心窩内層の囊胞），Stage 1B（中心窩外層の網膜間隙），Stage 2（中心窩内層に裂隙が入り，弁状に挙上），Stage 3（全層の円孔，偽円孔蓋を認める），Stage 4（後部硝子体剥離が完全に生じる）へと進行する。一般にStage 2以降が手術適応となる。黄斑円孔を発症した眼球では，網膜と硝子体の癒着が強いため，周辺部網膜に網膜裂孔や格子状変性を合併していることがある。眼底を検査する際には眼底後極部のみならず周辺部も十分に観察し，必要に応じて術前に網膜光凝固を行う。また，黄斑円孔発症眼では僚眼にも硝子体黄斑牽引が潜在することがあり，その結果，黄斑円孔が両眼に生じることがある。僚眼の眼底検査も適宜行うようにする。

8 手術に必要な器具

　前述の，黄斑前膜の「3 手術に必要な器具」（☞355頁）を参照されたい。

9 手術方法（動画2）

動画2

トロカール刺入

　黄斑前膜と同様，必要に応じて白内障手術を行った後，トロカールを刺入する（図4A）。刺入したトロカールにインフュージョンカニューラを設置し灌流を開始する。残りのトロカールも同様に刺入しシャンデリア照明を設置する。

硝子体切除

　広角観察システムを用いて眼球中央および，トロカール周辺の硝子体切除を行う。硝子体をある程度切除した後，トリアムシノロン懸濁液を後極部に向かって注入する。PVDが生じていない眼では後部硝子体皮質前ポケットの後壁にトリアムシノロン粒子が付着する。カッターを吸引モードにして，視神経乳頭

周囲あるいは後部硝子体皮質をカッターの吸引口に嵌頓させ，ゆっくりとカッターを挙上するとPVDが作成できる（図4B）。PVDを作成後，さらに硝子体切除を進める。

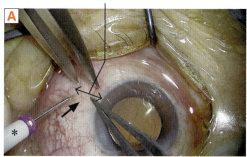

黄斑前膜と同様，角膜輪部から3.5mmの位置にトロカール（＊）を刺入する。

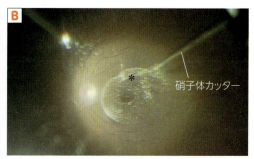

後部硝子体皮質（＊）をカッターの吸引口に嵌頓させ，ゆっくりとカッターを挙上し後部硝子体剥離（PVD）を作成する。

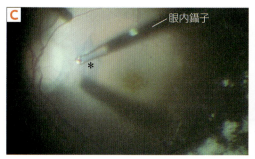

後極部観察用のコンタクトレンズを用いてBBGで染色した内境界膜（＊）を剥離していく。

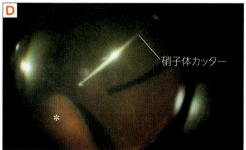

広角観察システムに戻し，強膜を圧迫しながら最周辺部の網膜（＊）を観察していく。

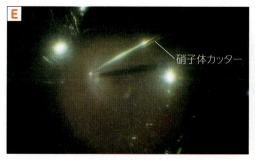

液空気置換を行う。灌流液が少なくなってきたら，視神経乳頭上でバックフラッシュニードルを用いて受動吸引を行う。

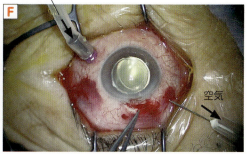

希釈したガスを眼内に注入し，空気-ガス置換を行う。

図4▶黄斑円孔の手術方法

内境界膜剝離

　　内境界膜剝離の際も黄斑前膜同様に，広角観察システムではなく後極部観察用の接触型拡大レンズを使用したほうが，視認性が高く操作が安全に行うことができる。トリアムシノロン粒子が付着した内境界膜の状態をよく観察し，耳側の網膜表面をわずかに把持し内境界膜の一部を剝離してきっかけとする。BBG溶液を網膜にやさしく吹きかけて内境界膜を染色すると，剝離部と非剝離部の境界がわかりやすくなるので，その境界から徐々に剝離していくとよい。内境界膜を剝離する際には，中心窩に過剰な牽引がかからないように網膜の接線方向に剝離を進める（図4C）。

周辺部硝子体切除

　　後極部の操作が終わったら，黄斑前膜と同様，周辺部硝子体切除を行う。広角観察システムもしくは角度付き接触型拡大レンズを使用する。最周辺部の硝子体切除は強膜圧迫子で眼球を圧迫しながら行う（図4D）。網膜裂孔の有無に注意して網膜を観察しながら全周の硝子体を切除する。

眼内液置換

　　硝子体カッターやバックフラッシュニードルを用いて，眼内液を空気に置換する（図4E）。

トロカール抜去，結膜縫合

　　空気－ガス置換を行う前に，インフュージョンカニューラ以外のトロカールを抜去しておく。強膜創からの漏出があれば強膜創を縫合する。タンポナーデ物質は通常20％SF_6ガスを用いる。ミリポアフィルターを付けた30mLのシリンジ内にSF_6ガスを5mLとり，さらに空気を加え全量で25mLになるように希釈する。27G針を眼内に刺入した状態で20％SF_6ガスを眼内に10mL程度注入し，眼内をガスに置換する。インフュージョンカニューラを抜去し，創の閉鎖を確認後，眼圧が低ければ20％SF_6ガスを眼内に追加し眼圧を調整する（図4F）。結膜切開を行っていれば結膜縫合を行い，手術を終了する。

10 手術後について

通常,手術後は腹臥位を維持する。しかし近年の報告で,術後に腹臥位をとらなくても,黄斑円孔が閉鎖することが報告されている[6]。黄斑円孔の大きさや発症後の期間によって腹臥位の重要性は異なるので,患者ごとに判断しているのが現状である。筆者らが所属する施設では,約3日間は腹臥位を維持し,その後ガス下でOCTを撮影し円孔の閉鎖が確認されれば腹臥位を解除している(図5)。長期間腹臥位を続けることで顔部の褥瘡を生じることがあるので注意が必要である。術後は,抗菌薬,ステロイド薬,非ステロイド性抗炎症薬の点眼を1～2カ月程度行う。

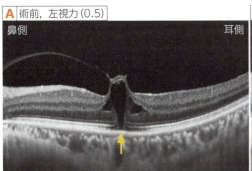

A 術前,左視力(0.5)
Stage 1Bの黄斑円孔(矢印)を認める。

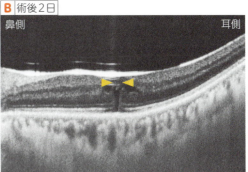

B 術後2日
ガス下でも撮像が可能である。
中心窩の網膜内層(矢頭)が接触しつつある。

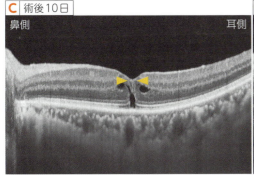

C 術後10日
網膜内層(矢頭)は閉鎖が得られた。

D 術後1カ月,左視力(0.9)
網膜外層(矢頭)の層構造が回復した。

図5 ▶ 黄斑円孔の術後(75歳,女性)

若手医師の間に必ず身につけておいて欲しいこと

黄斑円孔の病期をしっかりと理解しておきましょう。検眼鏡，OCT画像から黄斑部網膜と硝子体とがどのように癒着しているかに着目し，診察するようにしましょう。黄斑部だけでなく周辺部網膜も硝子体との癒着が強いことがあり，その場合，人工的にPVDを作成した際に周辺部網膜に裂孔を生じることがあります。術前に周辺部網膜を十分に観察し，必要があれば術前に網膜光凝固を行っておきましょう。

文献

1) Hirano M, et al：En face image-based analysis of retinal traction caused by epiretinal membrane and its relationship with visual functions. Retina, 2020；40(7)：1262-71.
2) Kanzaki S, et al：En face image-based analysis of epiretinal membrane formation after surgery for idiopathic epiretinal membrane. Ophthalmol Retina, 2021；5(8)：815-23.
3) Scupola A, et al：Arcuate nerve fiber layer changes after internal limiting membrane peeling in idiopathic epiretinal membrane. Retina, 2018；38(9)：1777-85.
4) Michalewska Z, et al：Inverted internal limiting membrane flap technique for large macular holes. Ophthalmology, 2010；117(10)：2018-25.
5) Morizane Y, et al：Autologous transplantation of the internal limiting membrane for refractory macular holes. Am J Ophthalmol, 2014；157(4)：861-9.e1.
6) Yamashita T, et al：Individualized, spectral domain-optical coherence tomography-guided facedown posturing after macular hole surgery：minimizing treatment burden and maximizing outcome. Retina, 2014；34(7)：1367-75.

6 網膜下血腫移動術

緒方惟彦，木村和博

1 手術の概要

　網膜下血腫は，種々の疾患で引き起こされる。中でも加齢黄斑変性（age-related macular degeneration：AMD）における脈絡膜新生血管（choroidal neovascularization：CNV）や網膜細動脈瘤（microaneurysm：MA）の破綻が原因となることが多い。網膜下血腫，特に黄斑下に多量の出血をきたした場合，急激な視力低下を自覚し，重篤な視力障害に至る場合がある。網膜障害の機序として，フィブリン，鉄などの血液成分による網膜毒性や代謝障害，凝血塊やフィブリン収縮に伴う機械的なストレスによる視細胞の障害，局所的な循環障害などが考えられる。これらは出血直後から始まっており[1,2]，治療開始に至っては，可能な限り早期に治療を行うほうがよい。初期の血腫移動術は網膜下から鉗子等で機械的に血腫を除去していたため機械的障害が大きかったが[3]，近年は組織プラスミノーゲンアクチベーター（tissue plasminogen activator：t-PA）を用いた血腫移動術が主流となっている。t-PAを用いた血腫移動術は硝子体内へのガス注入による血腫移動術と硝子体手術による血腫移動術に大別される。硝子体内へのガス注入による血腫移動術は，手技自体が比較的容易であり，多くの施設で施行が可能である。しかしながら，比較的大きな網膜下血腫で十分な血腫移動効果が得られなかった症例では，硝子体手術による血腫移動術の適応となる。硝子体手術による血腫移動術では，t-PAを直接網膜下に注入し作用させることができ，進行した白内障や硝子体出血を伴う場合では同時に治療することができる。しかし，硝子体手術の設備が必要であること，硝子体手術に熟達した医師の存在が不可欠であり，専攻医が主体となって加療を

行うケースは少ないかもしれない.そこで,まずは硝子体内へのガス注入による血腫移動術を選択し,そちらで効果が乏しい場合,あるいはガス注入の適応のない場合に硝子体手術を組み合わせた血腫移動術を選択している.患者の視力予後に大きく影響するため,ぜひご周知頂きたく解説を行いたい.

2 検査・画像診断（図1,2）

網膜下血腫は細隙灯顕微鏡による眼底診察で診断可能である.術前の血腫の厚みおよび範囲の把握のために,広角眼底写真（図1）や光干渉断層計（optical coherence tomography：OCT，図2）で検査をしておくと,術後評価が行い

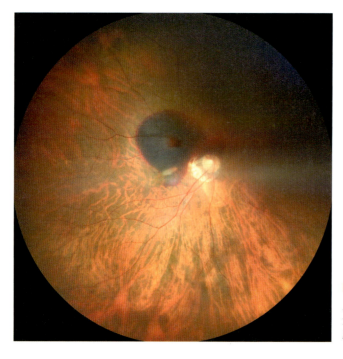

図1▶術前眼底所見
上方のMAが出血源の黄斑部に器質化を伴わない1乳頭径以上の網膜下血腫がみられる.

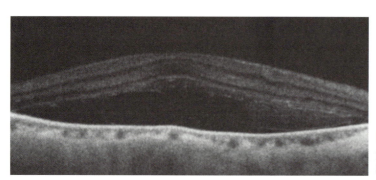

図2▶術前OCT所見
黄斑部の網膜下に網膜剥離がみられる.

やすくなる．網膜下血腫全体の半分以上に器質化が生じている症例，出血の大半が網膜色素上皮下に存在する症例等は血腫移動術の治療適応外である．その場合は，AMDにおけるCNVからの出血であれば抗血管内皮増殖因子（vascular endothelial growth factor：VEGF）薬の硝子体注射や光線力学的療法，MA破裂であればレーザーによる血管瘤の凝固を行うなど，原疾患の治療を行う方針としている．血腫の範囲が1乳頭径以上2象限以下でかつ，治療適応外にあたらない症例がガス注入による血腫移動術の治療適応となる[4]．また，血腫の範囲が2象限以上にわたる症例は，血腫の移動が不十分となる場合や硝子体出血を伴う場合があるため，ガス注入による血腫移動術の治療選択は慎重に検討する必要がある．血腫範囲が広い場合やガス注入による血腫移動術が効果不十分な症例は，硝子体手術による血腫移動術の適応となる．

> **よくある質問 Q&A 1**
>
> **Q**：網膜下血腫は発症後，いつまでに治療を行えば視力改善が期待できるでしょうか？　また，どのタイミングで治療を行えば，十分な血腫移動が可能でしょうか？
>
> **A**：網膜下血腫は発症後4週までは視力改善が期待できます[5]．治療のタイミングとしては，線溶系による血腫の自然融解が発症後7〜10日でピークに達するため，そのあたりを目途に治療を行うと十分な血腫移動が得られる可能性が高いです．

3　手術に必要な器具・準備（図3，4）

手術に必要な器具は以下の通りである．

硝子体内へのガス注入による血腫移動術（図3）

- 開瞼器
- 有鈎鑷子
- キャリパー
- 綿棒
- 1mLシリンジ
- 30G針
- 27G針
- ミリポアフィルター
- 三方活栓
- t-PA
- SF_6ガス

硝子体手術による血腫移動術（図4）

- ケナコルト-A®
- ILM鉗子
- 38Gポリイミド針
- パーフルオロンカーボン
- バックフラッシュニードル
- コンステレーション®ビジョンシステム（Alcon社）

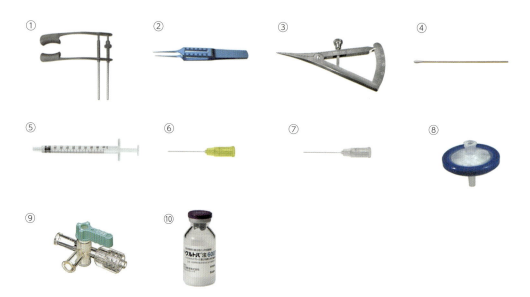

図3▶硝子体内気体注入血腫移動術の手術器具
①開瞼器，②有鈎鑷子，③キャリパー，④綿棒，⑤1mLシリンジ，⑥30G針，⑦27G針，⑧ミリポアフィルター，⑨三方活栓，⑩t-PA。これらとSF$_6$ガスを準備

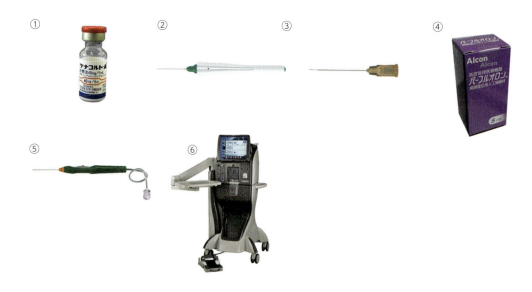

図4▶硝子体手術による血腫移動術の手術器具
①ケナコルト-A®，②ILM鉗子，③38Gポリイミド針，④パーフルオロンカーボン，⑤バックフラッシュニードル，⑥コンステレーション®ビジョンシステム（Alcon社）

> **大切なこと 1**
>
> 硝子体内へのガス注入による血腫移動術において，硝子体注射および前房穿刺では共通して水晶体損傷の危険性があるため，水晶体の有無や前房深度，安静時の眼位や眼振の有無，仰臥位安静の可否等，リスク回避のために術前に確認しておく必要があります。
>
> 血腫除去術を行う症例で出血量が2象限以上と多い場合は，手術数時間前に25〜50μgのt-PAを硝子体に注入しておくと効果的であることが多いです。

4 手術方法（図5〜11，動画）

硝子体内へのガス注入による血腫移動術（図5，6）

　点眼麻酔，10%イソジン®で皮膚消毒後，外来であれば開瞼器をかけて，生理食塩水で8倍に希釈したPA・ヨードで洗眼。手術室では手で開瞼しながら洗眼後に開瞼器をかける。ヨードアレルギーがある患者では，0.5%ステリクロン®で皮膚消毒，0.02%ヒビテン®で洗眼を行っている。t-PA 0.1mL（アルテプラーゼ 0.25mg/mL）およびミリポアフィルターを通した100% SF_6 ガス 0.3mLをそれぞれ1mLシリンジに装填し，30G針を装着しておく。角膜輪部よりキャリパーで3.5mmを計測し，その位置で，それぞれ眼内へ穿刺して硝子体内への注入を行う（図5）。次に，術後眼圧の上昇予防目的に前房穿刺

動画

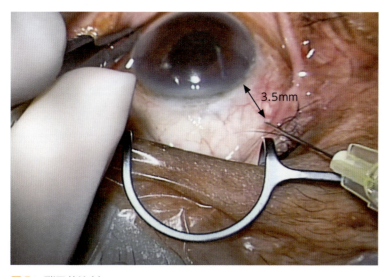

図5 ▶ 硝子体注射
角膜輪部より3.5mmの位置で穿刺し，t-PAおよびSF_6ガスを注入する。

で前房水を排出する。プランジャーおよびガスケットを抜いた1mLシリンジに27G針を装着し，角膜輪部より水晶体前嚢を突かないようにゆっくりと前房へ穿刺し，前房水を0.1mL程度排出する（図6）。対側から有鉤鑷子または綿棒を当てながら行うと穿刺しやすい。前房が急速に浅くなってくるため，注射針による，水晶体や虹彩，角膜内皮細胞の損傷を生じやすくなるため注意する。前房穿刺後，抗菌薬の点眼をして手術を終了する。

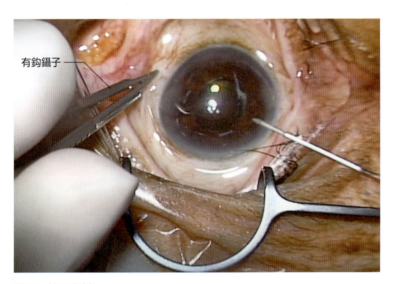

図6 ▶ 前房穿刺
有鉤鑷子を対側から当てながら穿刺し，前房水を排出。

硝子体手術による血腫移動術（図7〜11）

消毒は硝子体内へのガス注入による血腫移動術の手術室での方法に準じて行う。テノン嚢下あるいは球後麻酔後，硝子体切除を行う。その際に，ケナコルト-A®を併用して後部硝子体剝離を確実に起こす（図7）。次に，38Gポリイミド針にてt-PAを注入しやすいように，予定部位である耳側の出血最周辺部にて，ブリリアントブルーGで染色した内境界膜を剝離する（図8）。そして，出血量に合わせて0.02〜0.2mLで調整したt-PA（アルテプラーゼ 0.25mg/mL）を充填した1mLシリンジに38Gポリイミド針を装着し，内境界膜剝離部より網膜に接触させてt-PAを網膜下に注入する（図9）。勢いよく注入すると，黄斑円孔を形成することがあるため注意する。形成した場合は，内境界膜剝離し，円孔閉鎖を試みる。注入に際して，手振れや注入量の調整が不安な場合は，シリコーンオイル注入キットを用いて注入の際の圧力を15mmHg程度にして

行うとよい[6]。t-PA投与後に，さらにフィルターを通した空気を網膜下に注入すると効果的との報告[6]もある。血腫量が多い場合は，t-PAを注入後にパーフルオロンカーボンをt-PA注入部より鼻側から黄斑部の血腫範囲を覆う程度注入し，眼球を動かしながら血腫を黄斑部より移動させる。もし移動が不十分であれば，出血最周辺部に医原性裂孔を作成し，網膜下の血腫およびフィブリン分解産物除去のため，眼内灌流液を医原性裂孔より網膜下に注入して洗浄を行う場合もある。最後に，黄斑部からの血腫移動を促すため，液空気置換（図10）して，SF_6ガスを硝子体腔全体で20％の濃度になるように調整しながら注入する（図11）。

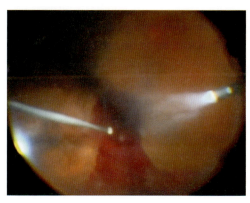

図7▶ 後部硝子体膜剥離
ケナコルト-A®で可視化し，硝子体カッターで剥離。

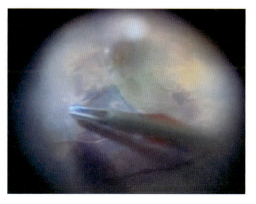

図8▶ 内境界膜剥離
ILM鉗子で予定部位の内境界膜を剥離。

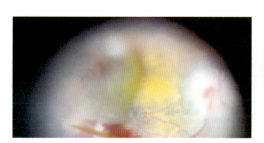

図9▶ t-PA網膜下注入
38Gポリイミド針で網膜下にt-PAを注入する。

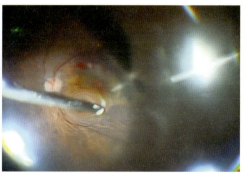

図10▶ 液空気置換
液空気置換を行う。

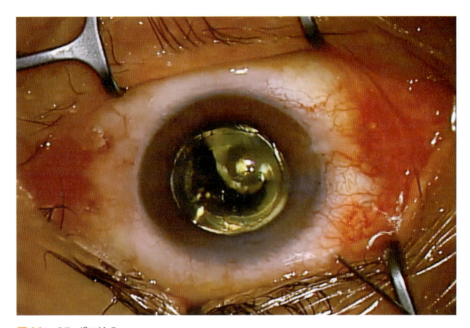

図11 ▶ SF₆ガス注入
SF₆ガス注入を行う。

大切なこと 2

硝子体内への気体注入による血腫移動術は，基本的には，抗VEGF薬やステロイド製剤等の硝子体注射に準じて行います。t-PA，SF₆ガスの順番で注入し，最後に眼圧調整のために前房穿刺を行います。最後の前房穿刺は注意が必要で，穿刺後，急速に前房が浅くなるため，注射針による水晶体損傷や虹彩損傷による前房出血，角膜内皮細胞の損傷を生じないように注意します。硝子体手術による血腫移動術では，組織障害を最小限とするために，t-PA注入部等への網膜光凝固は原則行いません。

よくある質問 Q&A 2

Q：前房穿刺で前房水を排出する量は厳密に守る必要はありますか？

A：前房水の排出量に関しては厳密でなくてかまいません。前房穿刺を行い，前房深度が浅くなって，注射針が虹彩に触れる手前で抜針するようにしています。

5 手術後について（図12, 13）

硝子体内へのガス注入による血腫移動術では，術後伏臥位，あるいは側臥位等の体位変化を行って頂く．その際，高眼圧症や硝子体出血，網膜剥離等の合併症に注意し経過観察を行う．数日後に眼底の評価を行い，血腫の移動が十分起こっていれば（図12, 13），安静の体位制限を解除し，外来での経過観察とする．血腫の移動が不十分な場合は，早期に硝子体手術による血腫移動術を選択する．硝子体内へのガス注入による血腫移動術と同様に，術後は伏臥位，あるいは側臥位等の体位変化を行って頂く．その際に，再出血による網膜下血腫

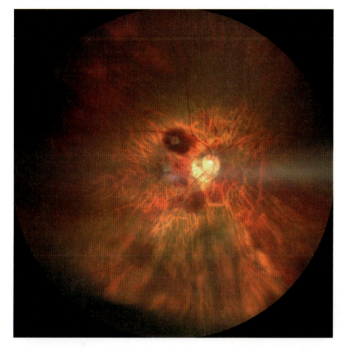

図12▶ 術後眼底所見
術前（図1）で認められた網膜下血腫を黄斑部から移動することができた．

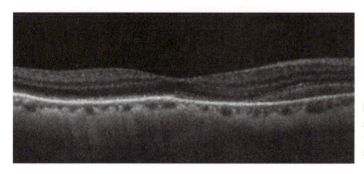

図13▶ 術後OCT所見
術前（図2）で認められていた中心窩の網膜下血腫の残存はほぼない．

の拡大や硝子体出血，網膜剥離，眼内炎等の合併症に注意し経過観察を行う。既報[4, 5]では硝子体内へのガス注入による血腫移動術後に視力改善が得られるのは70～80％程度であり，再出血が生じるのは全体の20％程度で，そのうち半数で再手術が必要になる。予防として，外来通院への切り替え後に蛍光眼底造影検査をできるだけ早期に行い，必要があれば，抗VEGF製剤の硝子体注射や光線力学的療法，網膜光凝固術等の治療を行っておく。

若手医師の間に必ず身につけておいて欲しいこと

網膜下血腫は，治療適応となる症例に適切な時期で治療が行えれば視機能改善が得られる可能性がある疾患です。網膜下血腫を認める症例では，まず，治療適応症例であるか，血腫の範囲や発生箇所，性状等を確認し，問診で発症時期を確認して治療の可否を判定します。そして，適応があれば時期を逸することなく治療開始することが重要です。日頃から網膜出血の詳細な観察を行い，問診をしっかり取る癖をつけておくことが大事です。

文 献

1) Glatt H, et al：Experimental subretinal hemorrhage in rabits. Am Ophthalmol, 1982；94(6)：762-73.
2) Toth CA, et al：Fibrin directs early retinal damage after experimental subretinal hemorrhage. Arch Ophthalmol, 1991；109(5)：723-9.
3) Hanscom TA, et al：Early surgical drainage of macular subretinal hemorrhage. Arch Ophthalmol, 1987；105(12)：1722-3.
4) 瓶井資弘：黄斑下出血（移動と洗浄）．眼科プラクティス2 黄斑疾患の病態理解と治療．樋田哲夫，編．文光堂, 2005, p276-81.
5) Kamei M, et al：Surgical removal of submacular hemorrhage using tissue plasminogen activator and perfluorocarbon liquid. Am J Ophthalmol, 1996；121(3)：267-75.
6) Novelli FJD, et al：A New Method of Subretinal Injection of Tissue Plasminogen Activator and Air in Patients With Submacular Hemorrhage. Retina, 2017；37(8)：1607-11.

7 増殖糖尿病網膜症に対する硝子体手術

國方彦志

1 手術の概要

　増殖糖尿病網膜症(proliferative diabetic retinopathy：PDR)に対する硝子体手術は，うまくいかない場合は失明することもあり，上級医が執刀することが多いが，若手医師としても手術をよく理解することは大切である。PDR手術は，結膜温存が可能な極小切開硝子体手術(micro-incision vitrectomy surgery：MIVS)がよい。30歳代など若年で白内障が強くなければlens-sparing MIVSを行う。牽引性網膜剝離(tractional retinal detachment：TRD)は，線維血管膜(fibrovascular membrane：FVM)を切除し牽引が完全に解除でき，かつ裂孔が存在しなければ，術後に吸収される。その際は，術後にTRDが吸収してから追加的に光凝固を密に行う。裂孔併発型PDR，もしくは残念ながら医原性裂孔を生じてしまった際は，液空気置換を行い，網膜下液をドレナージし裂孔周辺を含めて光凝固を密に行うこと。網膜最周辺部・鋸状縁付近は，可能な限り術中に光凝固しておく。PDRの初回手術は，原則的にFVM切除に専念し網膜切開などは行わず手術を完遂する。

2 検査・画像診断

　PDRの硝子体手術は術前からスタートしていると理解する。視力，眼圧，前眼部細隙灯顕微鏡検査，隅角検査，眼底検査，光干渉断層計(optical coherence tomography：OCT)，蛍光眼底造影法(fluorescein angiography：

FA）が重要である（図1，2）。眼底透見が可能で網膜レーザー光凝固が未施行例であれば，FA後，FVMやTRDを避け網膜虚血領域に対して十分に密に光凝固しておく。その際，硝子体出血や黄斑浮腫も生じうることは，事前に説明する。術前の光凝固の際，黄斑浮腫のある症例にはトリアムシノロンアセトニド（triamcinolone acetonide：TA）のテノン囊下注射を併用し，抗炎症効果を期待するのもよい[1]。眼底透見ができない場合，Bモードや網膜電図（electro-retinogram：ERG）で網膜状況を把握しておく。

術前の血糖コントロールに気を配ることも大切である。眼科的に未治療のPDRは，糖尿病未診断例の場合も多く，HbA1cも高値である。そのような症例には，まず全身管理を含めた内科コンサルトが必須であり，同時進行で眼科的評価や治療も進めていく。

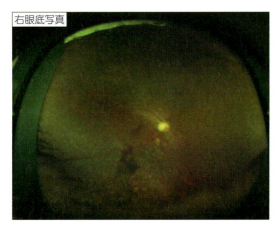

図1 ▶ 30歳代女性〔PDR，RV＝(1.0)〕
血管アーケード下方に網膜前出血を認める。

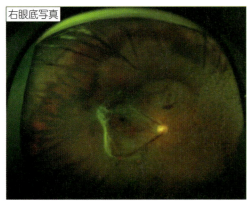

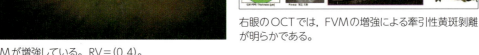

右眼のOCTでは，FVMの増強による牽引性黄斑剝離が明らかである。

FVMが増強している。RV＝(0.4)。

図2 ▶ 図1の3カ月後

よくある質問 Q&A 1

Q：術前の抗VEGF薬硝子体内注射は必ず行うべきでしょうか？

A：いまだに是非の議論があります。網膜新生血管の活動性がきわめて高く黄斑浮腫を呈する場合や，血管新生緑内障（neovascular glaucoma：NVG）併発の場合などにはよいですが，網膜虚血を悪化させることや，FVMの収縮や硬化も起きるため，安易に行わないようにしましょう。

3 手術に必要な器具・準備

　MIVSに適した硝子体手術装置が必要であり，超高速回転カッター，ジアテルミー，液空気置換，さらには白内障手術も行えることが必須である。PDR手術には，25G以上の細さのシャフト径であるMIVSが適している。MIVSであれば結膜を温存でき，その後の緑内障濾過手術にも対応しやすく，かつ濾過胞眼に対するMIVSも濾過胞温存の観点から重要である[2]。広範なFVMの処理に長時間を要し，術中の強い出血で手間取ることもあり，灌流圧を自在にコントロールできる硝子体手術装置でなければならない（図3）。

> **大切なこと 1**
>
> PDR手術では，周辺部のゲル郭清や光凝固が大切です。広角観察システムとシャンデリア照明は大変有益なツールですので揃えておきましょう。

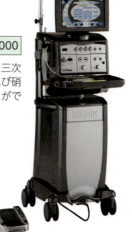

硝子体手術装置 Fortas® CV-30000
吸引圧，吸引流量，カットレートを三次元的にコントロールし，操作性および硝子体切除の効率を向上させることができる。

Bi-Blade硝子体カッター（25G）
最大カットレートは8,000サイクル/minまで対応可能であり，理論上は16,000カット/minで切除効率に優れている。

図3 ▶ 硝子体手術装置
（ニデック社より提供）

4 手術方法(動画)

動画

　PDR手術の目標は，網膜を損傷することなくFVMのみを正確に切除することである．その際，新生血管は容易に破綻し出血するため，術中出血の制御がキーポイントである．硝子体手術の技術レベルを考えると，PDRは単純硝子体切除に近い形で終刀できる場合もあれば，裂孔はなく活動性の高いTRDが主体のもの，増殖性硝子体網膜症に近い重篤な症例は，あらゆる手技を要する最高難度のものになる．

> **よくある質問 Q&A 2**
> **Q**：意図的裂孔を作成する必要はありますか？
> **A**：網膜裂孔を生じることなく，FVMをすべて処理すれば，牽引性網膜剥離は術後にゆっくりと復位します．原則的に意図的裂孔を作成し排液する必要はありません．

> **大切なこと 2**
> 古くから使われている接触レンズは，広角観察系レンズに比べ，詳細かつ立体的に網膜とFVMの位置関係を把握でき，最も精細な手術操作が行えます．

テノン囊下麻酔

　2%リドカインを2mL注射する．眼球運動が強い患者や，手術時間が2時間を超えることが予想される症例には，球後麻酔で0.5%ブピバカイン混注なども検討する．

3ポート作成

　トロカールカニューラを強膜に対し，斜め45°傾けて刺入．その後に，ツインシャンデリア照明を2箇所から挿入し，5ポートを作成することもある（図4）．

水晶体乳化吸引術(PEA)

　術後に濾過手術を要する場合もあるため，角膜切開で水晶体再建術を行い結膜は温存する（図4）．網膜虚血の強い症例に水晶体再建術を併施し，術後も虚血が改善しない場合，NVGに至りうるので注意する．

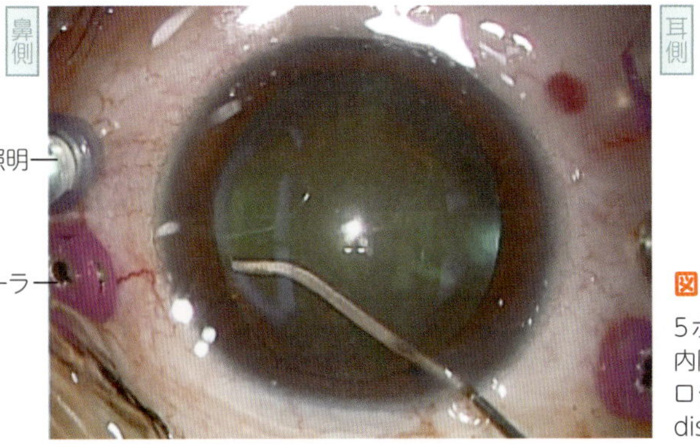

図4 ▶ 水晶体再建術
5ポートを作成した後，白内障手術を開始し，ハイドロダイセクション（hydrodissection）を行っている。

ツインシャンデリア照明
カニューラ

眼内レンズ（IOL）挿入

術後に前嚢収縮し眼底透見に支障をきたすこともあるため，連続円形切嚢（continuous curvilinear capsulorrhexis：CCC）は適度に大きく作成する。

コアビトレクトミー

まずは硝子体中心部のゲルを切除する。この際，後極・周辺網膜の状況を，術前評価と比べ変化がないか確認しながら進める（図5）。

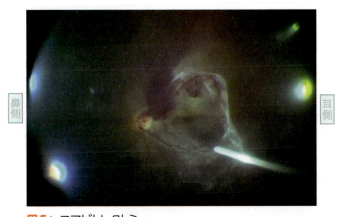

図5 ▶ コアビトレクトミー
広角観察システムとシャンデリア照明を用いて，眼底を俯瞰しながら，27Gプローブ（アルコン社：コンステレーション®ビジョンシステム）によりコアビトレクトミーを行う。

TA硝子体注入

コアビトレクトミー後に，TAを硝子体腔に注入し硝子体を可視化する。

FVM切除

硝子体カッターを用い，網膜を損傷しないように注意深く切除する。原則的にはカッター開口部は網膜側に向けない（図6～10）。FVMと網膜との間にス

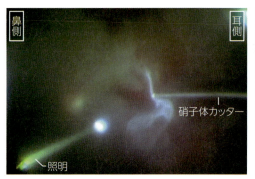

図6 ▶ FVM切除①
医原性裂孔を生じないように，下耳側のFVMと網膜の間に硝子体カッターを注意深く挿入する。

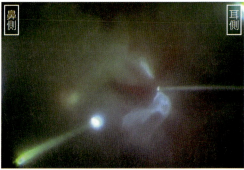

図7 ▶ FVM切除②
FVM側に硝子体カッター開口部を向けたまま，FVMのみを切除。

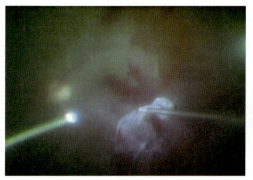

図8 ▶ FVM切除③
次に，上耳側のFVMと網膜の間に硝子体カッターを挿入。

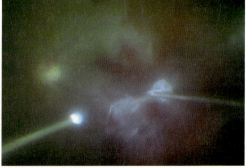

図9 ▶ FVM切除④
FVM側に硝子体カッター開口部を向けたまま，FVMを切除。このように医原性裂孔を生じることなく，すべてのFVMを後極から周辺まで丁寧に切除する。

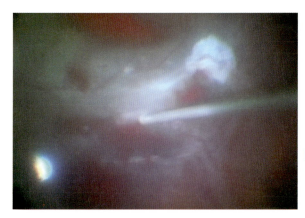

図10 ▶ FVM切除⑤
視神経乳頭や大血管の周囲は特に網膜損傷に注意する。FVMは血管に沿って癒着していることが多い。

ペースがあれば，single handで切除可能なことが多い．FVMと網膜が面で強固に接着している場合は，シャンデリア照明を用いたbimanual techniqueが有用である．FVMの活動性が強いときは，ジアテルミーで出血を制御する．黄斑皺襞が明らかな場合は，TAで可視化し黄斑前膜・内境界膜剝離を併施する．

周辺部硝子体切除

十分な郭清が必須である（図11）．

眼内光凝固

術後に追加困難であるため，最周辺部に対して特に施行する．TRDで，医原性裂孔を形成せずにFVMを完全に切除できた場合は，術中はTRD以外の部位を光凝固し，TRDの部位は術後吸収を待ち光凝固する（図12）．

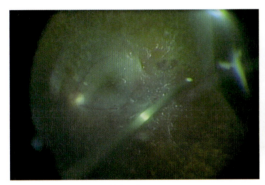

図11 ▶ 周辺部硝子体切除
網膜誤切除に注意しながら，網膜最周辺部を圧迫し郭清する．

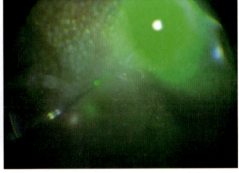

図12 ▶ 眼内光凝固
汎網膜レーザー光凝固を密に施行する．

後囊切開術

水晶体再建併施手術で後囊切開術（posterior capsulotomy：PCX）を併施すると，後発白内障発生を1/10程度にまで防ぐことが可能で，さらにトーリックIOLにも適応可能である[3, 4]．しかし，網膜症の活動性が高い症例で水晶体再建を行う場合は，NVG予防の観点からPCXは控える．

閉創

初回手術は無縫合で終了する（図13）．漏出が強く明らかな場合は吸収糸で縫合する．再手術例では，縫合を要することが多い．

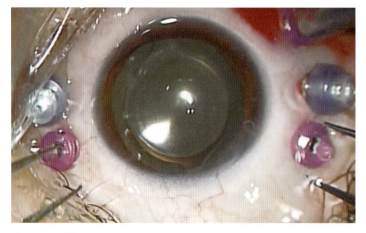

図13 ▶ 閉創
カニューラを抜去した後，無縫合で終術し，良好なオキュラーサーフェスを保った。

5 手術後について

　硝子体腔出血がなく裂孔原性網膜剝離もなく，眼圧が正常であれば，経過観察をすることが多い（図14，15）。視力低下，眼圧上昇，網膜剝離や出血増強などには注意を要する。PDR手術を行うのは上級医がほとんどと思われるが，PDRは術後に硝子体出血やNVGに至る症例があり，失明や訴訟につながることもあるため，若手医師であっても十分留意しておきたい。

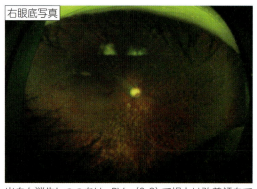

出血も消失しつつあり，RV＝(0.9)で視力は改善傾向である。

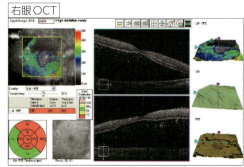

右眼OCTでは，黄斑剝離の残存が明らかである。

図14 ▶ 術後1カ月

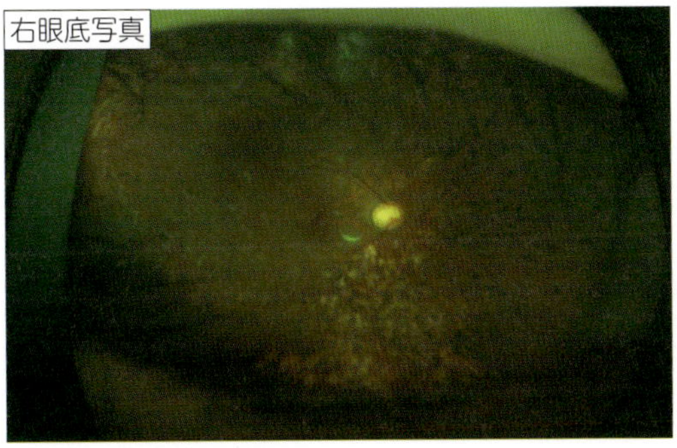

右眼底写真

右眼OCT

出血もほぼ消失し，RV＝(1.2)である。

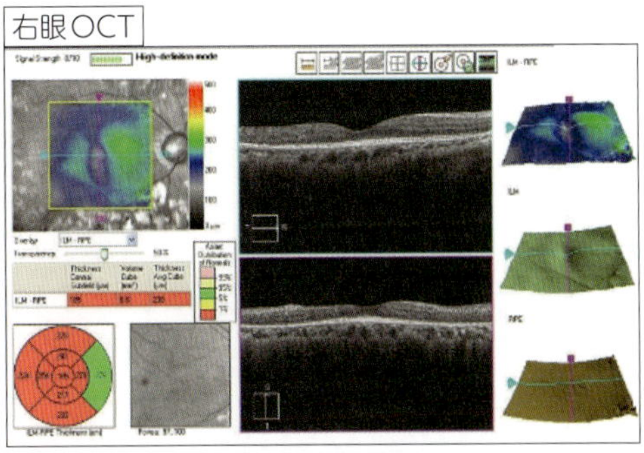

右眼OCTでは，黄斑剝離が自然吸収され消失していることが確認できる。

図15 ▶ 術後1年（図14の11カ月後）

若手医師の間に必ず身につけておいて欲しいこと

PDRに対する硝子体手術は，経験のある上級医でも本当に難しいものです。しかし，手術だけではなく，術後のしっかりとしたフォローアップが大切です。術後には必ずFAを行い，残存している無灌流野には，レーザー治療を計画していきましょう。活動性のある若年症例など，NVGを生じ失明に至ってしまうこともあります。眼底のみならず，虹彩や隅角にも気を配りましょう。

文献

1) Shimura M, et al：Pretreatment of posterior subtenon injection of triamcinolone acetonide has beneficial effects for grid pattern photocoagulation against diffuse diabetic macular oedema. Br J Ophthalmol, 2007；91(4)：449-54．
2) Kunikata H, et al：25-gauge microincision vitrectomy to treat vitreoretinal disease in glaucomatous eyes after trabeculectomy. J Ophthalmol, 2014；2014：306814．
3) Aizawa N, et al：Efficacy of combined 25-gauge microincision vitrectomy, intra-ocular lens implantation, and posterior capsulotomy. J Cataract Refract Surg, 2012；38(9)：1602-7．
4) Kunikata H, et al：Combined 25-gauge microincision vitrectomy and toric intraocular lens implantation with posterior capsulotomy. Ophthalmic Surg Lasers Imaging Retina, 2013；44(29)：145-54．

強膜バックリング手術
（強膜内陥術）

井上 真

1 手術の概要

　網膜剥離への手術治療は，最近は硝子体手術が盛んに行われている．以前は強膜バックリング手術（強膜内陥術）がほとんどの網膜剥離の症例で行われており，強膜バックリング手術が古典的な手術のような印象を持つ若い医師も多いが，若年者などの症例では依然としてゴールデンスタンダードの手術であり，網膜硝子体術者であればマスターしないといけない術式である[1]．強膜バックリングは眼内操作を必要としない眼外手術であり，眼内の環境を変化させないことが最も大きな利点である．強膜バックリングが全盛期であった時代，深部裂孔による網膜剥離に対しては，硝子体手術が提唱されていた．これは深部へのバックル設置が手技的には煩雑であるが，硝子体手術ではむしろ深部裂孔のほうがアプローチしやすいためである[2]．硝子体手術は術中に網膜の復位を確認でき，深さの異なる裂孔に対しても容易にアプローチできる反面，術後に白内障が生じやすい，眼内バリアを壊すため増殖性硝子体網膜症になるときはその速度が速い，といった欠点もある．

　強膜バックリングは双眼倒像鏡や単眼倒像鏡で行うことが多いが術中の画像を助手と共有することはやや困難である．シャンデリア照明と広角観察システムを併用した強膜バックリング術も行われており，この術式だと助手と術中画像を共有できる[3,4]．一方で眼内に器具を挿入するためポートから脱出する硝子体などの処理を確実に行うなど，感染を予防する注意が必要である．

2 検査・画像診断

　網膜剝離手術においては術前の眼底検査ですべての網膜裂孔を網羅できているかがポイントである。有水晶体眼では網膜剝離のタイプから網膜裂孔の位置を推定する公式がある。理論的に他の象限に裂孔がありそうであれば，小裂孔を見落としていないか十分に眼底検査を行う。小裂孔の検出には接触型の前置レンズ〔TransEquator® (Volk社) など〕を用いて細隙灯顕微鏡で詳細に観察する。網膜剝離の全体像を把握するには広角眼底写真が有用である。しかし，画像検査は参考にするのみで，実際は検眼鏡的な徹底的な原因裂孔の検索が重要である。

　硝子体出血を伴って眼底の詳細が不明な場合もあるが，強膜バックルではなく硝子体手術の適応である。

3 手術に必要な器具・準備

　手術に必要な器具は以下の通りである。

- 斜視鉤
- 穴あき斜視鉤
- マイヤー・シュビッケラート (ロカリザート) 鉤
- 有鉤鑷子
- 双眼倒像鏡
- 冷凍凝固装置
- ジアテルミー凝固装置
- 20Dレンズ
- 佐藤式持針器
- ゴルフ刀
- 湖崎式持針器
- トブラシン溶液
- 4-0シルク糸
- 5-0ダクロン糸
- 7-0バイクリル®糸 (Johnson & Johnson社)
- シリコンバックル〔強膜スポンジ (AU-506, MIRA社)，タイヤ (AU-287, MIRA社)，サークルバンド (AU-240, MIRA社)，シリコンスリーブチューブなど〕

4 手術方法

制御糸

動画1

　バックルを設置する部位の外眼筋に4-0シルクで制御糸を掛ける (図1，動画1)。輪状締結の場合は4直筋に制御糸を掛ける。制

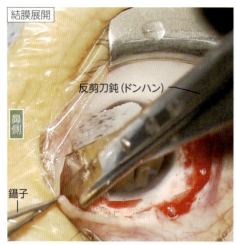
バックル設置の予定部位の結膜を展開する。

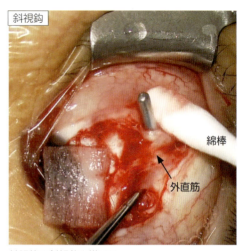
外眼筋に斜視鈎を掛ける。

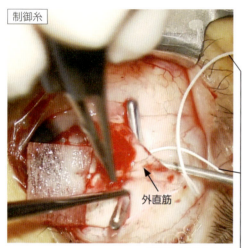
外眼筋に制御糸を掛ける。　制御糸（4-0シルク）

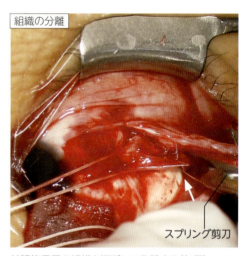
外眼筋周囲の組織を切断して分離する（矢印）。

図1▶結膜の展開から外眼筋への制御糸設置

御糸を掛けた直筋を十分に周囲組織と分離させる。

冷凍凝固

　双眼倒像鏡で網膜裂孔に冷凍凝固を行う。冷凍凝固のチップ先端で強膜を内陥させて，チップの先端を網膜裂孔に合わせて冷凍凝固のフットペダルを踏む。チップ先端から生じるアイスボールが検眼鏡的に観察される。裂孔に周囲に冷凍凝固を置くが網膜にアイスボールができ始めるとすぐにフットペダルを解除して過凝固を避ける。また，組織損傷を避けるため冷凍凝固のチップが十分解凍するのを待って，チップを動かし冷凍凝固を続けていく。

仮縫合，本結紮

冷凍凝固が終わると5-0ダクロン糸のマットレス縫合を設置して，バックルを仮縫合していく（図2，動画2）。仮縫合後に眼底検査を行いバックルの位置を確かめ，本結紮を行う。

動画2

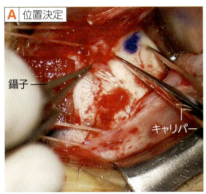
A 位置決定
鑷子
キャリパー
裂孔の位置をペンでマークしてキャリパーでマットレス縫合の位置を決める。

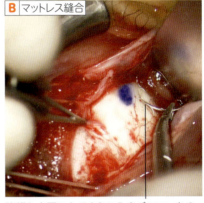
B マットレス縫合
強膜と水平になるように5-0ダクロン糸のマットレス縫合を掛ける。

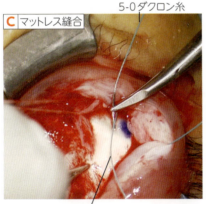
C マットレス縫合
5-0ダクロン糸
手前にも掛ける。

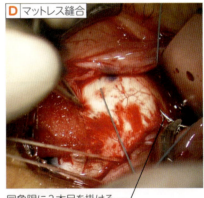
D マットレス縫合
同象限に2本目を掛ける。

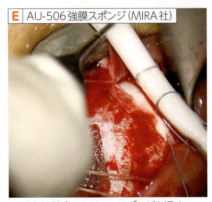
E AU-506強膜スポンジ（MIRA社）
マットレス縫合にシリコンスポンジを通す。

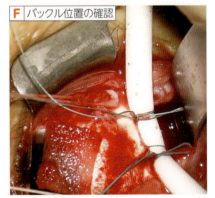
F バックル位置の確認
スポンジを仮縫合後に眼底検査を行い，バックルの位置を確かめる。

図2 ▶ バックル位置の決定とマットレス縫合，バックルの仮縫合

網膜下液排液

動画3

　バックル上に網膜下液が多量にある場合は網膜下液排液を行う（図3，動画3）。双眼倒像鏡で穿孔部位を選択する。太い脈絡膜血管がなく，網膜下液が十分な量があり，穿孔しても網膜が嵌頓しない場所を選択する。内外直筋の上端か下端の近傍が脈絡膜からの出血が少ないためよく選択する部位である。バックル縫着後は眼圧が上昇しているため，強膜を切開して切開創を広げる。脈絡膜を露出させ，ジアテルミー凝固を行った後に脈絡膜を穿孔して網膜下液を排液する。穿孔には丸針の先端を使用する場合や眼内光凝固のプローブで脈絡膜を光凝固して穿孔する方法などがある。バックルを先に設置しておくとバックルの内陥により網膜下液が後方に移動しているため，網膜下液が排液しやすい。

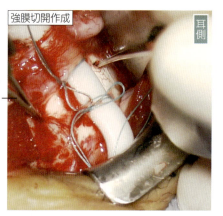

筋付着部を鑷子で把持

筋付着部をしっかり鑷子で把持し，バックル後方にゴルフ刀で強膜切開を作成する。ゴルフ刀を左右に動かして切開創を広げ，ぶどう膜を露出させる。

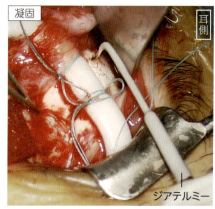

強膜創周囲，強膜切開内の強膜壁，ぶどう膜をジアテルミーで凝固する。

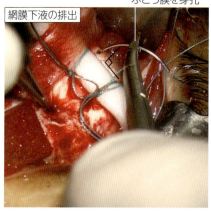

網膜下液の排出。細めの縫合針の先端を垂直に刺入させてぶどう膜を穿孔するとゆっくりと網膜下液が排出される。

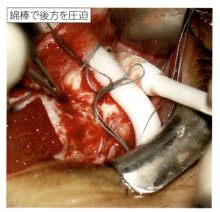

綿棒で後方を圧迫。網膜下液を前方に移動させ網膜下液排液を進める。排液しなくなった場合は圧迫の方向を変えたりするが，こまめに眼底検査も行う。

図3 ▶ 強膜創切開と網膜下液排液

ある程度排液すると，眼球を綿棒などで軽く圧迫して網膜下液を切開創に誘導すれば排液しやすい。

網膜下液が残り少なくなってくると排液される網膜下液に色素が混ざってくる。このサインは網膜下液が少なくなっていることなので，過度の圧迫を避けて網膜嵌頓を予防する。少しでも網膜嵌頓を起こしそうであればこまめに眼底検査を行う。

冷凍凝固の際に網膜下液が多量で網膜にアイスボールができないときも強膜を穿孔して網膜下液排液を行う。網膜裂孔をすべてバックル上にのせるようにバックル位置をレイアウトする。格子状変性なども，できればバックル上に置いたほうがよい。変性巣には術中に冷凍凝固を行うか，術前に網膜光凝固しておく。

バックル上で弁状裂孔が口を開けたようなフィッシュマウスになったときには裂孔閉鎖が難しく，硝子体中に空気かSF_6などのガスを注入する。

5 手術後について

定期的な眼底検査を行う。網膜下液が残存している場合でも経過観察中に網膜下液が減少していくことを確認する。網膜下液の粘性が高い場合や硝子体中にガスを注入した場合には網膜下液が下方に移動することがある。新裂孔ができて網膜が再剥離しているか，網膜下液の移動であるかを眼底検査で見きわめる。新裂孔による網膜の再剥離であった場合には速やかに再手術を予定する。

若手医師の間に必ず身につけておいて欲しいこと

網膜剥離手術においては，術前の眼底検査ですべての網膜裂孔を網羅できているかがポイントです。裂孔のタイプや位置によって強膜バックルの種類や位置を決定するため，裂孔の見落としは手術の失敗につながることを念頭に置きましょう。

文献

1) Schepens CL, et al：The scleral buckling procedures．I．Surgical techniques and management．AMA Arch Ophthalmol，1957；58(6)：797-811．
2) 荻野誠周：裂孔原性網膜剥離の硝子体手術成績 強膜バックリング法との比較．眼臨，1988；82(5)：964-6．
3) Nagpal M, et al：Scleral buckling for rhegmatogenous retinal detachment using vitrectomy-based visualization systems and chandelier Illumination．Asia Pac J Ophthalmol(Phila)，2013；2(3)：165-8．
4) 春田真実，他：広角観察システムを使用したアトピー網膜剥離に対する強膜バックリング術の1例．臨眼，2012；66(7)：1059-62．

細菌性眼内炎に対する対処法

中静裕之

1 疾患の概要

　細菌性眼内炎は細菌による重度の眼内炎症反応であり，眼科手術後，外傷後などの外因性眼内炎，全身感染から生じる内因性眼内炎がある．内因性眼内炎の発症頻度は眼内炎全体の2〜8％にとどまり，免疫低下患者，悪性腫瘍，留置カテーテル，歯科処置後などがリスクファクターとなる．眼内炎が眼窩周囲組織，強膜を含めれば全眼球炎と定義される．

　術後眼内炎は各種の内眼手術後に生じうる．眼内炎全体の80％以上を術後眼内炎が占めている．白内障手術後は日本では0.025〜0.052％，緑内障手術後では早発性，遅発性とも0.19％，極小切開硝子体手術（micro-incision vitrectomy surgery：MIVS）では0.03〜0.058％，硝子体内注射後の眼内炎頻度は0.049％と，白内障手術後眼内炎と同等とされている．

　術後眼内炎は急性と遅発性に大きく分類される．急性眼内炎は通常，術後6週間以内に発症する．腸球菌，黄色ブドウ球菌，表皮ブドウ球菌，A群溶血性レンサ球菌や肺炎レンサ球菌といった連鎖球菌属などのグラム陽性菌，緑膿菌に代表されるグラム陰性菌により生じる．急性眼内炎の大部分は白内障術後であり，白内障術後眼内炎はその75％の症例で術後1週間以内に生じている．

　遅発性術後眼内炎は通常，術後6週間以降に生じる．アクネ菌，コリネバクテリウム属，コアグラーゼ陰性ブドウ球菌（CNS），真菌などにより生じる．遅発性眼内炎は急性眼内炎よりも頻度は低く，術後眼内炎全体の7.2％である．ほとんどの起炎菌は結膜，眼瞼縁，涙嚢の常在菌として検出される．

術後眼内炎に対して，Endophthalmitis Vitrectomy Study (EVS) では受診時に光覚弁よりも視力良好な症例に対し，硝子体手術の有用性は認められていない[1]。しかし，硝子体手術により0.025未満の視力障害をきたす頻度は半減していた。約30年が経過し，硝子体手術はMIVSとなり安全性が向上した。特に日本においては硝子体手術の普及は目覚ましく，その技術も高い。以前から日本では眼内炎に対し早期硝子体手術を行うことが一般的となっている[2]。近年では海外においても術後眼内炎ばかりでなく内因性眼内炎に対しても硝子体手術の有用性が支持されてきている[3]。

2 検査・画像診断

眼内炎は不可逆的な組織障害を生じ，失明の可能性のある疾患である。初期治療が重要となる。そのためには眼内炎の初期症状を見過ごすことなく迅速に診断し，対応することが必須となる。

問診

術後眼内炎であれば術後発症日，症状の進行程度を確認する。症状として眼痛，充血，霧視，視力低下，結膜・眼瞼腫脹，眼脂の有無を聴取する。内因性眼内炎では飛蚊症，発熱，敗血症，留置カテーテル使用の有無などを確認する。眼痛は最も眼内炎を疑う重要な症状であるが，弱毒菌では眼痛のないことも多く，眼痛のないことが眼内炎を否定する理由にはならない。

検査

視力検査

EVSでは，白内障術後あるいは眼内レンズ二次挿入術後の急性術後眼内炎の94%に視力低下があった。

細隙灯顕微鏡

結膜・角膜浮腫，結膜・毛様充血，角膜混濁（時に細胞浸潤を伴う），デスメ膜皺襞，前房内炎症（大きな細胞，強いフレア，潮流の停滞，角膜後面沈着物，フィブリン析出，前房蓄膿），硝子体炎症の有無を確認する（図1A, B）。遅発性術後眼内炎では水晶体嚢に特徴的な白色混濁（white plaque）が観察されることが多い。

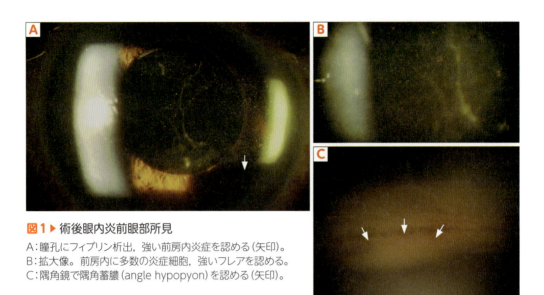

図1▶術後眼内炎前眼部所見
A：瞳孔にフィブリン析出，強い前房内炎症を認める（矢印）。
B：拡大像。前房内に多数の炎症細胞，強いフレアを認める。
C：隅角鏡で隅角蓄膿（angle hypopyon）を認める（矢印）。

隅角鏡

　前房蓄膿は最初に眼内炎を疑う有力な所見となる。細隙灯顕微鏡ではわからない前房蓄膿でも隅角鏡検査でわかることがある〔隅角蓄膿（angle hypopyon），図1C〕。眼内炎を疑った際には前房蓄膿がなくとも隅角鏡を入れることを忘れてはならない。

眼底検査・眼底写真

　硝子体混濁，網膜血管炎，網膜出血，白斑など眼内炎所見の確認をする。散瞳不良例や眼底透見度の低下がある場合は広角眼底カメラでの撮影は有用である。

Bモードエコー

　Bモードエコーは眼底の透見が困難な場合に，硝子体混濁の評価，炎症波及範囲の判定に有用である。

網膜電図（ERG）

　網膜電図でb波の減弱は予後不良因子であり，視力予後の予測に役立つ。
　術後の炎症反応が強いだけなのか，眼内炎か，時に迷うこともある。手術侵襲では説明がつかない予想以上の炎症が生じた場合には，数時間ごとなど診察の回数を増やし，症状・所見の悪化がないか入念に確認する必要がある。安易にステロイド点眼などを処方して帰宅させてはならない。

> **よくある質問 Q&A ①**
>
> **Q**：toxic anterior segment syndrome（TASS）との鑑別について教えて下さい。
>
> **A**：TASSの特徴は急性の非感染性の炎症反応であり，①典型例では術後12〜48時間，多くは術翌日に起こる，②炎症は硝子体には及ばず前房内にとどまることが多い，③眼痛はほとんどないか，まったくない，④ステロイドに良好に反応するなどの特徴があります。しかし，厳密な鑑別は不可能でしょう。基本的には常に細菌性眼内炎として対応したほうがよいと考えます。

3 手術に必要な器具・準備

初期治療および硝子体手術では抗菌薬硝子体内注射，硝子体内灌流液に使用する抗菌薬の準備が必須となる。バンコマイシン0.5g/バイアル，セフタジジム（モダシン®）1g/バイアルを生理食塩水50mLに溶解し（**図2A**），溶解希釈液を作成する〔バンコマイシン10mg/mL，セフタジジム20mg/mL（**図2B**）〕。

- 硝子体灌流液：溶解希釈液1mLを硝子体灌流液500mLにそれぞれ添加する〔バンコマイシン10mg/500mL，セフタジジム20mg/500mL（**図2C**）〕。

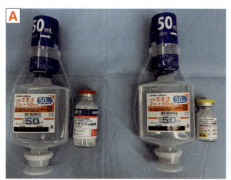

バンコマイシン0.5g/バイアル，セフタジジム1g/バイアルと生理食塩水50mLを用意する。

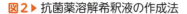

図2 ▶ 抗菌薬溶解希釈液の作成法

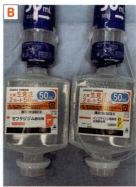

バンコマイシン0.5g/バイアル，セフタジジム1g/バイアルを生理食塩水50mLで溶解し，溶解希釈液を作成する（バンコマイシン10mg/mL，セフタジジム20mg/mL）。

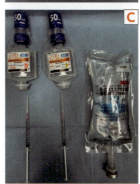

Bで作成した溶解希釈液1mLを硝子体灌流液500mLにそれぞれ添加する（バンコマイシン10mg/500mL，セフタジジム20mg/500mL）。

- 硝子体内注射：希釈溶解液0.1mL（バンコマイシン1mg/0.1mL，セフタジジム2mg/0.1mL）
- 結膜下注射：希釈溶解液0.5mL（バンコマイシン5mg/0.5mL，セフタジジム10mg/0.5mL）
- 点眼液：希釈溶液を点眼瓶に分注

> **大切なこと 1**
> バンコマイシン0.5g/バイアル，セフタジジム1g/バイアルを生理食塩水50mLに溶解すると希釈溶解液ができ，あらゆる投与方法に利用できます（図2B）。

4 検体採取，硝子体内注射，手術方法 (動画)

検体採取

抗菌薬硝子体内注射前処置（結膜囊擦過，前房水採取，硝子体液採取）について述べる。

1) 点眼麻酔下で結膜囊を擦過し細菌培養・塗抹検査へ提出する。
2) ヨード系消毒薬にて眼瞼，眼表面を消毒する。
3) 25〜30G針を使用し角膜輪部から3.5〜4.0mmの位置から眼球中央に針を刺入し，硝子体液を約0.2mL採取する。可能であれば針先を瞳孔から確認するとよい。前房の視認性が悪く，針先が見えないときは盲目的とならざるをえない。採取できないことも多い。
4) 27G針あるいは30G針を使用し前房水を約0.2mL採取する。有水晶体眼では水晶体損傷を生じないよう針先は虹彩上で採取する。

硝子体内注射

硝子体手術までに時間を要する場合はバンコマイシン1.0mg/0.1mL，セフタジジム2.0mg/0.1mLの抗菌薬硝子体内注射を行う。筆者らは1.25％ポビドンヨード（PI）硝子体内注射を行っている（適応外使用）。前述した前房水，硝子体液の採取を行っている場合は低眼圧となっており，水晶体誤穿刺などに注意が必要である。低眼圧の強い場合には前房に生理食塩水を注入し，眼圧を上昇させてから行ったほうが安全である。

硝子体手術

麻酔

通常は局所麻酔で対応が可能である。炎症を伴っており，痛みを訴えやすい。球後麻酔やテノン囊麻酔を十分に行っておく必要がある。

前房水，硝子体液採取

術前に前房水，硝子体液を採取できていない場合は，消毒後に前房水，硝子体液採取を行う。眼圧が高い状態で強膜ポートを作成しておく。インフュージョンを設置するが灌流は流さない（図3A）。前房水を27G針で0.2mL採取し，前房水および硝子体液を細菌培養，塗抹検査へ提出する（図3A）。硝子体カッターで無灌流のまま，硝子体液を硝子体カッターの吸引接続部から吸引ラインに2mLのシリンジを直接つなぎ約0.5mL採取する（図3B）。採取後，灌流を開放し眼圧を正常化する。角膜浮腫の強い症例では，最初から角膜上皮を剝離してもよい。

前房洗浄

インフュージョンチューブを角膜サイドポートに移動し，硝子体カッターで前房内を洗浄する。必要により粘弾性物質を前房に注入し，フィブリン膜を硝子体鑷子や前囊鑷子などで除去する（図3C）。また，虹彩後癒着を生じていることも多く，眼内の視認性を確保するためには虹彩リトラクターも有用である（図3C，D）。前房を抗菌薬入り灌流液で洗浄する。囊内も十分に灌流する必要がある（図3D）。

眼内レンズ摘出

眼内レンズ挿入眼では，その摘出の必要性については意見のわかれるところである。弱毒菌では多くの場合，眼内レンズを摘出せずに炎症の鎮静化が得られている。また，条件の悪い中での眼内レンズ摘出は手技的にも侵襲が大きくなることがある。筆者らは初回手術では眼内レンズを温存している。内因性眼内炎においては眼内の透見度確保，薬液移行の目的で必要により白内障手術を行う。

硝子体手術

前房洗浄後に硝子体手術を行う。この際，前房には粘弾性物質を留置したほうが眼内の透見度を確保できることがある。硝子体混濁の強い症例では最初に前部硝子体切除を行わないと眼内の透見度を確保できない。その際に後囊を開窓し，囊内への抗菌薬移行を促す（図3E）。後部硝子体剝離を起こしたほうが硝子体切除の効率はよいが，無理をする必要はない。硝子体混濁の強い症例では網膜との境界が不明瞭になり，医原性網膜裂孔を生じやすい。広角観察システ

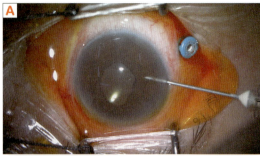

前房水を27G針で0.2mL採取し，前房水および硝子体液を細菌培養，塗抹検査へ提出する。

――27G針

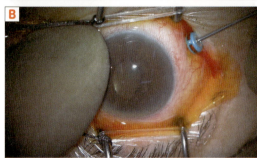

硝子体カッターの吸引ライン接続部に2mLのシリンジをつなぎ，硝子体液を約0.5mL採取する。眼球が虚脱しないように眼球を軽く圧迫しながら吸引している。

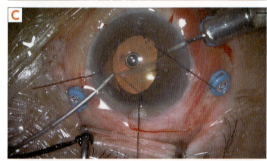

――インフュージョンチューブ

インフュージョンチューブを角膜サイドポートに移動し，硝子体鑷子でフィブリン膜を除去している。

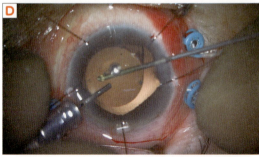

虹彩リトラクターを使用し，抗菌薬入り灌流液で眼内レンズ裏面まで十分に洗浄している。

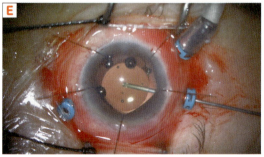

囊内への抗菌薬移行を促すため後囊を開窓している。

図3 ▶ 前眼部処理

ムに慣れていれば周辺部圧迫なしに周辺部硝子体切除を比較的安全に施行でき有用性が高い（図4A）。

　安全に切除可能な範囲で周辺部まで硝子体切除を行う（図4B）。内視鏡システムがあれば毛様体，虹彩裏面まで観察でき，有用である（図4C）。前房に置換していた粘弾性物質を除去しながら再度前房を洗浄する。基本的には灌流液で手術を終了する。眼内液の漏出予防にはMIVSであっても創口は縫合しておいたほうがよい。手術終了時はバンコマイシン1.0mg/0.1mL，セフタジジム2.0mg/0.1mLの硝子体内注射を行う。筆者らは1.25%/0.1mL PI硝子体内注射を行っている（適応外使用）（図4D）。

> **大切なこと 2**
>
> 硝子体手術では十分な硝子体郭清ができるに越したことはありませんが，周辺部までの硝子体剥離作成や周辺部硝子体切除において深追いする必要はありません。医原性網膜裂孔や網膜剥離を生じないように注意しましょう。

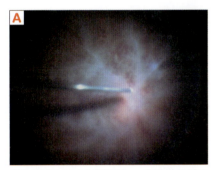

A 広角観察システムを使用し，硝子体切除を行っている。網膜血管の白鞘化，網膜出血が顕著である。

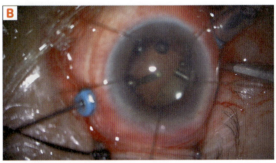

B 周辺部の硝子体混濁は少なく，可能な限り周辺部まで硝子体切除を行っている。

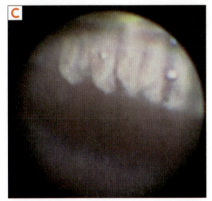

C 眼内内視鏡システムで観察している。毛様体突起に炎症細胞が付着し，白色化している。

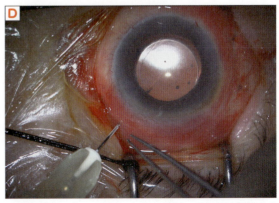

D 手術終了時にバンコマイシン1.0mg/0.1mL，セフタジジム2.0mg/0.1mLの硝子体内注射を行う（現在，筆者らは1.25%/0.1mL PI硝子体内注射を行っている）。

図4 ▶ 後眼部処理

よくある質問 Q&A ②

Q：PIが眼内炎治療に有効と聞きましたが，使用方法を教えて下さい。

A：近年，バンコマイシン1mgの前房内，硝子体内投与による出血性閉塞性網膜血管炎（HORV）の報告があり[4]，バンコマイシンの使用が懸念されています。現在，筆者らは硝子体灌流液には抗菌薬を添加し，硝子体内注射には抗菌薬は使用せずに，1.25%/0.1mL PI硝子体内注射を行っています[5]。この方法は確立された方法ではなく，適応外使用になりますので各施設基準に則り，医師の責任のもとで使用することになります。1.25%/0.1mL PI硝子体内注射の作成方法を図5に示します。

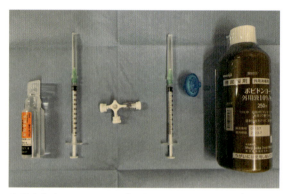

生理食塩水，1mLシリンジ2本，三方活栓，ミリポアフィルター，PIを用意する。

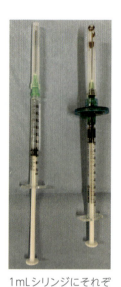

1mLシリンジにそれぞれ生理食塩水0.7mL，PI 0.1mLを採取する。PI採取にはミリポアフィルターを用いている。

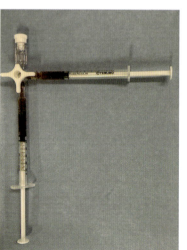

2つのシリンジを三方活栓につなぎ，均一になるように混ぜ合わせる。

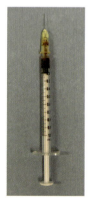

0.1mLに調整したものを硝子体内注射に用いる。

図5 ▶ 1.25%/0.1mL PI硝子体内注射作成方法

5 手術後について

術後数日間，眼内炎症は強く持続することが多い。時に前房蓄膿も持続する。感染が鎮静化すれば2〜3日後から徐々に炎症は軽快する。点眼，点滴治療を継続しながら注意深く経過観察する。

処方例を**表1**に示す。

表1 ▶ 細菌性眼内炎手術後の処方例

	投与方法	薬剤	用量・用法
抗菌薬	点滴静注	カルバペネム系抗菌薬（チエナム®点滴静注用500mg）	1回1g，1日2回，5日間
	点眼	レボフロキサシン（クラビット®）1.5%	1日6回
		セフメノキシム塩酸塩（ベストロン®）0.5%	1日6回
消炎薬	内服	プレドニゾロン（プレドニン®）60mg	分2×5〜10日間（EVSより）
	点眼	ベタメタゾン0.1%	1日6回
		トロピカミド／フェニレフリン塩酸塩	1日3〜4回

若手医師の間に必ず身につけておいて欲しいこと

術後眼内炎は眼科手術を契機に生じ，失明に至る重篤な合併症であり，眼科疾患として最も緊急性を要すると言えます。視力改善を期待して手術を受けた患者の落胆は大きいです。時に不信感を生じ，医療訴訟へと発展することもありえます。患者・家族を含め十分に説明をしつつ，硝子体手術に向けた準備を速やかに開始し，最大限の治療を行うことが重要です。1人で対応するのではなく，同僚やスタッフの協力を得ることをためらってはなりません。

文献

1) Endophthalmitis Vitrectomy Study Group: Results of the Endophthalmitis Vitrectomy Study. A randomized trial of immediate vitrectomy and of intravenous antibiotics for the treatment of postoperative bacterial endophthalmitis. Arch Ophthalmol, 1995; 113(12): 1479-96.
2) 薄井紀夫：白内障術後眼内炎アップデート2005 治療戦略 1─緊急対応プロトコール．あたらしい眼科，2005; 2(7): 909-11.
3) Panahi P, et al: Early Vitrectomy for Endophthalmitis: Are EVS Guidelines Still Valid? Ophthalmic Res, 2023; 66(1): 1318-26.
4) Witkin AJ, et al: Vancomycin-associated hemorrhagic occlusive retinal vasculitis: clinical characteristics of 36 eyes. Ophthalmology, 2017; 124(5): 583-95.
5) Nakashizuka H, et al: Intravitreal injection of 1.25% povidone iodine followed by vitrectomy using 0.025% povidone iodine irrigation for treating endophthalmitis. Transl Vis Sci Technol, 2019; 8(1): 21.

索引

数字

3D手術 32
3Dビジュアルシステム 32
3ピース眼内レンズ 246
3ポート作成 378
4直筋 14, 168
8点マーカー 146
9方向眼位写真 86
16針連続縫合 148
30G針の刺入 248
90°チン小帯断裂 212

欧文

A
A-vitカッター 226, 228
ABC (Ahmed Baerveldt comparison) study 302
ACA (anterior ciliary artery) 12, 15
AGV (Ahmed™ glaucoma valve) 301
AGVとBGIの使い分け 303
AMD (agerelated macular degeneration) 365
Angioplex OCTA 24
angle hypopyon 392
APACRS (Asia Pacific Association of Cataract & Refractive Surgeons) 197
aponeurosis 3
ASCRS (American Society of Cataract and Refractive Surgery) 197

B
behind-the-lens technique 198
BGIとAGVの使い分け 303
Bowman (ボウマン) 層 8
Bruch (ブルッフ) 膜 26, 27
BSS (balanced salt solution) 156, 175, 195, 283, 306
BUT (tear film break-up time) 102
Bモードエコー 376, 392

C
C_3F_8 351
CCC (continuous curvilinear capsulorrhexis) 39, 154, 173, 185, 216
CDI (cohesion dispersion index) 47
ciliary block syndrome 187
CNV (choroidal neovascularization) 365
compression suture 45
CTR (capsular tension ring) 203, 208, 219, 234

D
D&C (divide & conquer) 170, 202
DALK (deep anterior lamellar keratoplasty) 143
DCR (dacryocystorhinostomy) 109
dellen (凹窩) 形成 134
Descemet膜 8, 18
direct suturing 278
DMEK (Descemet's membrane endothelial keratoplasty) 152, 156
down-slope phaco 177, 179
dry vitrectomy 227, 231
DSAEK (Descemet's stripping automated endothelial keratoplasty) 143, 152

E
ECCE (extracapsular cataract extraction) 202
elastotic degeneration 126
ellipsoid zone 23
Emilly-Little分類 179, 202
Endophthalmitis Vitrectomy Study 391
epinucleus 186, 194, 227
ERG (electroretinogram) 376

F
FA (fluorescein angiography) 375
flap elevation 278
follow ability 36, 38
FVM (fibrovascular membrane) 375

G
graft-versus-host disease 96
gravity 37

H
Haller層 26, 27
HDR (high dynamic range) 32
Hess赤緑試験 86
Hirschberg法 86
Hoffman elbow 311, 316
hold ability 36, 38
HORV 398
HTP (hypertensive phase) 310
hydrodelineation 186
hydrodissection 154, 176, 185

I
I/A (irrigation/aspiration) 39, 50, 194, 210
ICCE (intracapsular cataract extraction) 233
IFIS (Intraoperative floppy iris syndrome) 187, 188
IMS (infusion misdirection syndrome) 187
inner retinal dimpling 25
interdigitation zone 23
IO (inferior oblique muscle) 13
IOL (intraocular lens)
　——径の選択 230
　——後面の吸引 198
　——挿入 50, 196, 227
　——挿入スペースの作成 229
　——のhaptics (IOLの足部分) 228
　——囊外固定 222
　——の固定 214
IOL optic capture 230
IR (inferior rectus muscle) 13, 14
iStent® 256
iStent手術 255
iStent inject® W 258

J
Jonesチューブ 156

K
Khodadoust line 151
Krause (クラウゼ) 腺 10

L
LASIK術後眼 197
LER (lower eyelid retractors) 2, 3, 83, 84
lid margin-split 75
LPCA (long posterior ciliary artery) 12
LR (lateral rectus muscle) 13, 14

M
MA (microaneurysm) 365
medical canthal tendon 110
micro reflux test 102
MIGS (minimally invasive glaucoma surgery) 255, 260, 279
misdirection 154
MIVS (micro-incision vitrectomy surgery) 336, 353, 375, 390
MR (medial rectus muscle) 13, 14
Müller (ミュラー) 筋 3
Müller (ミュラー) 細胞 24, 25

N
N-アセチルグルコサミン 47
NSAIDs 124
NVG (neovascular glaucoma) 302

O
OCT (optical coherence tomography) 29, 127, 136, 143, 280, 366
open treatment 67
Optisol® 162
oral bay 344
OVD (ophthalmic viscosurgical device) 47, 264

P
PA・ヨード 162, 201
PAS (peripheral anterior synechia) 259
PCX (posterior capsulotomy) 381
PDR (proliferative diabetic retinopathy) 375
PEA (phacoemulsification and aspiration) 50, 378, 208
perifoveal vitreous detachment 22
PEX (pseudoexfoliation) 216
PFM (プリザーフロ®マイクロシャント) 279
　──とトラベクレクトミー，トラベクロトミーの関係 289
　──による房水濾過 280
PGF (primary graft failure) 41
Phaco chop 法 170, 179, 180, 184, 203
pigment band 256
PKP (penetrating keratoplasty) 143
plication 法 86, 90, 93
POV (palisades of Vogt) 143
PPV (pars plana vitrectomy) 236
primary graft failure 151
prism adaptation test 86
pterygium 126
PVD (posterior vitreous detachment) 335

Q
QOV (quality of vision) 338

R
red reflex 31
retinal tufts 344
Riolan (リオラン) 筋 4

S
Sattler (サトラー) 層 26, 27
Schirmer (シルマー) 試験 144
Schlemm (シュレム) 管 12, 19, 256, 268
Schwalbe (シュワルベ) 線 18, 19, 288
SCI (stereo coaxial illumination) 31
scuba 法 (submerged cornea using backgrounds away technique) 156
seal 41
SEP (sheath guided endoscopic probing) 106
SES (sagging eye syndrome) 87
SF_6 ガス 369, 372
　──注入に便利な逆流防止弁のバックチェックバルブ 347
SGI (sheath guided intubation) 106
sherwood slit 316
short posterior ciliary artery：SPCA・神経 12
SIBS [poly (styrene-block-isobutylene-block-styrene)] 279
Sjögren 症候群 96
SO (superior oblique muscle) 13
SR (superior rectus muscle) 13, 14
Stevens-Johnson 症候群 10, 96
SuperQuad® 160 326, 332
surgical limbus 284

T
t-PA (tissue plasminogen activator) 365
t-PA 網膜下注入 371
TA (triamcinolone acetonide) 376
TASS (toxic anterior segment syndrome) 393
Tenon (テノン) 嚢 10, 11
The Ahmed Versus Baerveldt (AVB) study 302
tightening procedure 86
Tillaux (ティロー) のらせん 14
Titmus ステレオテスト 86
tobacco dust 336
toric IOL 198
TransEquator® 326, 332
TRD (tractional retinal detachment) 375

U
US (ultrasonic wave) 34
US パワー 34, 38

V
vacuum (吸引圧) 36
VEGF (vascular endothelial growth factor) 319
VGFI (vented gas forced infusion) 37
Viewing chamber® 162
viscoadaptive OVD 49
viscous dispersive OVD 49
vortex vein 12

W
weakening procedure 86
Weiss ring 336
Whitnall (ホウィットナル) 靱帯 2, 3
wing suture 277
Wolfring (ウォルフリング) 腺 10
wound-assisted 法 197

Y
YAG レーザー 195

Z
Zinn (チン) 小帯 17

和文

あ
アイスボール 389
悪性腫瘍 390

あ

アーケード血管 333
顎先が下がっている頭位での術野 58
顎先軽度挙上している頭位 58
アセタゾラミド 267
圧迫子付き眼底周辺用ミラー 326
アテロコラーゲンプラグ 99
アトピー性皮膚炎 1, 70, 208, 244, 335
アトロピン 290
アトロピン点眼 278
アフリベルセプト 319
アポトーシス 338
アマクリン細胞 24
アムスラーチャート 353
アーメド緑内障バルブ 301
　バルベルト緑内障インプラントの使いわけ 313
アルゴンレーザー 294
アレルギー性結膜炎 144
アングルフック 260, 264

い

医原性水疱性角膜症 39
医原性の脈絡膜剥離 348
医原性網膜裂孔 223
医原性裂孔 22, 348
移植片の準備 147
移植片対宿主病 96
糸切り 294
意図的裂孔 378
インドシアニングリーン 51, 204
インフュージョンカニューラ 362
　――の迷入 348

う

ウェットシェル 50
ウォッシュアウト 220
右眼窩のマクロ解剖 13
右眼の4直筋の付着部 14

え

鋭匙 66, 67
液化腔 21
液化硝子体 21
液空気置換 344, 371
液体パーフルオロカーボン 343
エクスプレスシャント術 296
壊死性強膜炎 134
円蓋部基底 269
円蓋部結膜 10
円蓋部切開 91
炎症 216

お

黄斑 12, 21
黄斑円孔 359
黄斑前硝子体液化腔 22
黄斑前膜 353
黄斑前膜剥離 358
黄斑部のOCTの画像 23
大型弱視鏡 86
オキシブプロカイン 328
オートレフケラトメーター 246
温罨法 64

か

外顆粒層 23, 24
外眼筋通糸・強膜半層縫合 93
外眼筋の解剖 12
外眼筋の露出 92
外境界膜 23, 24
外傷眼 171
外直筋 13, 14
外直筋後転術 90
外転神経 15
外網状層 23, 24
開放吸引 38, 175
開放性眼外傷 164
下眼瞼 3
　水平方向の弛緩 80
　内反改善の確認 84
下眼瞼牽引筋腱膜 79
下眼瞼牽引筋腱膜前層 83
下眼瞼内反症 79
核 17
　――が回転しない場合 193
　――が硬すぎる・柔らかすぎる場合 193
　――が保持できない場合 193
角針 43
核スプリッター 179
核の回転 193
核の乳化吸引 181
核の溝掘り 176
核分割
　2分割 178, 190
　2分割後 180
　4分割 192
　――が不十分な場合 193
　――後の破砕吸引 38
核への打ち込み 189
角膜 7, 8, 18, 19
　――の法線方向 41
　――のマーキング 146
角膜以外の評価 144

角膜移植時の切開の注意点 41
角膜外傷 137
角膜潰瘍治癒後 204
角膜乾燥防止 50
角膜グラフト 153, 156
角膜形状解析 119
角膜後面沈着物 151
角膜混濁 216
角膜混濁眼 204
角膜サイドポート 263
角膜ジストロフィー 204
角膜実質 8
角膜実質細胞 8
角膜実質浮腫 151
角膜手術 50
角膜上皮細胞 8
角膜上皮浮腫 348
角膜切開 40, 147
角膜切開径の決定 146
角膜デルモイド 118
角膜内皮 8
角膜内皮移植 41, 50, 143, 152
　――後の拒絶反応 158
角膜内皮機能不全 216, 217
角膜内皮細胞 8
角膜内皮細胞検査 246
角膜内皮細胞減少 222
角膜内皮細胞密度 163, 270
角膜縫合 168
　――の深さ 150
角膜輪部 18, 19
角膜裂傷 164
下斜筋 3, 13
過熟白内障 50, 171
渦静脈 12, 26, 27
渦静脈膨大部 27
過剰濾過 290
ガスの注入 346
硬い核 179, 202
下直筋 3, 13, 14
滑車 3, 13
滑車下神経麻酔 106
滑車神経 15
カッチン剪刀 41
合併症，テノン嚢下麻酔 56
カニューラ（23G肉薄針）によるチューブのフラッシュ 287
カニューラの挿入 341
下鼻道 4
下鼻道開口部 6
下鼻道部 6

カプセルエキスパンダー 208, 209, 210, 214
カプセルポリッシュモード 195
仮縫合 148, 387
加齢黄斑変性 319, 365
眼圧上昇 134, 150, 351, 382
　　角膜内皮移植 158
　　濾過胞の瘢痕化に伴う―― 296
眼位 86
眼外傷 164
眼外法 261
眼窩隔膜 3
眼科局所麻酔の方法 52
眼窩部 10
眼窩ふきぬけ骨折 15
眼科用テガダーム™ 121
眼球 162, 304
眼球運動 86
眼球運動障害 15
眼球摘出 159, 161
眼球破裂 164
眼球破裂症例の前眼部 165
眼球壁 7
眼虚血症候群 331
眼瞼炎 144
眼瞼内反症手術（高齢者） 79
眼瞼の解剖 2
眼瞼裂傷 111
眼瞼裂傷・涙小管断裂縫合術 111
観察光路 32
眼脂 101
眼軸長測定 246
感染症 151
感染性眼内炎 319, 324
完全同軸 32
眼底観察ができなかった症例 242
眼底検査 389
眼底疾患 144
眼動脈 22
眼内異物による穿孔性眼外傷 166
眼内液置換 362
眼内炎 374
眼内炎症 324
眼内炎予防法 202
眼内光凝固 381
眼内照明 204
眼内法 261
眼内レーザー光凝固 345
眼内レンズ 196, 246
　　――挿入 379

　　――偏位 222
　　――強膜内固定 244
　　――傾斜 254
　　――摘出 395
眼内レンズ縫着術 46
眼軟膏，霰粒腫 64
灌流圧 37
灌流液 37
　　――の逆流 40
灌流カニューラの迷入 348
灌流吸引 39, 50, 210
灌流設定 37
灌流ポート抜去 242
灌流量のパラメータ 341
眼輪筋切除と止血 74
眼輪筋の切除 83
眼類天疱 136
眼類天疱瘡の前眼部写真 137

き

岸ポケット 22
基礎吸引圧 36
基本的な縫合方法 43
逆流性出血 267
キャリパー 146
吸引・吸引流量設定 35
吸引圧 36
吸引保持 190
吸引モード 176
吸引流量 36
球結膜 11
球後麻酔 153, 156, 304, 395
急性眼内炎 390
急性閉塞隅角緑内障眼 171
強角膜3面切開 39
強角膜切開 237
強角膜切片 160
　　――保存容器 162
強角膜トンネル作製 238
強角膜ブロック切除 275
強角膜縫合 45, 241
強化術 86
挟眼器 65
凝血塊 113
凝固斑の色調変化 333
凝集型OVD 48
強度近視 38
強膜 10, 18, 19, 27
　　――・視神経のマクロ解剖 12
　　――強膜の解剖 11
強膜圧迫 350
強膜褐色板 12

強膜岬 12, 18, 19, 256, 288
強膜実質 12
強膜穿孔 56
強膜創 345, 346, 348
強膜トンネル作製 284, 285
強膜内陥術 46
強膜内固定術 245
強膜内固定用ガイド 247
強膜内固定用鑷子 246
強膜バックリング手術 26, 46, 384
強膜弁 294
　　――作成 275, 307
強膜弁縫合 276
強膜縫合 168
強膜リングの縫着 146
強膜裂傷 164
極小切開硝子体手術 336, 353, 375, 390
局所麻酔 65, 73, 272, 275, 395
鋸状縁湾 344
拒絶反応 151, 158
筋円錐 14
筋の収縮障害 15
筋の伸展障害 15
偽翼状片 118, 136
偽落屑 216
偽落屑症候群 216, 217

く

隅角 18, 19
隅角観察 268
隅角鏡所見 18
隅角構造 284
隅角蓄膿 392
隅角離断 267
駆逐性出血 168
グラフト感染 158
グラフト接着不良 158
グラフト剥離 158
グリコサミノグリカン 47
グルクロン酸 47
グレーゾーン 20
クレセントナイフ 40, 238
クロージャーバルブ付きのカニューラ 341

け

経結膜・強膜1面切開 40
経結膜強膜弁縫合 278
経結膜法 65
経結膜法による霰粒腫切開 66
蛍光眼底造影法 375
経皮的霰粒腫摘出術 63

経皮法　67
血管新生緑内障　302, 312, 319
血管内皮細胞増殖因子（VEGF）　331
結紮　77, 149
結膜　11, 39, 277, 386
　　――の解剖　10
　　――の可動性　270
結膜炎　200
結膜円蓋部　65
結膜下出血　56, 298
結膜上に露出したPFM　291
結膜上皮　10, 11
結膜切開　91
　　アーメド緑内障バルブ　304
　　水晶体嚢内摘出術　236
　　展開　275
　　プリザーフロマイクロシャント　283
結膜浮腫　40, 56
結膜弁を縫着するときのコツ　133
結膜縫合　94, 228, 230, 242, 276, 287, 358, 362
結膜母斑　120
結膜裂傷　164
ケラトリング　149
牽引糸　275
牽引性黄斑症　22
牽引性網膜剥離　375
瞼縁への切開　75
限局型霰粒腫　62, 63
瞼結膜　10
原発開放隅角緑内障　260
瞼板　2, 3
瞼板前葉　63
瞼板部　10
瞼板露出　73
顕微鏡　29
瞼裂が狭く眼瞼が硬い症例　270

こ

コアビトレクトミー　379
抗VEGF薬　367
抗炎症薬結膜下注射　200
高眼圧症　373
高眼圧症期　310
後眼部処理　397
後極部眼底写真　86
抗菌薬眼軟膏塗布　242
抗菌薬点眼　267, 290
抗菌薬溶解希釈液の作成法　393
抗血管内皮増殖因子　319

虹彩　18
　　眼球破裂　165
　　――の嵌頓　309
　　――の誤吸引　221
虹彩後癒着　216, 217
虹彩根部　17
虹彩切除　275
虹彩前癒着　158
虹彩損傷　267
虹彩脱出　188
虹彩偏位　222
虹彩捕獲　254, 351
虹彩リトラクター　208, 209, 218, 219
格子状変性　242, 337, 389
甲状腺眼症などによる眼球運動障害　15
高浸透圧利尿薬　145, 267
合成モノフィラメント　42
光線　32
交代プリズム遮閉試験　86
後転術　86, 92
後嚢　17
後嚢切開術　381
後嚢損傷　50, 176, 182, 188
後発白内障　17, 205
後部硝子体剥離　21, 335
後部硝子体膜剥離　371
高分子量凝集型OVD　50
後方ループの挿入　251
硬膜　12
高齢者の下眼瞼内反症　79
骨性鼻涙管　6
骨内部　6
ゴニオレンズ　262
コラーゲン　8
ゴルフ刀　139
コンドロイチン硫酸ナトリウム　47

さ

細菌性眼内炎　390
サイクロフォロメーター　86
細隙灯顕微鏡　119, 143, 158, 297, 366
再出血　373
サイドポート　39, 237, 266
再剥離　351
再発翼状片　118, 135
再発翼状片手術　135
細胞外マトリックス　8
サージ　175
サージセル®　162

皿状の核　182
残存核周囲皮質　186, 227
残存核片　225, 227
残存皮質処理　227
散瞳不良　50, 216, 392
霰粒腫手術　61
霰粒腫の搔爬　68

し

ジアテルミー凝固　388
ジアテルミーによる裂孔マーキング　344
歯科処置後　390
色素消失試験　102
色素上皮層　24
止血　130
視細胞　22, 24
視細胞アポトーシス（TUNEL陽性細胞数）　338
視細胞層　24
支持部露出　253
篩状板　11
視神経　12
視神経切断　162
視神経乳頭　21
視神経乳頭周囲　11
シース誘導チューブ挿入術　106
シース誘導内視鏡穿破法　106
耳側アプローチ　263
耳側縫線　23
実質　18, 26
斜視検査記載用紙　87
斜視手術　86
斜照明　31
弱化術　86
シャープエッジ　196
シャント手術　256
充血　151
重症ドライアイ　96
重層円柱上皮細胞　118
縦走筋　17
周辺虹彩切除　276
周辺虹彩前癒着　259
周辺部角膜潰瘍　137
周辺部硝子体切除　344, 358, 362, 381
周辺網膜光凝固用コンタクトレンズ　326
縮瞳　229
縮瞳薬　228
手術顕微鏡　29
出血　298

出血性閉塞性網膜血管炎 398
出血増強 382
術後眼圧上昇 158
術後眼内炎 391
術後眼内炎前眼部所見 392
術後低眼圧 317
術後点眼 149
術後の顔貌の変化，睫毛内反症手術（小児）71
術前滅菌法 200
術中虹彩緊張低下症候群 188
術中後嚢破損 182
術中乱視矯正 198
術野の消毒 59
純感覚神経 106
上顎洞 4
上眼瞼 3
上眼瞼挙筋 3, 13
上強膜 10
硝子体圧上昇 154
硝子体液化 336
硝子体液化腔 22
硝子体カッター 22, 380
硝子体嵌頓の確認 231
硝子体基底部 21
硝子体腔出血 382
硝子体牽引 337
硝子体混濁 392
硝子体手術 50, 373, 395
硝子体手術装置 377
硝子体手術による血腫移動術 365, 370
硝子体手術の強膜創縫合 45
硝子体手術の適応 335
硝子体出血 373, 374
硝子体切除 241, 248, 341, 356, 360, 369
硝子体内注射 394
　　──に必要な器具 320
硝子体内注射ガイドを用いた手技 323
硝子体内へのガス注入による血腫移動術 365, 369
硝子体の解剖 21
上斜筋 13
上直筋 13, 14
小瞳孔例 216
消毒，翼状片手術 129
小児の内反症 70
小児白内障手術 205
上皮欠損遷延 134

上皮細胞 17
上皮内癌 120
上方強角膜切開 172
上脈絡膜腔 26, 27
照明 32
睫毛内反手術（小児）70
上涙小管 4
初発翼状片 118
シリコン製涙点プラグ 96
視力改善，網膜下血腫 367
視力低下 151, 382
シーリングマウントタイプ 29, 30
シルマー試験（I法）102
神経細胞層 23, 24
神経節細胞層 23, 24
神経線維層 23, 24
深層層状角膜移植 143
深層毛細血管叢 23

す

水晶体 16
　　──が出にくいとき 240
　　──の層構造 186
　　──の模式図 17
　　──を載せた輪匙の動かし方 240
水晶体亜脱臼 210, 213
　　振れ幅が少ない── 234
水晶体核 38, 186
水晶体後嚢破損（破嚢）222
水晶体混濁 144
水晶体再建術 379
水晶体再建併施手術 381
水晶体手術補助器具 208, 209
水晶体上皮細胞 17
水晶体損傷 319
水晶体脱臼・亜脱臼 233
水晶体摘出 239
水晶体動揺 216
水晶体内圧 174
水晶体乳化吸引術 208, 378
水晶体嚢 181, 192
水晶体嚢拡張リング 203, 208, 209, 219, 234
水晶体嚢内摘出術 203, 233
水晶体偏位 216
水平細胞 24
水疱性角膜症 152, 169
水疱性角膜症合併白内障手術 154
頭蓋内・眼窩の画像診断 87
頭蓋内出血性疾患 162
スコピゾル® 328

ステロイド 151
ステロイド結膜下注射 242
ステロイド点眼 290
ステロイド緑内障 158, 260
ステント 105
ストレートフック 260, 264
スーパーイーグルプラグ® 97
スペキュラマイクロスコピー 143, 163
スリット照明 204
スリットナイフ 40, 204, 238
スワン切開 91

せ

成熟白内障 216
正常の瞼板のシェーマ 62
赤色反射 31
切開 66, 67, 76
切開創の種類と特徴 39
切開予定線のマーク 72
接眼レンズ 32
鑷子による神経線維障害 25
切断力 190
セファゾリン 146
セフェム系抗菌薬 146
セフタジジム 394
線維血管膜 375
線維柱帯 17, 267
　　──後端 17
　　──の色素帯 256
線維柱帯切開 266
線維柱帯切除術 296
全眼球炎 390
前眼部OCT 144
前眼部処理 396
前眼部光干渉断層計 127, 136, 143, 243
穿孔性眼外傷 164
先行ループの針への挿入 250
穿刺部位の圧迫 322
染色剤との混合 51
全身麻酔 145, 167
浅前房 39, 50, 188, 204
全層角膜移植 41, 50, 143, 152
全層角膜移植時のトレパネーション 41
剪断力 190
前転術 86
先天性角膜混濁 204
先天性鼻涙管閉塞症 71
先天性緑内障 71
前嚢 17

前囊切開 49
前囊切開時の水晶体支持 209
前囊鑷子 173
前囊染色 174, 204, 216, 220
前囊破損 188
前部硝子体切除 222, 227
前房虚脱 154
前房出血 298
前房消失 317
前房水，硝子体液採取 395
前房穿刺 370
前房洗浄 395
前房挿入，チューブ位置 308
前房内空気注入によるDSAEK 155
前房内のDMEKグラフトの展開 157
前房内麻酔 53
前房・毛様溝挿入 301
前毛様（体）動脈 12, 27, 15

そ
双眼倒像鏡 384
双極細胞 24
総腱輪 13
創口拡大 225
創口の仮縫合 226
創口閉鎖 199
増殖硝子体網膜症 169, 331, 375
増殖糖尿病網膜症に対する硝子体手術 375
増殖膜の分離 51
掻爬 66, 67
総涙小管 5
総涙小管閉塞 109
続発緑内障 158, 302
組織プラスミノーゲンアクチベーター 365
ソフトシェルテクニック 49, 237

た
体位変化 373
退行性下眼瞼内反症 80
対物レンズ 32
脱出硝子体処理 241
多発性のくぼみ 25
ダブルステップナイフ 285
ダブルニードル・フランジ法 244
単眼倒像鏡 384
短後毛様（体）動脈 12, 26, 27
短縮前転術 86
端々縫合 68, 148

ち
チップの打ち込み 188, 189
遅発性術後眼内炎 390
中間毛細血管叢 23
注射針 247
中心窩 23
チューブ先端の内皮との接触 310
チューブ挿入 307
チューブ露出 291, 310, 317
超音波水晶体乳化吸引（PEA）装置 170
超音波生体顕微鏡（UBM） 243
超音波設定 34
超音波チップ 184, 192
超音波乳化吸引術 170, 184, 203
超音波乳化吸引装置 34
超音波発振方式とパワー 35
超広角眼底鏡装置 337
長後毛様（体）動脈 12, 26, 27
チン小帯脆弱 171, 203, 204, 208, 209, 210
チン小帯断裂 184, 207
チン小帯部分脆弱・断裂 210

つ
ツインシャンデリア照明 379
通糸 77
通水の確認 286

て
低眼圧 253, 348
低眼圧黄斑症 243
低侵襲緑内障手術 255, 260, 279
デスメ膜 39, 150, 156
デスメ膜角膜内皮移植術 152
デスメ膜剝離 156
テノン嚢 39, 54, 161
テノン嚢下麻酔 53, 122, 139, 261, 315, 378
テノン嚢下麻酔用注射針 55
テノン嚢下ポケット作成 305
テノン嚢被覆 287
テノン嚢麻酔 153, 156, 304, 395
テリエン辺縁角膜変性 136
点眼麻酔 53

と
頭位の調整 57
動眼神経 15
瞳孔拡張リング 219
　　——を用いた瞳孔拡張 219
瞳孔括約筋切開 218, 219
　　——後の粘弾性物質注入 219
瞳孔ブロック 158

同軸照明 31
頭側アプローチ 265
疼痛コントロール 124
糖尿病黄斑浮腫 319
ドナー角膜の円形切開と挿入準備 154
ドナー角膜の準備 153, 156
ドナー眼球摘出 159
ドナー眼瞼陥凹の整容 162
ドナー強角膜片作成 159, 162
ドナーの眼球摘出 161
ドナーパンチ 147
ドライアイ 96
ドライアイ診療ガイドライン 97
トラベクレクトミー 269
トリアムシノロン 22
　　——懸濁液 356
　　——硝子体注入 379
トリアムシノロンアセトニド 253, 342, 376
トーリックIOL 198
トリパンブルー 156, 174, 220
ドレッシングフィルム 60
トレパネーション 41
トレパン 147
ドレーピング 59, 201
トロカールカニューラ 341, 347, 378
トロカール刺入 356, 360
トロカール抜去 358, 362
トロッカー挿入 236
トロピカミド・フェニレフリン 326

な
内顆粒層 23, 24
内眼角腱の断端 4
内眼角部腫脹 101
内境界膜 23, 24
　　——と網膜神経線維 26
内境界膜剝離 25, 362, 371
内視鏡 101
内眥靱帯 110
内眥靱帯の縫合 115
内直筋 13, 14
内直筋前転術 90
内皮細胞の減少 303
内網状層 23, 24
ナイロン 42
難治性緑内障 302

に
肉芽腫 134
ニードリング 278, 290, 296
　　——前後の濾過胞 300

ニューキノロン系抗菌薬 309

ね

ネクロプトーシス 338
撚糸吸収糸 42
粘弾性物質 47, 173, 197, 264
粘弾性物質吸引 198
粘弾性物質注入 173
　　——による残存核の創口への移動 226
　　——による破囊部からの硝子体脱出防止 224
　　——の吸引 38
粘膜固有層 9
粘膜皮膚移行部 10

は

ハイドロダイセクション 154, 176, 185
ハイドロデリニエーション 185
ハイドロに伴う合併症 187
ハイドロ針 186, 187, 199
白内障 352
白内障合併例 154, 156
白内障手術 17, 34, 49, 222
　　灌流設定 37
　　前房内麻酔 53
　　創縫合 44
　　溝掘り 38
白内障手術機器の仕組み 34
白内障手術機器ポンプの種類と特徴 36
白内障同時手術 340
白内障との同時手術 277
白斑 392
剥離 73
麦粒腫 200
バゴリーニ線条レンズ検査 86
パターンスキャンレーザー 334
八重式虹彩剪刀 218
　　——による虹彩切開 309
パーツ移植 143
バックチェックバルブ 347
バックフラッシュ 195
バックフラッシュニードル 342
バックル位置の決定 387
バックルの仮縫合 387
発達緑内障 302
ハードシェルテクニック 49
ハードモード 203
破囊 222
　　超音波乳化吸引術（D&C）183

針による濾過胞の癒着剝離 298
針の刺入 249
針を掴み直す 44
パルス設定 35
バルベルト緑内障インプラント 311
半月ひだ 10
バンコマイシン 394
瘢痕性，下眼瞼内反症 80
ハンドピースの引き抜き 224
汎網膜光凝固術 331

ひ

ヒアルロン酸ナトリウム（HA-Na）47
ヒアルロン酸分子 21
皮下縫合 74
光干渉断層計 280, 366, 375, 337
光受容体 22
非感染性慢性肉芽腫性炎症 61
ひき運動 86
鼻腔内麻酔 107
皮質（線維），水晶体 17
皮質吸引 38, 194
皮質除去 188
微小多重瞳孔括約筋切開 216
ビスコエクストラクション法 225
非ステロイド性抗炎症薬 124, 359, 267
非接触型の広角観察システム 50
ひだ部 18
ヒドロキシジン 54
鼻内視鏡検査 102
皮膚消毒 59
皮膚切開法 72
びまん型霰粒腫 62, 63
鼻毛様神経 106
表層角膜移植 50
表層毛細血管叢 23
表面麻酔薬 328
鼻涙管 4, 6
鼻涙管入り口 4
鼻涙管閉塞 6, 101, 109
ピンチテスト 80

ふ

ファリシマブ 319
フィッシュマウス 389
フィブリン析出 268
フィルムドレーピング 201
フェイコチョッパー 184, 190
フェイコマシーン 175
浮腫 158
付属機器 31, 33

フック 171
フックス角膜内皮ジストロフィ 152
フックによる角膜内皮損傷 267
フックの操作 190, 191
フットスイッチ 30
ぶどう膜炎 216, 302
ブピバカイン 53
プライミング 306
フラウン切開 237
プリケーション法 86
プリザーフロマイクロシャント 279
プリズム順応試験 86
ブリリアントブルーG 51, 204
フリリンガリング 146
プリロードシステム 196
フルオスコア 102
フルオレセイン染色 142
フルオロメトロン 149
ブルメンタールレンズ 293, 294
プレチョッパー 179
プレートの固定 306
プレート露出・脱臼 317
ブレブ 277
ブレブナイフⅡ 297
フロアスタンドタイプ 29, 30
プロテオグリカン 8
フロモキセフナトリウム 140
ブロルシズマブ 319
分割君 171
分散型OVD 49

へ

平滑筋線維 3
閉創 259, 381
閉塞吸引 38, 175
ペガプタニブナトリウム 319
ベクトル 174
ベタメタゾン 266
ベタメタゾン点眼 299, 309, 317
ベタメタゾンリン酸エステルナトリウム 149, 158
ベノキシール®点眼液 328
ベベルアップ 176
ベベルダウン 176
ヘラ型針 43
ペリスタルティック 36
ペリスタルティックポンプ 35
娩出法 225, 226
ペンタゾシン 54
ベンチュリ 36
ベンチュリポンプ 37
扁平部 18

ほ

縫合 68
縫合糸 42
　——の種類 42
　——への張力のかけ方 44
縫合術 164
縫合針 42, 43
放射状筋 17
胞状網膜剥離 343
房水産生 17
房水排出 17, 286
房水流量 288
房水漏出 277, 310
縫着術 245
保護用ソフトコンタクトレンズ 141
ホスキンレンズ 293
ホスキン鑷子 45
ポート設置 236
ホナンバルーン 156
ポビドンヨード 59, 200
ポビドンヨード（PI）硝子体内注射 394
ポリエステル 42
ポリグラクチン910 42
ポリッシュ 194, 195
ポリプロピレン 42, 46
ホルネル筋 110
本結紮 387
本縫合 148

ま

マイクロケラトーム 153
マイクロサージェリー 29
マイクロフック 262
マイクロフック眼内法トラベクロトミー 260
マイクロフックトラベクロトミー 260
　　適応 261
マイトマイシンC 39, 275, 283
埋没法 76
マイボーム腺 10, 61
マキュエイド® 342
マーキング 65, 67
　　翼状片手術 129
マーキングと角膜切開 154, 156
膜性鼻涙管 6
麻酔 83
麻酔点眼液 59
麻酔のコツ 55
麻酔の量 54
マットレス縫合 387
マドックスダブルロッド 86

丸針 43
慢性眼瞼 200

み

未熟児における抗VEGF薬硝子体内注射 323
未熟児網膜症 319, 323
溝掘りモード 176
脈絡膜 18, 23
　——の解剖 26
　——の層構造 27
脈絡膜血管 27, 388
脈絡膜新生血管 319, 365
脈絡膜剥離 317, 348, 349
脈絡膜毛細血管板 26, 27

む

無灌流硝子体切除 227
むき運動 86
霧視 151
無硝子体眼 38
無水晶体眼 169
無切除法のシェーマ 124
無切除法のポイント 123
ムチン 10
ムーディー氏眼球固定鑷子 93

め

メイン創口 174
メインポートとサイドポートの位置関係 185, 191
免疫低下患者 390

も

網膜 18
　——の10層構造 24
　——の解剖 22
網膜萎縮円孔 325
網膜円孔 359
網膜下液排液 388
網膜下血腫 365
　　視力改善 367
　　——の拡大 373
網膜下血腫移動術 365
網膜血管炎 324, 392
網膜血管閉塞 324
網膜光凝固 389
　　——を行って間もない時期の凝固斑 333
網膜光凝固前の準備 327
網膜細動脈 23
網膜細動脈瘤 365
網膜色素上皮 23, 27
網膜色素上皮細胞 331
網膜出血 392

網膜障害 365
網膜硝子体手術 26
網膜静脈閉塞症に伴う黄斑浮腫 319
網膜神経線維の走行 25
網膜損傷 319
網膜中心静脈閉塞症 331
網膜中心動脈 22
網膜中心動脈閉塞 188
網膜電図 376, 392
網膜剥離 168, 325, 373, 382
　——遷延 348
　——治療 335
　——の進行速度 337
　——への手術治療 384
網膜毛細血管 23
網膜裂孔 242
　——に対する網膜光凝固術 325
　——への網膜光凝固用コンタクトレンズ 326
網膜裂孔凝固例 329
網膜裂孔形成 22
毛様溝挿入 308, 309
毛様充血 151
毛様上腔 19
毛様小帯 17
毛様体解離 243
毛様体筋 17, 19
毛様体実質 17
毛様体縦走筋 18
毛様体皺襞部 341
毛様体上皮 17
毛様体上皮細胞 17
毛様体帯 18, 19
毛様体の解剖 17
毛様体の平滑筋 12
毛様体の模式図 18
毛様体剥離 245, 268
毛様体ブロック 187
毛様体扁平部 341
毛様体輪状筋 18
モキシフロキサシン 149, 158, 317, 202
モスキートペアン 161
モーレン潰瘍 118, 137

や

柔らかい核 179

ゆ

有茎結膜弁移植 118, 122
遊離結膜弁移植 126, 130

緩んだLER後葉　79
緩んだLER前葉　79

よ

羊膜の表裏　141
ヨウ素系消毒液による皮膚滅菌　321
ヨウ素・ポリビニルアルコール（PA・ヨード）　59
羊膜移植　140
羊膜移植術　135
羊膜グラフト　135
翼状片　126
　——根部の切除　129
　——の先端部の剥離　129
　——の剥離　130
　——の分類　120
　——の輪部側の剥離　129
　——有茎結膜弁移植手術　123, 125
翼状片手術　118, 126
余剰皮膚の切除　74
ヨードアレルギー　201, 369

ら

落屑緑内障　260, 312
ラニビズマブ　319
ラニビズマブBS　319
乱視の調整　149

り

リウマチ性角膜潰瘍　137
離解力　190
リドカイン　53
流出路再建術　256
留置カテーテル　390
流涙　101
緑内障手術　16, 50
　——の縫合　45
リン酸ベタメタゾン　151, 267
輪状筋　17
リンデロン®　146
輪匙による核娩出　226
輪部上皮　9
輪部切開　91

る

涙液層破壊時間　102
涙液メニスカス　102
涙管チューブ挿入術　101
涙管通水・通色素検査　102
涙丘　10
涙小管　4
　——の縫合　114
涙小管形成手術　114
涙小管垂直部　4
涙小管水平部　5
涙小管断裂　111, 114
涙腺　13
涙点　4, 96
涙点拡張針　104
涙点径測定ゲージ　96
涙点径に応じた涙点プラグの選択　97
涙点径の測定　96
涙点プラグ　96
涙点・涙小管閉塞　101, 107
涙道感染　200
涙道内視鏡　102, 108
　——装置　104
涙道内麻酔　107
涙道の解剖　4
涙道閉塞・狭窄　101
涙嚢　4, 5
涙嚢窩　5
涙嚢鼻腔吻合術　109

れ

冷凍凝固　386
レーザー虹彩切開　309
レーザー照射　328
レーザースーチャーライシス　278, 292
レザーブレード　162
レシピエント角膜の切除　147
裂孔原性網膜剥離　22, 335, 382
　——に対する硝子体手術　335
裂傷の縫合　115
レンズ厚の増加　204
連続円形切嚢　39, 154, 173, 185, 216
連続縫合　148
　——と端々縫合の使い分け　149

ろ

濾過手術　296, 310
濾過手術後の糸切り　292
濾過不良　290
濾過胞　289, 298
　——の瘢痕化に伴う眼圧上昇　296
濾過胞再建術　296
露出角膜面の平滑化　133
ロピバカイン　53
ロングチューブシャント手術　301

わ

ワイパリング　231
ワース4灯法　86

編著者

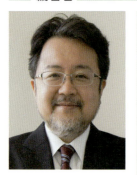

谷戸正樹(たにと まさき)
島根大学医学部眼科学講座 教授

1996年	島根医科大学医学部卒業
1996年	島根医科大学医学部眼科助手
1999年	京都大学大学院医学研究科特別研究学生
2003年	日本学術振興会特別研究員・京都大学ウイルス研究所研究員
2004年	日本学術振興会特別研究員・オクラホマ大学ヘルスサイエンスセンター眼科研究員
2006年	島根大学医学部眼科講師
2014年	松江赤十字病院眼科部部長
2018年	島根大学医学部眼科学講座教授
	現在に至る

Q1:「若手のときはどんな医師でしたか」

A1:「基礎の研究室に7年半いましたので,同世代の先生達がどんどん手術を習得する中で,正直焦っていました。専門医になるのも遅れましたが,振り返ってみると研究で学んだ計画の立て方や論理的な思考は,手術への取り組みにも役立っていると思います」

Q2:「手術に関するこだわりを教えてください」

A2:「メスを変えるだけでも,縫合糸を変えるだけでも,鑷子を変えるだけでも良いので,術式が少しでも変更できないか考えるようにしています。同じ操作を続けているだけでは進歩が止まってしまいます」

| 眼科レジデントのための ベーシック手術 | 第2版 |

定価(本体12,500円+税)
2021年12月10日 第1版
2024年11月20日 第2版

編著者　谷戸正樹
発行者　梅澤俊彦
発行所　日本医事新報社　www.jmedj.co.jp
　　　　〒101-8718　東京都千代田区神田駿河台2-9
　　　　電話(販売)03-3292-1555　(編集)03-3292-1557
　　　　振替口座　00100-3-25171
印　刷　ラン印刷社

© Masaki Tanito　2024　Printed in Japan
ISBN978-4-7849-6323-2 C3047 ￥12500E

本書の複製権・翻訳権・上映権・譲渡権・公衆送信権(送信可能化権を含む)は(株)日本医事新報社が保有します。

JCOPY 〈(社)出版者著作権管理機構 委託出版物〉
本書の無断複写は著作権法上での例外を除き禁じられています。複写される場合は、そのつど事前に、(社)出版者著作権管理機構(電話 03-5244-5088, FAX 03-5244-5089, e-mail:info@jcopy.or.jp)の許諾を得てください。

電子版のご利用方法

巻末袋とじに記載されたシリアルナンバーを下記手順にしたがい登録することで，本書の電子版を利用することができます。

❶ 日本医事新報社Webサイトより会員登録（無料）をお願いいたします。

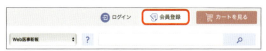

会員登録の手順は弊社Webサイトの
Web医事新報かんたん登録ガイドを
ご覧ください。
https://www.jmedj.co.jp/files/news/20191001_guide.pdf

（既に会員登録をしている方は❷にお進みください）

❷ ログインして「マイページ」に移動してください。

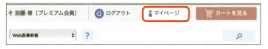

❸ 「未登録タイトル（SN登録）」をクリック。

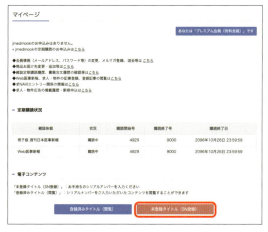

❹ 該当する書籍名を検索窓に入力し検索。

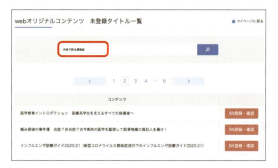

❺ 該当書籍名の右横にある「SN登録・確認」ボタンをクリック。

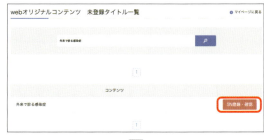

❻ 袋とじに記載されたシリアルナンバーを入力の上，送信。

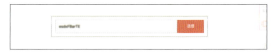

❼ 「閉じる」ボタンをクリック。

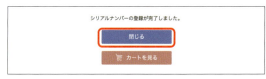

❽ 登録作業が完了し，❹の検索画面に戻ります。

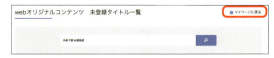

【該当書籍の閲覧画面への遷移方法】
① 上記画面右上の「マイページに戻る」をクリック
　➡❸の画面で「登録済みタイトル（閲覧）」を選択
　➡検索画面で書名検索➡該当書籍右横「閲覧する」
　ボタンをクリック
　または
② 「書籍連動電子版一覧・検索」*ページに移動して，
書名検索で該当書籍を検索➡書影下の
「電子版を読む」ボタンをクリック
https://www.jmedj.co.jp/premium/page6606/

＊「電子コンテンツ」Topページの「電子版付きの書籍を
購入・利用される方はコチラ」からも遷移できます。

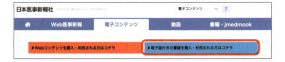